U0336535

Thyroid and Parathyroid Ultrasound and Ultrasound–Guided FNA

甲状腺和甲状旁腺

超声及超声引导下细针穿刺

4th Edition
原书第 4 版

原　著　[美] Daniel S. Duick
　　　　[美] Robert A. Levine
　　　　[美] Mark A. Lupo
主　译　吴高松　白　姣　卢　芳

中国科学技术出版社
·北 京·

图书在版编目（CIP）数据

　　甲状腺和甲状旁腺超声及超声引导下细针穿刺：原书第 4 版 /（美）丹尼尔·S. 杜克 (Daniel S.Duick)，（美）罗伯特·A.莱文 (Robert A.Levine)，（美）马克·A.卢波 (Mark A.Lupo) 原著；吴高松，白姣，卢芳主译. —北京：中国科学技术出版社，2020.3

　　ISBN 978-7-5046-8570-4

　　Ⅰ.①甲… Ⅱ.①丹… ②罗… ③马… ④吴… ⑤白… ⑥卢… Ⅲ.①甲状腺疾病—穿刺术—活体组织检查 Ⅳ.① R581.04

　　中国版本图书馆 CIP 数据核字 (2020) 第 018705 号

　　著作权合同登记号：01-2019-6406

First published in English under the title
Thyroid and Parathyroid Ultrasound and Ultrasound-Guided FNA, 4th Ed.
edited by Daniel S. Duick, Robert A. Levine, Mark A. Lupo
Copyright © Springer International Publishing AG 2018, 2013, 2008, 2000
This edition has been translated and published under licence from Springer Nature Switzerland AG.
All rights reserved.

Springer Nature Switzerland AG takes no responsibility and shall not be made liable for the accuracy of the translation.

策划编辑	王久红　焦健姿	
责任编辑	孙　超	
装帧设计	佳木水轩	
责任印制	李晓霖	

出　　版	中国科学技术出版社
发　　行	中国科学技术出版社有限公司发行部
地　　址	北京市海淀区中关村南大街 16 号
邮　　编	100081
发行电话	010-62173865
传　　真	010-62179148
网　　址	http://www.cspbooks.com.cn

开　　本	889mm×1194mm　1/16
字　　数	473 千字
印　　张	18.25
版　　次	2020 年 3 月第 1 版
印　　次	2020 年 3 月第 1 次印刷
印　　刷	北京威远印刷有限公司
书　　号	ISBN 978-7-5046-8570-4 / R·2484
定　　价	198.00 元

主　译　吴高松　白　姣　卢　芳

副主译　周文波　张跃鹏　侯晋轩　魏　刚　周　瑞

译　者（以姓氏汉语拼音为序）

白　姣　武汉大学中南医院超声影像科

陈芳芳　武汉大学中南医院甲状腺乳腺外科

陈　威　武汉大学中南医院甲状腺乳腺外科

崔秋霞　武汉大学中南医院甲状腺乳腺外科

冯秦玉　武汉大学中南医院甲状腺乳腺外科

甘　田　武汉大学中南医院超声影像科

何玉琨　武汉大学中南医院甲状腺乳腺外科

侯晋轩　武汉大学中南医院甲状腺乳腺外科

胡维茜　武汉大学中南医院超声影像科

兰柳逸　武汉大学中南医院甲状腺乳腺外科

李梦梅　武汉大学中南医院超声影像科

廖　星　武汉大学中南医院甲状腺乳腺外科

廖亦秦　武汉大学中南医院甲状腺乳腺外科

刘九洋　武汉大学中南医院甲状腺乳腺外科

卢　芳　武汉大学中南医院甲状腺乳腺外科

宋　瑞　武汉大学中南医院甲状腺乳腺外科

汤佳宁　武汉大学中南医院甲状腺乳腺外科

田月丽　武汉大学中南医院核医学科

田泽林　武汉大学中南医院甲状腺乳腺外科

汪迎晖　武汉大学中南医院超声影像科

王　薇　武汉大学中南医院超声影像科

王　潇　武汉大学中南医院超声影像科

魏　刚　武汉大学中南医院甲状腺乳腺外科

吴高松　武汉大学中南医院甲状腺乳腺外科

吴　猛　武汉大学中南医院超声影像科

吴羽旻　武汉大学中南医院甲状腺乳腺外科

徐　亭　武汉大学中南医院超声影像科

杨　倩　武汉大学中南医院甲状腺乳腺外科

余　方　武汉大学中南医院病理科

袁芊芊　武汉大学中南医院甲状腺乳腺外科

战　欣　武汉大学中南医院超声影像科

张京伟　武汉大学中南医院甲状腺乳腺外科

张跃鹏　武汉大学中南医院超声影像科

郑乐葳　武汉大学中南医院甲状腺乳腺外科

周安悦　武汉大学中南医院甲状腺乳腺外科

周　瑞　武汉大学中南医院甲状腺乳腺外科

周文波　国药东风总医院普外科

朱冬勇　武汉大学中南医院超声影像科

朱　建　武汉大学中南医院甲状腺乳腺外科

Abstract
内容提要

本书引进自德国 Springer 出版社，是一部新颖、独特的甲状腺超声参考书。由来自美国的 Duick、Levine 和 Lupo 教授联袂编写，他们具有丰富的理论基础及临床经验。本书为全新第 4 版，凝聚了众多专家治疗甲状腺结节、甲状腺癌、甲状旁腺疾病的智慧。不仅对前 3 版的重要内容（如甲状腺结节的最新诊断和处理指南等）进行了深入扩展，还关注了甲状旁腺疾病和其他颈部非内分泌性器官病变，同时增补了有关颈部结节是否需要进行手术处理的相关讨论。

本书内容丰富、图片精美、深入浅出，是一部实用性很强的学术专著，可供所有应用超声进行甲状腺及甲状旁腺疾病诊断、评估与治疗的临床医师及超声医师查阅参考，也可作为内分泌医师、外科医师、超声医师的相关工具书。

Preface
序

1971 年，我在内分泌科开始了我的临床生涯。当时在甲状腺领域中，对甲状腺结节进行评价主要通过详细询问病史和仔细进行体格检查，有时还需要进行核素扫描，而超声及其他影像学检查尚未在甲状腺领域开展。尽管当时的诊断水平在今天看来比较落后，但是我们认为当时做得还不错。多年后，甲状腺超声在甲状腺领域得以广泛应用，特别是随着细针穿刺技术的出现，甚至能对结节进行细胞学评估，彻底改变了我们对患者的评估和管理决策。如今甲状腺超声已成为评价甲状腺结节的常用方法，成为我们手和眼不可或缺的延伸。

在 Duick、Levine 和 Lupo 教授所撰写的第 4 版 *Thyroid and Parathyroid Ultrasound and Ultrasound-Guided FNA* 中，著者结合自身的大量临床经验，参阅及回顾了既往的海量文献研究，综合了前三版的重要内容并深入扩展了对甲状腺结节的最新诊断和处理指南，同时还关注了甲状旁腺疾病和其他颈部非内分泌性器官病变。本书不仅包含了甲状腺和甲状旁腺疾病，还特别讨论了涎腺疾病与其他颈部非内分泌器官病变，同时增加了对颈部结节手术和非手术处理的章节。

我们在第 3 版引入的章节中提到，评价甲状腺疾病的分子标记物已成为越来越敏感和特异的指标。在第 4 版中，也会有章节对这些内容做精彩的论述。

最后，越来越多的外科医师和内分泌科医师在常规工作中使用超声检查，医师们需要详细的病例讨论和描述来满足他们的各种需求，为此书中专门设置了超声相关病例讨论的章节。

综上所述，全新第 4 版凝聚了众多专家治疗甲状腺结节、甲状腺癌、甲状旁腺疾病的智慧。本书将成为临床外科医师、内分泌科医师、专科培训医师、住院医师的入门参考书。

Peter A. Singer，MD

美国，加利福尼亚，洛杉矶

南加州大学 Keck 医学院

甲状腺诊断中心

临床内分泌学家

　　近年来，随着超声影像技术的不断发展，超声检查已成为甲状腺和甲状旁腺疾病诊断和介入治疗不可或缺的一部分。

　　Thyroid and Parathyroid Ultrasound and Ultrasound-Guided FNA 是一部非常难得的实用性教材，具有以下特点：①内容丰富、详尽、全面，包罗众疾，关注鉴别，把握评估与处理中的应用；②图片精美，并配有大量标本照片；③密切结合临床，详细系统地介绍了各疾病的临床病例讨论；④特别讨论了涎腺疾病和其他颈部非内分泌器官病变，同时增补了对颈部结节手术和非手术处理的内容。希望本书能成为国内临床外科医师、内分泌科医师、超声影像科医师、专科培训医师和住院医师的入门参考书。

　　此次，我们借助湖北省乳腺甲状腺学会和湖北省甲状旁腺学会的优质学术平台，集合甲状腺外科和超声领域的专家共同翻译本书，力求将原著内容更加准确地介绍给读者，经过多次修订后，由学会审核定稿。由于中外语言表达习惯及术语描述存在一定差异，中文翻译版中可能存在一些疏漏、欠缺之处，恳请读者和同道批评指正。

　　最后，衷心感谢全体译者的辛勤工作！衷心感谢大家对湖北省乳腺甲状腺学会和湖北省甲状旁腺学会工作的支持！

湖北省乳腺甲状腺学会会长
湖北省甲状旁腺学会会长

Foreword to the Edition
原书前言

　　超声检查已成为甲状腺和甲状旁腺疾病诊断和介入治疗的经典方法，是甲状腺疾病诊疗实践的重要手段，由精通解剖的医师或技师执行实时超声最为有益。在其他影像学检查提示的疾病状态、甲状腺结节、生化指标提示有甲状旁腺功能亢进、甲状腺癌术后残余组织评价和淋巴结病等情况时，超声检查已成为影像学诊断的最佳选择。

　　超声成像技术的不断提高及各种技术的广泛应用，如灰阶超声和彩色多普勒、能量多普勒，为甲状腺及甲状旁腺肿瘤、淋巴结及颈部其他结构提供了更多的诊断信息。

　　超声依然是评价颈部内分泌疾病最有价值的工具。实时超声无疑是颈部疾病首选的检查手段。

Daniel S. Duick, MD, MACE

美国，亚利桑那州，斯科茨代尔

Contents
目　录

第1章 甲状腺超声历史
History of Thyroid Ultrasound

Robert A. Levine, J. Woody Sistrunk 著

缩略语	英文全称	中文名称
AACE	American Association of Clinical Endocrinologists	美国临床内分泌医师学会
AIUM	American Institute of Ultrasound Medicine	美国超声医学会
ATA	American Thyroid Association	美国甲状腺协会
ECNU	Endocrine Certification in Neck Ultrasound	颈部内分泌超声认证师
MHz	Megahertz	兆赫兹

一、概述

在医学中，声波的可视化应用为甲状腺疾病的诊断和治疗带来了巨大变革。超声的安全性、图像质量和设备技术的提高奠定了甲状腺超声在内分泌内科及外科中的应用价值。

甲状腺因位置表浅及其自身的血流、大小及回声特点而适合行超声检查[1]。目前，甲状腺结节疾病的发病率很高，但绝大多数是良性的。大部分甲状腺结构异常可能仅需要定期监测及评估，不需要进行临床干预[2]。在 1965—1970 年之间，关于甲状腺超声的文章仅有 7 篇发表，而在过去的 5 年里，发表的文章已超过 10 000 篇。从晦涩难懂的 A 型超声示波器回波、难以识别的 B 型超声图像及初始的低分辨率灰阶图像到目前的高分辨率图像，甲状腺超声经历了巨大变革。科学技术的不断进步，包括谐波成像、空间复合成像、弹性成像和三维重建的发展，进一步推动了甲状腺超声的发展。

高分辨率甲状腺超声的发展离不开数十年来声学及数据处理的研究。有些动物，如海豚和蝙蝠，在日常活动中无论是捕捉猎物还是寻找配偶都会使用超声波。早在 17 世纪，意大利生物学家 Lazzaro Spallanzani 就证明蝙蝠可以利用高频声波在完全黑暗的环境中飞行[3]。本章简述了颈部超声领域的研究进展。

二、超声的历史起源

医学超声起源可以追溯到19世纪早期，1826年瑞士物理学家Jean-Daniel Colladon使用一个水下钟测定了声音在水中的传播速度。19世纪，人们定义了声波的传播、反射和折射等特性。1877年，Lord Rayleigh的英文著作 *Theory of Sound* 增加了数学应用并成为声学应用研究的基础。人们可以利用学说中的声波反射原理识别并定位目标。1880年，Pierre和Jacques Curie确定了晶体材料中电压与压力之间的作用即压电效应。压电换能器能够产生可听范围内的声波及超出人耳可听范围的超声波[3]。

三、声呐

1912年，声呐装置的第一项专利颁发给了英国气象学家Lewis Richardson，仅仅1个月后，泰坦尼克号与冰山相撞后沉没。1915年，加拿大人Reginald Fessenden在美国制造了第一部功能性声呐系统，Fessenden的"回声探测仪"可以探测到2英里外的一座冰山。随着电子技术的发展，Paul Langevin设计了水听器，是第一次世界大战中第一批探测德国潜艇的设备之一。水听器是脉冲回波声呐的基础，目前仍然应用于超声设备[3, 4]。

在20世纪30年代及40年代商业基础上，初级的高频超声应用于探测钢的结构，如船体的缺陷。虽然这个检查按照今天的标准来说非常粗糙，但是能提供有用的信息，如表现不均匀常提示结构异常，而表现均匀则提示材料结构正常[4]。随着第二次世界大战的结束，计算机的发展和晶体管的发明推动了医学超声的发展[3]。

四、超声的早期医学应用

20世纪40年代，超声在医学上的最初应用是治疗而不是诊断。人们在观察到高强度的声波可以破坏组织之后，开始有人尝试应用低强度的超声波来进行治疗。包括应用聚焦超声波使组织轻微加热来治疗类风湿关节炎，以及尝试通过破坏基底神经节治疗帕金森病[4]。美国超声医学会（AIUM）成立于1952年，物理医学中的治疗性超声是其主要研究对象。尽管直到1964年诊断性超声才被认可，但诊断性超声是目前研究的重点[3]。

在20世纪早期，Paul Langevin发现高强度超声可以使放在水箱里的手产生痛感。20世纪40年代治疗性超声试用于多种疾病，如胃溃疡、关节炎等。现在看来，试着通过超声破坏基底神经节来治疗帕金森病已经过时。当治疗性超声进入瓶颈期时，诊断性超声开始逐渐发展。德国科隆大学医学院Gohr和Wedekindt博士提出超声可以探测肿瘤、渗出物和脓肿，但结果无法令人信服。Karl Theodore Dussik是世界上第一个将超声技术用于临床诊断的医师，1952年，他的报告 *Hyperphonography of the Brain* 显示超声波可以通过颅骨进行脑肿瘤及脑室的定位，虽然后来怀疑这些研究结果是伪造的，但这项工作对激励人们探索超声诊断的价值还是起到重要作用[3]。

五、A型超声

诊断性超声的第一项研究是由George Ludwig完成的，他利用A型超声来探测胆囊结石，在示波器屏幕上可显示反射的声波。他通过研究各种组织，包括在活体受试者身上使用，拉开了超声诊断临床应用的序幕。尽管他的初级超声系统图像效果有限，但是 Ludwig 最重要的成就是确定了超声在动物软组织中的传播速度。同时，他还确定了深部组织超声换能器的最佳频率是在 1～2.5MHz 之间。麻省理工学院的物理学家 Richard Bolt 和麻省总医院的神经外科医师 H. Thomas Ballantine 进一步完善了哺乳动物组织的超声特征定义 [3]。

早期超声大多数都采用声波的透射技术，但到了 20 世纪 50 年代中期，这种技术被一种脉冲波反射式超声成像技术取代。A 型超声在示波器上的反射，提示距反射物的距离 [4]（图 2-7）。A 型超声可用于探测脑肿瘤、大脑中线结构移位、眼内异物定位、视网膜脱离等 [4]。John Julian Wild 的研究提示胃恶性肿瘤的回声与正常组织明显不同，第一次预示超声波有助于探查肿瘤。后来他和 Dr. John Reid 利用 15MHz 超声波探测 117 例乳腺结节患者的结节大小，结果显示其探测准确度为 90%[3]。

六、B 型超声

20 世纪 50 年代末，第一个二维 B 型扫描仪产生。B 型扫描仪编辑连续的 A 型图像并创建二维图像（图 2-8）。Douglass Howry 于 1954 年 9 月设计了一个浸没式水箱超声系统并刊登在 *Life Magazine* 医学版上 [3]。随后又有几种浸没式水箱扫描仪产生，所有这些都使用了机械驱动的传感器，它可以通过一个弧扫描并重建图像来展现整个扫查结果。随着技术的不断发展，"泛扫描仪"应运而生，这是一种更先进的 B 型设备，但它仍然需要笨重的浸没式水箱。后来出现了手持式传感器，它无须浸水，但仍然需要一个机械的水袋耦合装置来提供相关位置的数据 [3]。

1964 年，Joseph H. Holmes、William Wright 及 Ralph（Edward）Meyerdirk 研制出了复合式接触扫描仪的样机，它可以将传感器与患者的身体直接接触。1958 年，Lancet 报道了一篇利用超声评估腹部肿块的文章，提出"任何新技术被证实对临床有益的同时又能对患者无害、没有侮辱或令患者感到不适，那么它就会变得更有吸引力"[5]。

七、超声技术在甲状腺中的应用

20 世纪 60 年代，微电子包括半导体的不断发展促进了信号处理及可视化方式的变革。现代超声的相控线阵换能器源于高度机密的潜艇技术。20 世纪 70 年代，随着换能器，包括线阵和机械振荡换能器的进一步发展，二维超声成像技术产生并仍为今日的标准技术。伴随着这些技术的改进和灰阶显示的增加，甲状腺超声图像表现开始与手术或大体解剖病理结果呈现一致 [4]。

1967 年，Fujimoto 研究了 184 例患者利用水浴进行 B 型超声"断层扫描"的数据 [6]。数据显示，甲状腺功能正常或者甲状腺触诊阴性的患者超声未见明显异常回声。该文章提出了明显异常的甲状腺组织的几种基本的表现。内部强回声伴衰减提示"恶性"。不过 25% 的良性腺瘤也有恶性病变的表现，而 25% 的甲状腺乳头状癌却表现为良性病变特征。尽管第一部甲状腺超声主流出版物试图阐述超声评估甲状腺恶性肿瘤的潜力，但大部分病例结果的特异性很差，不过它尝试总结了甲状腺恶性结节的超声图像特征，仍是一篇关于超声的开创性文章 [4, 6]。

1971 年，Manfred Blum 发表了一系列甲状腺结节的 A 型超声表现（图 2-7）。数据显示，超声能鉴别囊、实性结节，并且可以精确评估甲状腺结节的大小[7]。20世纪70年代早期，很多研究进一步证实了A型、B型超声均能鉴别甲状腺囊、实性结节，但是对于鉴别甲状腺结节良恶性的准确性有待商榷[8]。

灰阶超声技术的出现使超声图像更易于观察及解读[6]。1974年，Ernest Crocker出版了 *The Gray Scale Echographic Appearance*，他采用8MHz换能器以0.5mm分辨率观察到甲状腺恶性肿瘤呈"低振幅、稀疏和回波无序"改变[9]，我们现在称这些特征为"低回声和异质性"。

随着技术的进步，人们重新燃起了使用超声鉴别甲状腺病灶良恶性的兴趣。早期的超声研究重点是发现那些对鉴别良恶性有重要意义的特征性表现，但随后的研究则显示出不同疾病的超声表现具有重叠性。比如，早期研究显示，只有在甲状腺良性结节周围才会出现"晕环征"的表现，即围绕甲状腺实性结节周围出现的低回声带[10]，但是Proper发现在他研究的10例患者中有2例恶性肿瘤患者也有该超声表现[11]。正如我们将在第7章讨论的晕环征仍被视为提示可能为甲状腺恶性肿瘤的众多征象之一。

1977年，Walfish提出超声引导下细针穿刺可以提高穿刺的准确性[12]。后续的很多研究证实，超声引导下穿刺能够显著提高穿刺的准确度。大部分初次穿刺结果为"无法诊断"的患者，在进行了超声引导下的穿刺后都能取得满意的标本[13]，超声引导下细针穿刺能够大幅提高活检的灵敏度和特异性，同时将无法诊断及诊断假阴性病例的可能性减少到50%以上[14]。

过去的几年里，在术前诊断甲状腺癌的患者中，超声术前筛查可疑恶性淋巴结的应用价值已经得到认可。目前甲状腺癌诊疗指南中，也明确指出超声在监测局部复发中所起的重要作用[15]。

20世纪80年代，多普勒超声可用于检测组织内的血流情况。本文第3章将会阐述多普勒超声在甲状腺恶性肿瘤诊断中的应用价值。多普勒超声还可以显示Graves病所致的血流信号明显增加[16]，这有助于Graves病与桥本甲状腺炎的鉴别，尤其适用于妊娠或者不能做放射性同位素扫描的患者（见第3章）。多普勒成像还可用于区分胺碘酮诱发的甲状腺毒症类型[17]。

八、超声技术的新进展

最近的技术进展包括静脉注射超声造影剂、三维超声和弹性成像。静脉注射超声造影剂增强显像已在欧洲开展，但是在美国仍处于实验阶段。所有的超声造影剂都由微气泡组成，不断可以反射声波信号，还能够在较高场强的作用下发生振荡产生谐波信号。超声造影目前主要用于较粗的血管，但在外周血管显示、肝脏肿瘤及转移瘤应用价值方面也有很大的潜力[18]。虽然无研究表明超声造影在常规甲状腺超声中的优势，但是增强显像或B-flow技术有助于即刻评估甲状腺结节激光或射频消融治疗的效果[19]。

三维重建技术已经应用于CT/MRI成像多年。虽然三维超声在胎儿成像中应用越来越广泛，但其在颈部超声诊断中的价值尚不清楚。产科超声检查时，胎儿周围有天然的液性界面包围，这大大提高了表面三维成像质量，而三维甲状腺超声受限于缺乏类似的界面来区分甲状腺和邻近颈部组织。有研究者预测，乳腺的组织学活检可以通过三维超声实时引导从而实现更精确的进针[20]，在那时，该方式同样也可能适用于甲状腺病灶组织活检。然而，目前三维超声技术在甲状腺成像方面并没有显示出明显优势。

弹性成像技术是一项很有前景的技术，它是在外部施加压力的情况下，利用超声弹性成像来评价该结节的可压缩性。研究表明弹性成像在预测乳腺恶性结节方面具有较好的应用价值。近期的研究也显示弹性成像在甲状腺疾病的诊断中同样具有良好的应用前景，另外，一些通过弹性成像技术对甲状腺恶性结节预测价值能力评估的前瞻性研究也正在进行中。关于弹性成像技术在甲状腺结节筛查适合活检或手术中的应用价值将在第 16 章中进行阐述。

九、内分泌内、外科医师对颈部超声的使用

人们越来越清晰地认识到临床医师自己进行的实时超声检查比单纯阅读超声报告能了解更多有用的信息。1998 年，美国临床内分泌医师学会（AACE）举办了第一次专门针对甲状腺超声的教育课程，在 H. Jack Baskin 博士的指导下，53 名内分泌医师接受了甲状腺超声的诊断及超声引导下的细针穿刺的培训。到 21 世纪初，已有 300 名内分泌医师接受了培训。2002 年 AACE 创办的内分泌大学开始为所有的内分泌毕业研究生提供甲状腺超声诊断及活检的授课，截至 2016 年，已有超过 6000 名内分泌医师完成了 AACE 超声课程。2007 年，美国超声医学会（AIUM）联合 AACE 为内分泌医师成立了颈部超声认证项目。2016 年，已有超过 470 名颈部内分泌超声认证师（ECNU）接受了甲状腺和甲状旁腺超声诊断及细针穿刺所需的技能操作及理论知识的培训。2011 年，美国超声医学会开始对甲状腺及甲状腺超声成像内分泌培训基地进行优秀培训中心资格认证，现在已有 89 个基地得到 AIUM 资格认证。

十、结论

1998 年，当美国临床内分泌医师学会刚开始向内分泌医师教授甲状腺超声时，超声仪器对于他们来说是陌生的。但是，当今社会内分泌医师不会做甲状腺超声或者超声引导下穿刺活检是很罕见的。

随着甲状腺超声在内分泌学上的发展，美国甲状腺协会（ATA）甲状腺结节和甲状腺癌的治疗指南将超声声像图特征提到重要的位置。2006 年诊疗指南中 5 次提到甲状腺结节的超声特征[21]。2009 年 ATA 指南有 14 条涉及超声特征[22]，最新的 2015 年 ATA 指南中有 100 次提到甲状腺结节和甲状腺癌的超声征象[15]。

在超声成像应用于甲状腺疾病检查的 50 年间，超声成像技术和图像质量均发生了巨大的改变和进步。从 A 型超声发展到 B 型超声，再到灰阶超声，超声的图像质量发生显著提升。目前高分辨率的超声图像几乎能够发现所有具有临床意义的病变。根据超声特征可以预测甲状腺结节的性质，如出现边缘不规则、微钙化和中央血管等特征，则倾向恶性[4]。甲状腺超声可以较好地评估甲状腺结节、淋巴结从而选择需要活检的病变[15]。对于全身放射性碘扫描阴性或甲状腺球蛋白检测阴性的甲状腺癌术后患者，超声在监测肿瘤复发中同样具有良好的实用价值[15, 23]。最新的超声技术进展，包括超声造影、组织谐波成像、弹性成像和多平面图像重建等，将会进一步提高对甲状腺病变的诊断价值。超声引导下的细针穿刺已被证明可同时提高诊断率和准确性，并且已成为临床标准的检查方法。常规超声在临床上的应用已经成为内分泌科及外科医师体格检查的延伸，而高质量的超声仪器价格合理，从而使得这项技术在所有的内分泌中心普及开来[4]。

致谢：本文需致谢 Joseph Woo 的工作及其网络版的超声历史的概述，他关于甲状腺超声应用的相关工作在本文中已经阐述。如需全文，请点击以下链接 http://www.ob-ultrasound.net/ history1.html。

参 考 文 献

[1] Solbiati L, Osti V, Cova L, Tonolini M. Ultrasound of the thyroid, parathyroid glands and neck lymph nodes. Eur Radiol. 2001;11(12):2411–24.

[2] Tessler FN, Tublin ME. Thyroid sonography: current applications and future directions. AJR. 1999;173:437–43.

[3] Woo JSK. A short history of the development of ultrasound in obstetrics and gynecology. http://www.ob-ultrasound. net/history1. html. Accessed 29 June 2016.

[4] Levine RA. Something old and something new: a brief history of thyroid ultrasound technology. Endocr Pract. 2004;10(3):227–33.

[5] Donald I, Macvicar J, Brown TG. Investigation of abdominal masses by pulsed ultrasound. Lancet. 1958; 271:1188–95.

[6] Fujimoto F, Oka A, Omoto R, Hirsoe M. Ultrasound scanning of the thyroid gland as a new diagnostic approach. Ultrasonics. 1967;5:177–80.

[7] Blum M, Weiss B, Hernberg J. Evaluation of thyroid nodules by A–mode echography. Radiology. 1971;101: 651–6.

[8] Scheible W, Leopold GR, Woo VL, Gosink BB. High resolution real–time ultrasonography of thyroid nodules. Radiology. 1979;133:413–7.

[9] Crocker EF, McLaughlin AF, Kossoff G, Jellins J. The gray scale echographic appearance of thyroid malignancy. J Clin Ultrasound. 1974;2(4):305–6.

[10] Hassani SN, Bard RL. Evaluation of solid thyroid neoplasms by gray scale and real time ultrasonography: the "halo" sign. Ultrasound Med. 1977;4:323.

[11] Propper RA, Skolnick ML, Weinstein BJ, Dekker A. The nonspecificity of the thyroid halo sign. J Clin Ultrasound. 1980;8:129–32.

[12] Walfish PG, Hazani E, Strawbridge HTG, et al. Combined ultrasound and needle aspiration cytology in the assessment and management of hypofunctioning thyroid nodule. Ann Intern Med. 1977;87(3):270–4.

[13] Gharib H. Fine–needle aspiration biopsy of thyroid

nodules: advantages, limitations, and effect. Mayo Clin Proc. 1994;69:44–9.

[14] Danese D, Sciacchitano S, Farsetti A, Andreoli M, Pontecorvi A. Diagnostic accuracy of conventional versus sonography guided fine–needle aspiration biopsy in the management of nonpalpable and palpable thyroid nodules. Thyroid. 1998;8:511–5.

[15] Haugen BR, Alexander EK, Bible KC, Doherty G, et al. 2015 American Thyroid Association management guidelines for adult patients with thyroid nodules and differentiated thyroid cancer. Thyroid. 2016;26(1):1–133.

[16] Ralls PW, Mayekowa DS, Lee KP, et al. Color–flow Doppler sonography in Graves' disease: "thyroid inferno.". AJR. 1988;150:781–4.

[17] Bogazzi F, Bartelena L, Brogioni S, et al. Color flow Doppler sonography rapidly differentiates type I and type II amiodarone induced thyrotoxicosis. Thyroid. 1997; 7(4):541–5.

[18] Grant EG. Sonographic contrast agents in vascular imaging. Semin Ultrasound CT MR. 2001;22(1):25–41.

[19] Andrioli M, Valcavi R. Ultrasound B–flow imaging in the evaluation of thermal ablation of thyroid nodules. Endocrine. 2015;48(3):1013–5.

[20] Lees W. Ultrasound imaging in three and four dimensions. Semin Ultrasound CT MR. 2001;22(1):85–105.

[21] Cooper DS, Doherty GM, Haugen BR, Kloos RT, et al. Management guidelines for patients with thyroid nodules and differentiated thyroid cancer. Thyroid. 2006;16(2): 109–42.

[22] Cooper DS, Doherty GM, Haugen BR, Kloos RT, et al. Revised American Thyroid Association management guidelines for patients with thyroid nodules and differentiated thyroid cancer. Thyroid. 2009;19(11): 1167–214.

[23] Antonelli A, Miccoli P, Ferdeghini M. Role of neck ultrasonography in the follow–up of patients operated on for thyroid cancer. Thyroid. 1995;5(1):25–8.

第 2 章　甲状腺超声物理基础
Thyroid Ultrasound Physics

R.A. Levine　著

缩略语	英文全称	中文名称
Hz	Hertz	赫兹
MHz	Megahertz	兆赫兹
m/s	Meters per second	米 / 秒

一、声音和声波

一些动物，如海豚、鲸鱼和蝙蝠，能够基于接收反射的声波来创建"视觉"图像。人类视觉图像的形成仅限于接收可见光谱中的电磁波。因此，人类需要通过物理技术对声音进行可视化处理，才能将声音转换成图像。本章将探讨从声波创建视觉图像的技术是如何开发成功的[1]。

声音作为机械能传递，光作为电磁能传递。与电磁波不同，声波的传播需要介质，因此，光能够通过真空传播，但声音却不能通过真空传播。而传输介质的特质将直接影响声音的传播方式。因为不同材料具有不同的声音传播速度和声阻抗。但声速在特定材料中是恒定的，并且不随声音频率变化而发生改变（图 2-1）。声阻抗是声波传导时介质位移需要克服的阻力。当声音穿过一种材料到达另一种材料的边界时，这个边界将不同声阻抗的两个区域分开，一部分声波能量被反射，其余的将继续向前传播。两种介质声阻抗差异越大，界面反射越多，两种介质声阻抗相等，界面反射越少。而材料的声阻抗取决于它的密度、硬度和声速[2]。

声波在空间中通过分子的压缩和稀疏传播（图 2-2）。传播介质的分子围绕其静止位置振动，并将能量传递给邻近的分子。声波在空间中传播能量而不是物质。

如图 2-2 所示，声波沿纵向传播，但通常用正弦波来表示，正弦波的峰值对应于空间中分子的最大压缩，而波谷对应于分子的最大稀疏。单位时间内完成振动的次数叫作频率，频率的单位是 Hz，1s

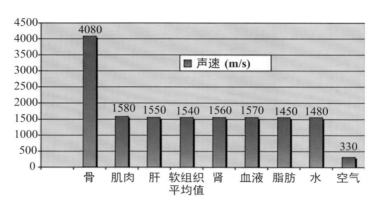

▲ 图 2-1 声速

声速对于特定材料是恒定的，并且不随声波频率变化而变化。本图说明了各种生物组织的声速

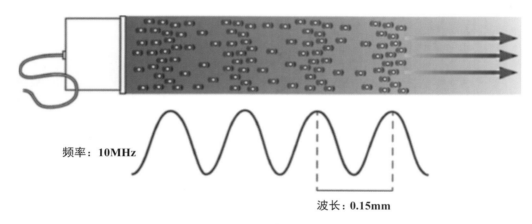

▲ 图 2-2 声波的传播

声波沿纵向传播，但通常用正弦波表示，其峰值对应空间分子的最大压缩，波谷对应最大稀疏度

振动 1 次就叫作 1Hz。声频在 30 ～ 20 000Hz。超声波是高于可听频率的声波。用于诊断超声的常用频率在 5 ～ 16MHz 之间变化[1, 3]。

诊断超声使用脉冲波，它在声音传播时有间隔，在此间隔期间接收和分析反射的声波。通常三个周期的声波作为一个脉冲传播。空间脉冲长度为三个周期填充的空间长度（图 2-3）。空间脉冲长度是分辨率的决定因素之一。脉冲长度越小，分辨率越高，脉冲宽度越大，分辨率越低。如图 2-3 所示，在 15MHz 频率下，生物组织的波长约为 0.1mm，轴向分辨率为 0.15mm。虽然分辨率随着频率的增加而提高，但是超声波的穿透深度却降低，影响了更深层次结构的显示。

如上所述，对于既定的材料或生物组织，声速是恒定的，不受频率或波长的影响。声速随材料硬度的增加而增加，随材料密度的减小而减小。如图 2-1 所示，常见的生物组织具有不同的传播速度。骨是一种非常致密、坚硬的组织，其传播速度高达 4080m/s。脂肪组织硬度和密度均低，声速相对较低，为 1450m/s。大多数软组织的声速接近 1540m/s。肌肉、肝脏和甲状腺的声速稍快一些。按照惯例，所有超声设备设定的声波传播的平均速度为 1540m/s。通过用声速乘以声音信号返回换能器的时间间隔的一半来计算超声图像上显示的物体的距离[2, 3]。通过将公认的 1540m/s 作为基本的声速，使得所有超

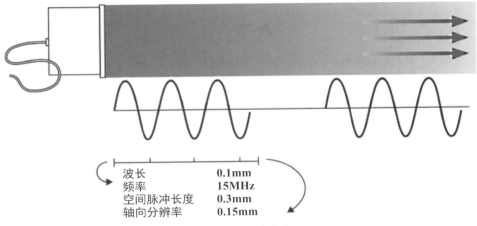

波长	0.1mm
频率	15MHz
空间脉冲长度	0.3mm
轴向分辨率	0.15mm

▲ 图 2-3 脉冲波

诊断超声采用脉冲波，它在声音传播时有间隔，在此间隔期间接收和分析反射的声波。通常三个周期的声音作为一个脉冲传播

声设备提供统一的距离或尺寸测量方法。

反射是声波的一部分能量通过不同声阻抗的组织界面向另一方向传输。阻抗差越大，反射量就越大。而声阻抗均匀的材料不会产生任何内部回声。纯囊肿是无回声结构就是典型的例子。大多数生物组织在细胞和宏观水平上都有不同程度的不一致性。结缔组织、血管和细胞结构也都具有不同的声阻抗，从而产生不同的超声图像（图 2-4 至图 2-6）。

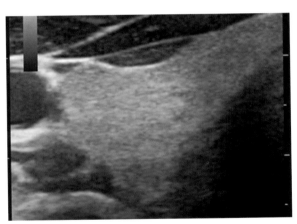

▲ 图 2-4 正常甲状腺组织的回声
具有磨砂样玻璃的表现，回声高于肌肉组织

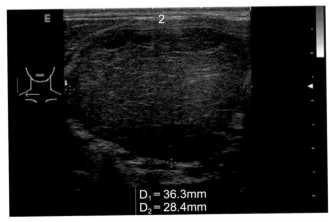

▲ 图 2-5 桥本甲状腺炎患者急性炎症肿胀期的甲状腺超声图像
大量淋巴细胞的浸润降低了组织的回声，形成了更加均匀的低回声图像

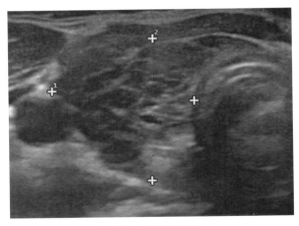

▲ 图 2-6 典型的不均匀低回声图像
图像来自桥本病患者，低回声炎症区被高回声纤维组织分隔

二、超声图像的创建

最早的超声成像由传输到身体内的声波和示波器上显示的反射声波图像组成。这些图像在 20 世纪 60 年代和 70 年代被称为 A 型超声，能够对身体内部结构提供测量方法，如甲状腺叶、结节和囊肿。图 2-7A 显示了实性甲状腺结节的 A 型超声图像，整个结节存在散射回波。图 2-7B 显示了囊性结节的图像，最初的反射来自囊肿的前壁，没有明显的信号源自囊肿液，第二次反射来源于后壁。图 2-7C 显示来自具有实性和囊性成分的混合性结节的 A 型超声图像。A 型超声能够在一定维度上提供尺寸测量，但不能提供结构的可视图像[1]。

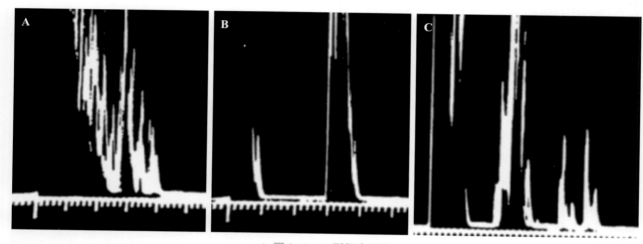

▲ 图 2-7　A 型超声图像

A. 实性甲状腺结节的 A 型超声图像，整个结节存在散射回波；B. 来自囊性结节的图像，最初的反射来自囊肿的前壁，没有明显的信号源自囊肿液，第二次反射来源于后壁；C. 显示来自具有实性和囊性成分的混合性结节的 A 型超声图像

　　为了提供视觉二维图像，当超声探头扫过正在被成像的结构时，一系列一维的 A 型超声图像被校准。早期甲状腺超声图像是通过将超声探头缓慢移过颈部而产生的，通过扫描结构并依据 A 型超声图像，形成二维图像，以这种方式形成的二维图像被称为 B 型超声图像（亮度模式）（图 2-8）。大多数用于甲状腺成像的超声探头使用线性阵列中的一系列压电晶体来进行电子模拟探头的扫描，每个晶体按顺序激发将声波脉冲发送到组织中并接收随后的反射。

　　最终的超声图像显示由探头发出的薄扁平声束穿过组织的横截面图像。分辨率是指在两个独立的相邻物体之间进行区分的能力。如分辨率为 0.2mm，则两个相邻距离＜ 0.2mm 的物体将显示为一个物体，小于分辨率的物体则不能被真实的成像。横向分辨率是指在横向或侧向方向上区分物体的能力。方位分辨率是指垂直于超声波束轴的图像内两点的分辨率，这是超声探头固有的，无法调节。纵向分辨率是沿超声波束轴向区分物体的能力，纵向分辨率由空间脉冲长度决定，因此也取决于频率。横向和方位分辨率取决于超声波束的质量和聚焦。

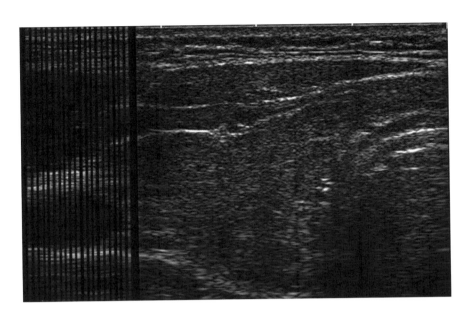

◀图 2-8　**B 型超声图像是由一系列 A 型超声图像按照一定顺序直线排列而得到的二维图像**

三、超声图像中的伪影

在超声图像中通常会出现许多伪影。这与大多数其他成像技术不同，如 CT 扫描，伪影在解释超声图像方面非常有用。诸如物体后方回声衰减或回声增强之类的伪影可以为该成像物体特征提供更多的内在信息。

当声波遇到声阻抗差异巨大的介质间传播时，如组织 – 空气界面或软组织内的钙化，绝大多数声波被反射，从物体表面出现非常明亮的回声信号，并且出现该反射界面后方结构的成像缺失。图 2-9 显示了钙化结节后方的声影。图 2-10 显示了甲状腺实质内的粗钙化，钙化后方伴有声影。图 2-11 显示了超声图像上气管的典型外观，因为几乎没有声波可以通过气管前壁的气 – 组织界面传播，所以不

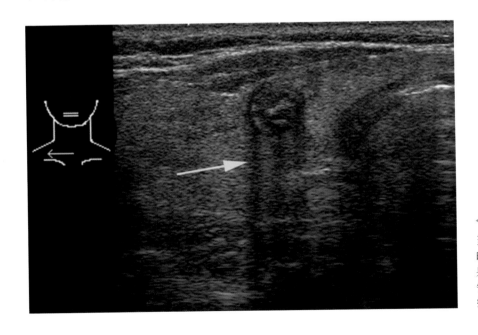

◀图 2-9　**钙化结节后方的声影**
当声波到达声阻抗差极大的界面时，如钙化绝大多数声波被反射，导致后方形成声影。图中该钙化结节来自患有家族性乳头状癌患者

会对气管后面的结构进行成像，如下图所示，气管后面的反射代表混响伪影。

　　相反，与相邻结构相比，囊性结构在声波的传输过程中能量的衰减非常小，表现为囊性或无回声结构后方回声增强，这可用于区分甲状腺内的囊性和实性结节。图2-12显示了囊性结节后方回声增强。然而，后方回声增强不仅局限于囊性结节，任何导致超声信号不衰减的结构其后方都会回声增强。

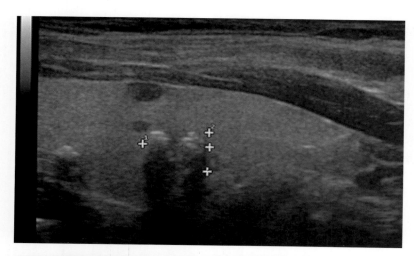

◀图 2-10　钙化后方伴有的声影
在甲状腺实质内的粗钙化后方可观察到声影。而与结节内的钙化不同，甲状腺实质内的无定形钙化通常与恶性肿瘤无明显相关性

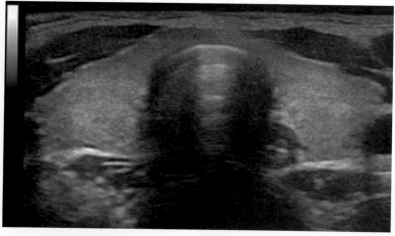

◀图 2-11　气管声影
由于气管组织-空气界面的强反射，在超声检查中气管后方未显示图像

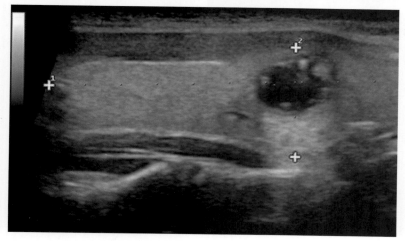

◀图 2-12　囊性结节后方回声增强
囊性结构在声波传输过程中能量衰减非常小，导致其后方的声波强度增大。后方回声增强是囊性结节的典型超声表现

图 2-13 显示了实性甲状旁腺腺瘤的回声增强。图 2-14 显示了良性胶质结节后方的回声增强，由于结节内含有较多的液体和胶质含量高，并且导致细胞成分减少，从而使结节内信号的衰减小于周围甲状腺组织内的信号衰减而形成的。为了确定结构是囊性的，可以使用多普勒（如第 3 章所述）超声检查显示内部无血流而对于后方回声增强也可发现在血流丰富的实性结节中。

图 2-15 显示了"蛋壳"样钙化的结节。结节周围的薄层钙化导致结节后面没有反射信号。从图中可以看出，垂直于声波表面的反射最大——也就是结节的前后壁。由于入射角与侧壁接近 180°，大部分反射波从超声探头反射回来，导致相应结构侧面的信号衰减。

侧方声影在识别甲状腺结节方面非常有价值。图 2-16 显示了从结节侧面向后延伸与超声波束对齐的暗线，这也是反射伪影的一个例子，如上所述，沿着侧面切线方向撞击物体的声波被反射掉，而不是反射回超声探头，当在图像中看到两条平行的暗线垂直对齐时，可以在显示器上沿着它们"向上"寻找来帮助识别结节或其他结构。

有些伪影是由于混响产生的。当声波从反射性强的表面反射时，一些声波可能从皮肤表面重新反射，产生超出实际图像以外的虚幻图像。图 2-17 说明了由于皮肤表面和较深组织界面之间的声波混响而产生的常见的混响伪影，一些反射的声波将多次从皮肤表面反射回到组织中，因此产生伪影。如图所示，在囊肿的前部看到这种伪影是很常见的，导致不确定这个结节是纯囊性还是部分为实性。可通过改变声束入射角来鉴别。图 2-18 显示了气管前壁后方常见混响伪影。

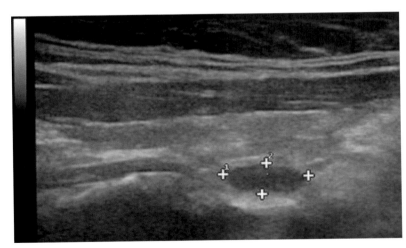

◀ 图 2-13 甲状旁腺腺瘤后方回声增强
甲状旁腺腺瘤组织相对均匀，与甲状旁腺囊肿类似，其后方可出现回声增强

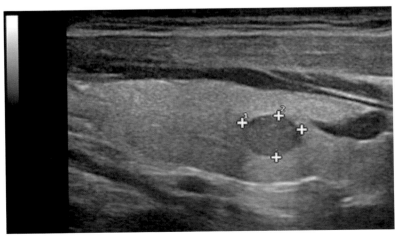

◀ 图 2-14 良性胶质结节后方回声增强
良性胶质结节内含有较多的液体和胶质，导致细胞成分少。尽管它是实性结节，结节内信号衰减的减少也会导致后方回声增强

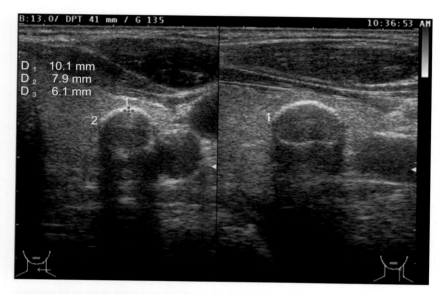

◀ 图 2-15 蛋壳样钙化

结节周围的钙化导致其表面出现反射，并伴有明显的后方声影

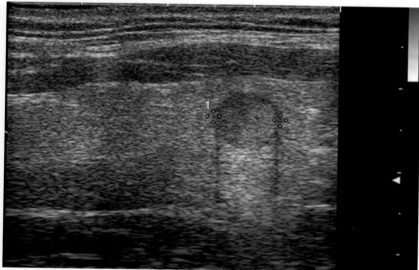

◀ 图 2-16 侧方声影

可以看到暗线从结节的两侧向后延伸。此伪影可用于帮助识别结节或其他结构

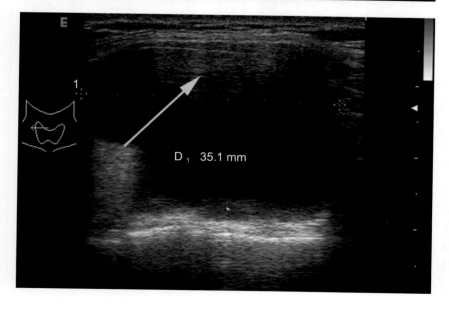

◀ 图 2-17 混响伪影

这种伪影在囊肿的前壁是很常见的。这是由于皮肤表面与囊肿前壁之间的信号混响所致，导致延迟信号被接收，并在囊肿前壁出现实性组织的表现

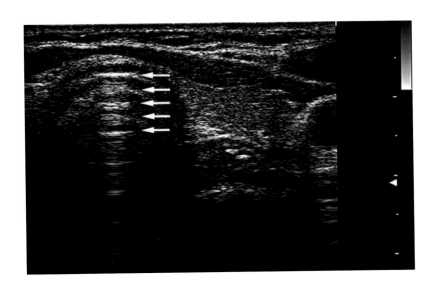

◀ 图 2-18　混响伪影

气管前壁后方可见大量平行线样强回声。这些可能被误认为气管环，但实际上是混响伪影

　　"彗星尾征"是另一个因混响而产生的常见表现[4]（图 2-19 至图 2-23）。胶质结节可能含有由凝胶状胶体材料（胶体）干燥而产生的微小晶体。晶体的声波反射会产生一个亮点。然而，不同于软组织中的钙化，悬浮晶体在超声能量的影响下开始振动，振动会产生声波，声波在初始反射信号后返回超声探头，这些"彗星尾征"也被称为环形伪像或阶梯状伪像，有助于区分在胶质结节中发现的典型良性钙化和高度可疑的微钙化。当一个彗星尾征出现在一个小的胶质囊肿里，它被称为"猫眼"（图 2-21）。虽然彗星尾征伪影最常出现在良性胶质结节内，但也可以出现在正在吸收的血肿中，却很少出现在乳头状癌中[5]。

　　有时，从微钙化中区分彗星尾征回声或许很困难，因此，人们对如何可靠地观察结节内的彗星尾征回声有不同的意见。Tahvildari 等评价了乳头状癌中点状回声反射的特征，并阐明"微钙化"是由多种病因引起的，包括砂粒性钙化、营养不良钙化和嗜酸性胶体。因此，"点状强回声病灶"或微反射可能是更准确的术语[6]。Beland 等认为无论有或没有彗星尾征伪影的线性强回声灶都可能是一种良性的表现[5]。另外，Malhi 等得出结论，所有类型的强回声灶，除了那些有大的彗星尾征伪影的病灶外，都与恶性肿瘤有关[7]。这需要区分彗星尾征和微钙化点，彗星尾征通常位于囊肿内部或囊壁，而微钙化则出现在实质组织内。

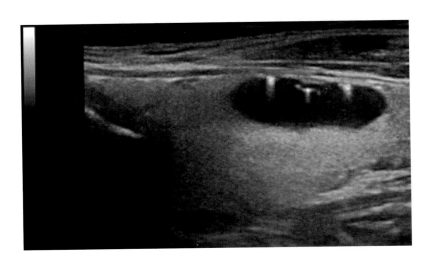

◀ 图 2-19　"彗星尾征"

胶质结节和囊肿可能含有由凝胶状胶体材料脱水而产生的微小晶体。晶体表面的声波反射会产生一个点状强回声。然而，不同于软组织中的钙化，悬浮晶体在超声能量的影响下产生振动。振动会产生回波，在反射波后返回探头，从而产生"彗星尾征"

图 2-22 显示了在一个良性胶质囊肿中的巨大彗星尾征伪影，超过了 1mm。图 2-23 显示了在良性增生胶质结节中多个微小的点状回声反射影，这些反射影部分，但不是全部，与彗星尾征伪影相关。那些没有显示清晰彗星尾征的反射影，可能是受微囊区后方的回声增强影响。而图 2-24 显示了典型的乳头状癌内的微钙化，这些不同的点状强回声灶在实时成像中的可视化效果最好，并且在低频成像中更加容易显示。

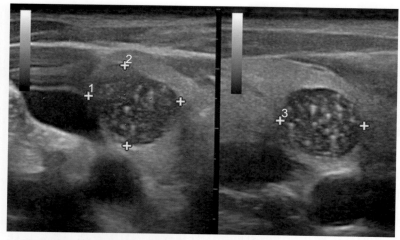

◀ 图 2-20　"彗星尾征"
在良性海绵状结节中也会出现彗星尾伪影

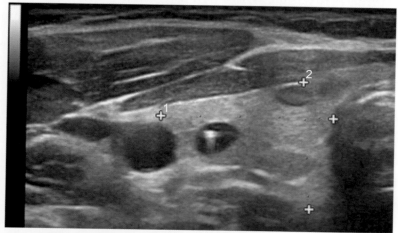

◀ 图 2-21　"猫眼"伪影
彗星尾征伪影也被称为振铃伪影、阶梯状伪影，当一个单独的彗星尾征出现在小的胶质囊肿中时，被称为猫眼伪影

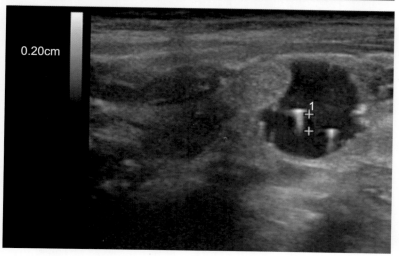

◀ 图 2-22　在良性胶质囊肿中，一个巨大彗星尾征伪影，大小超过 1mm

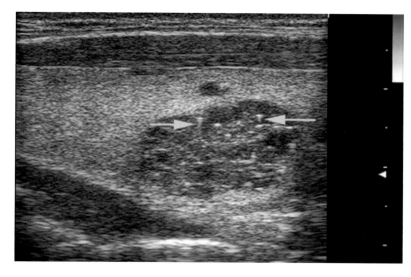

◀ 图 2-23 在良性海绵状结节中，可见多个彗星尾征和点状强回声或微反射影

其中无彗星尾征的点状强回声可能被误认为是微钙化。应注意其与后方回声增强的多发微囊区的关系

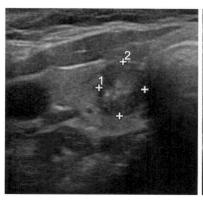 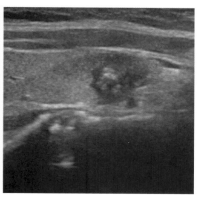

◀ 图 2-24 微钙化

与图 2-20 和图 2-23 中所示的点状强回声灶相比较，微钙化通常见于实性结节，而彗星尾征常见于囊性或微囊区

折射是指当入射角不是 90° 时，声波在界面处方向发生改变。当声波以 90° 接触界面时，声波的一部分直接进入组织内。当声波以非 90° 的角度接触时，透射波在通过界面时发生弯曲。组织间声阻抗的差异越大，折射率就越大。虽然在甲状腺和其他小范围成像的近场超声检查中不常见，但当一个折射物体存在于超声光束的路径中时，折射伪影可能会产生第二个"幽灵"图像。

当声波通过任何组织传播时，声波的强度都会减弱。声波能量的衰减是由于反射、散射、吸收以及声能转化为热能的综合结果。衰减与频率有关，频率越高，衰减越大。因此，虽然更高的频率提供了更高的分辨率，但成像的深度随着频率的增加而减小。目前的超声技术可利用高达 18MHz 的超声波对甲状腺进行成像。然而，在这种频率下，成像深度却不到 5cm。如果想要看到更深层的结构，如腹部或盆腔，则需要较低的频率。在肥胖患者或对较深的结构进行成像时，可能需要 5 ~ 7.5MHz 的频率来保证充分的穿透力来显示颈部的深层结构。图 2-25 和图 2-26 比较了频率为 7.5MHz 和 15MHz 的超声图像。在较低的频率下，虽然浅层结构的细节缺失明显，但对深部结构的成像有所改善。

如上所述，声影和后方回声增强都属于衰减伪像。由于几乎完全反射，声波传输衰减，因此在声阻抗差极大的组织结构后方可产生声影。后方回声增强发生在几乎没有衰减的组织结构后方，与相邻组织相比，组织结构后方声波强度更高。

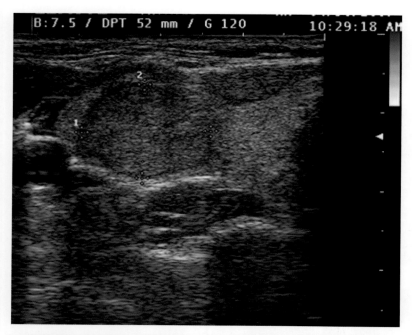

◀ 图 2-25　7.5MHz 超声图像

与图 2-23 相比，7.5MHz 超声图像，结节的显示欠清晰，但结节后方结构显示更清

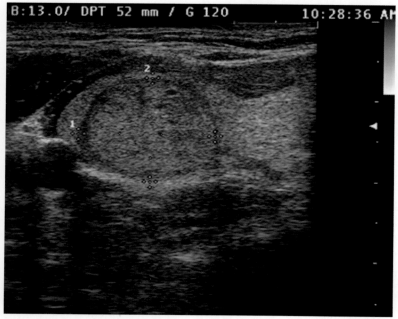

◀ 图 2-26　13MHz 超声图像

与图 2-22 相比，13MHz 超声图像，结节显示更清晰

四、超声成像的研究进展

　　超声探头由能够发射和接收超声能量的晶体阵列组成。压电晶体在暴露于电流时会振动。相反，当能量撞击晶体时，它会产生电信号，其频率对应于入射声波的频率。甲状腺超声通常在探头内使用数百个晶体的线性阵列。产生的图像的横向宽度等于换能器中晶体阵列的长度（通常称为"覆盖面积"）。弯曲阵列（凸阵）传感器在甲状腺超声中较少使用（但通常用于腹部、骨盆和心脏成像）。通过产生发散的超声波束，它们可以使比探头更大的结构得以显示。微凸形探头偶尔用作细针穿刺活组织检查的

辅助，但由于横向和纵向平面之间缺乏线性关系，所产生的图像会有空间扭曲（见第12章）。

超声信号一旦被接收到以后，便经过图像重建，随后是图像增强。降噪和边缘锐化算法用于使图像更清晰。大多数超声设备允许用户进行降噪程度、动态范围和边缘锐化等调节，以优化图像质量。超声设备也允许用户调整接收信号的增益。所有的增益都可以调整，并且各个深度相对应的单独通道（时间增益补偿）也可以调整，为感兴趣的区域提供最佳图像质量。大多数超声设备还允许用户调节聚焦区域，使得超声波束被聚焦在最佳的深度以便改善横向分辨率。在大多数超声设备上也可以选择多个聚焦区，但为了增加图像最佳清晰度而使用多个聚焦区域，通常会降低图像的帧频，从而在实时扫描期间在屏幕上显现出更多的跳跃图像。

虽然标准超声波仅接收与成像传输频率相同的频率，但组织谐波成像利用了组织在暴露于更高功率超声能量时的混响趋势。不同的组织具有不同程度的混响，并产生相应组织谐波的独特特征（原始频率的倍数）。谐波信号的选择性检测和处理产生替代图像。因为检测的频率更高，所以分辨率也可以提高，但是当使用组织谐波成像时，原始发射频率通常更低。由于谐波产生的信号行进的距离是发送和接收信号的一半，因此噪声较小。增加的分辨率和降低的噪声可以使得某些目标的显示得到显著性增加[8]，但组织谐波成像在甲状腺成像中并未得到广泛应用。

目前超声图像质量受益于完全数字化的处理。在传统的超声波中，线性探头在单个方向上发送和接收并行的超声波。利用复合空间成像，超声波束通过电子或机械方式转成多个角度。复合空间成像结合了从不同角度获得的多个图像，并将它们重建为单个图像[9]，这样可以减少斑点和噪声，并使图像更逼真（图2-27和图2-28）。伪影减少了，但仔细选择所应用的降噪程度可以保留有用的伪影，如声影、后方回声增强和侧方声影，这些伪影有助于解释图像[10]（图2-29和图2-30）。

五、量化超声信息

相较于仅仅将甲状腺结节描述为"低回声和异质性"，描述低回声和异质性的程度更重要。为了量化常用于预测恶性肿瘤的超声检查特征，一些研究人员对超声数据进行了数学分析。Kim等[11]对灰阶超声图像进行了直方图分析，证明了其区分淋巴细胞性甲状腺炎与正常甲状腺组织的能力。如第6章

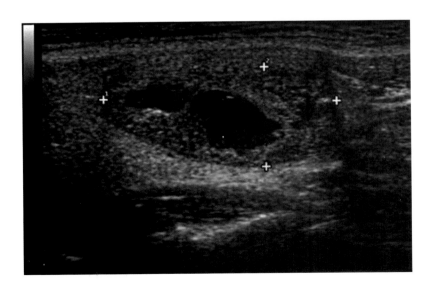

◀ 图 2-27 传统超声图像，没有应用空间复合成像，较图 2-25 中有更多的斑点和噪声伪像

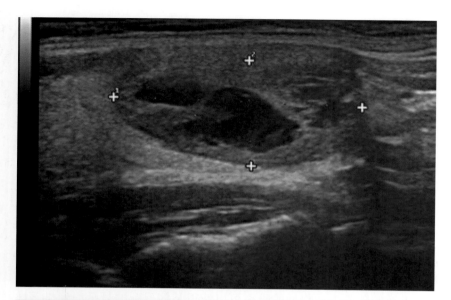

◀ 图 2-28　在应用空间复合成像之后，斑点和噪声伪像减少，图像整体质量得到明显改善

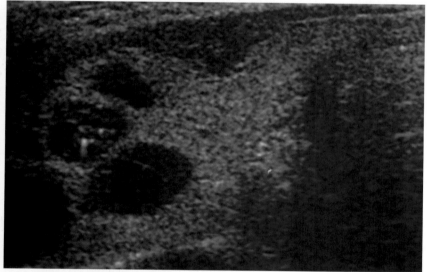

◀ 图 2-29　在应用空间复合成像之前，彗星尾征伪影和后方回声增强效应明显

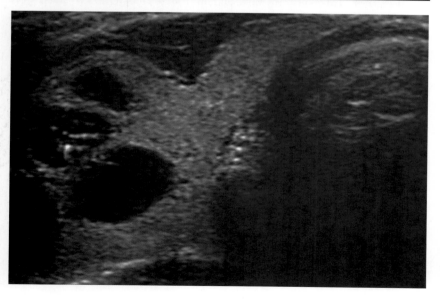

◀ 图 2-30　应用复合空间成像之后，图像斑点和噪声伪像减少，但彗星尾征伪影和后方回声增强效应仍然可见

所述，低回声和异质性是甲状腺炎的典型特征。直方图分析能够定量低回声和异质性的程度，以及斜率和峰值（波峰周围的平坦度或尖锐度），从而提供客观、可重复的图像进行数学分析。同样地，类似的评估方式很可能应用于评估甲状腺结节的低回声程度和异质性，并可能应用于预测恶性概率。另外几项研究已经开始对甲状腺结节的超声特征量化进行初步研究。Song 等分析了 16 个基于结构的灰价阶共生矩阵特征，提供了客观量化数据，有助于预测恶性甲状腺结节 [12]。同时，Ardakani 等利用小波结构分析来提供甲状腺结节结构的量化信息，并证明了其鉴别良恶性的作用 [13]。未来，超声图像的数学定量分析可能会提供更多关于结节的可重复性的量化信息，这些信息具有更强的识别恶性特征和侵袭性病变的能力。

六、结论

总之，超声波与机械波的不同之处在于声音传输取决于介质。声能在声阻抗不匹配的界面被反射，并且反射的超声波通过分析可以构建图像。超声图像的分辨率取决于频率、聚焦的波束宽度和电子处理的质量。分辨率随着频率的升高而增加，但成像的深度会降低。诸如声影和后方回声增强之类的伪像可以为图像提供有用的信息，而不仅仅是对清晰图像的干扰。目前，良好的图像质量、可接受的成本和操作简便性使得实时超声成为临床评估甲状腺患者的一个重要组成部分。

参 考 文 献

[1] Meritt CRB. Physics of ultrasound. In: Rumack CM, Wilson SR, Charboneau JW, Levine D, editors. Diagnostic ultrasound. 4th ed. St. Louis: Mosby; 2011. p. 2–33.

[2] Levine RA. Something old and something new: a brief history of thyroid ultrasound technology. Endocr Pract. 2004;10(3):227–33.

[3] Coltrera MD. Ultrasound physics in a nutshell. Otolaryngol Clin N Am. 2010;43(6):1149–59.

[4] Ahuja A, Chick W, King W, Metreweli C. Clinical significance of the comet–tail artifact in thyroid ultrasound. J Clin Ultrasound. 1996;24(3):129–33.

[5] Beland MD, Kwon L, Delellis RA, Cronan JJ, Grant EG. Non–shadowing echogenic foci in thyroid nodules: are certain appearances enough to avoid thyroid biopsy? J Ultrasound Med. 2011;30(6):753–60.

[6] Tahvildari AM, Pan M, Kong CS, Desser T. Sonographic pathologic correlation for punctate echogenic reflectors in papillary thyroid carcinoma. What are they? J Ultrasound Med. 2016;35(8):1645–52.

[7] Malhi H, Beland MD, Cen SY, Allgood E, et al. Echogenic foci in thyroid nodules: significance of posterior acoustic artifacts. Am J Roentgenol. 2014;203(6):1310–6.

[8] Szopinski KT, Wysocki M, Pajk AM, et al. Tissue harmonic imaging of thyroid nodules: initial experience. J Ultrasound Med. 2003;22(1):5–12.

[9] Lin DC, Nazarian L, O'Kane PL, et al. Advantages of real–time spatial compound sonography of the musculoskeletal system versus conventional sonography. Am J Roentgenol. 2002;179(6):1629–31.

[10] Shapiro RS, Simpson WL, Rauch DL, Yeh HC. Compound spatial sonography of the thyroid gland: evaluation of freedom from artifacts and of nodule conspicuity. Am J Roentgenol. 2001;177:1195–8.

[11] Kim GR, Kim EK, Kim SJ, Ha EJ, et al. Evaluation of underlying lymphocytic thyroiditis with histogram analysis using grayscale ultrasound images. J Ultrasound Med. 2016;35(3):519–26.

[12] Song G, Xue F, Zhang CA. Model using texture features to differentiate the nature of thyroid nodules on sonography. J Ultrasound Med. 2015;34(10):1753–60.

[13] Ardakani AA, Gharbali A, Mohammadi A. Classification of benign and malignant thyroid nodules using wavelet texture analysis of sonograms. J Ultrasound Med. 2015; 34(11):1983–9.

第 3 章　多普勒超声

Doppler Ultrasound

Robert A. Levine　著

缩略语	英文全称	中文名称
AACE	American Association of Clinical Endocrinologists	美国临床内分泌医师协会
AME	Associazione Medici Endocrinologi	内分泌医师协会
ATA	American Thyroid Association	美国甲状腺协会
GD	Graves' disease	毒性弥漫性甲状腺肿
PI	Pulsatility index	搏动指数
PPV	Positive predictive value	阳性预测值
PRF	Pulse repetition frequency	脉冲重复频率
PSV	Peak systolic velocity	收缩期峰值
RAIU	Radioactive iodine uptake	放射性碘摄入试验
RI	Resistive index	阻力指数
RR	Relative risk	相对风险
TBFA	Thyroid blood flow area	甲状腺血流面积

一、多普勒成像的物理原理

多普勒频移是指声音（或光）从移动物体发射或反射过程中发生的频率变化。当移动目标反射声波时，反射波的频率会发生改变，目标向声源方向移动时，频率上升。远离声源方向移动时，频谱下降。反射波频率变化的程度与目标的运动速度成正比（图 3-1）。多普勒频移最初被用作描述可见光谱中的能量，多普勒频移变得较高称为蓝移（向更高频率的可见光移动），多普勒频移变得较低称为红移。

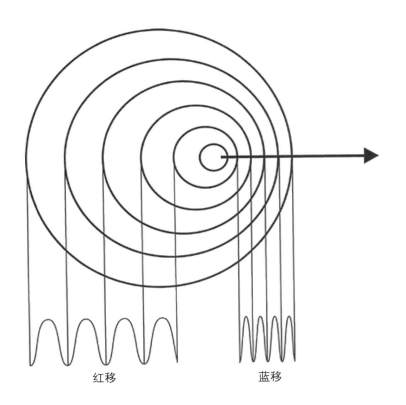

红移　　　　　　　　蓝移

◀ 图 3-1　多普勒频移示意图
当移动目标反射声波时，反射波的频率发生改变。目标向声源方向移动，频率上升。远离声源方向移动，则频率下降。反射波频率变化的程度与目标的运动速度成正比

多普勒频移在超声成像方面的应用主要包括以下三个方面：通过对多普勒频移的分析可以计算出血流速度、搏动指数、阻力指数，这些主要用于血管研究。彩色多普勒和能量多普勒信号在灰阶超声图像上叠加表示运动的彩色图像，以此来反映血流运动的方向及程度。

在甲状腺应用中，多普勒成像主要用于评估组织内血流情况。而多普勒超声在甲状腺成像中的作用最近发生了重大的变化。过去认为能量多普勒成像在评估甲状腺结节良恶性中发挥重要作用，这一观点正在被重新评估，并将在后面详细讨论。多普勒成像的其他应用包括有助于明确甲状腺功能亢进的病因、评估胺碘酮诱发的甲状腺毒症或甲状腺炎的病因或者亚型。

多普勒频谱分析可用于确定血流速度和计算血流阻力，通过分析波形，可以计算出收缩期峰值和舒张期流速。阻力指数（RI）和搏动指数（PI）可使用以下公式计算，但通常超声波仪器可直接计算得到。虽然这些参数更多地用于外周血管疾病的研究，但峰值流速和阻力指数还可为甲状腺组织血流提供可重复的量化分析。

阻力指数 =（收缩期峰值流速 − 舒张末期流速）/ 收缩期峰值流速

搏动指数 =（收缩期峰值流速 − 舒张末期流速）/ 平均流速

彩色血流多普勒和能量多普勒在甲状腺成像中被广泛应用。在彩色血流成像中，不同频移代表着不同的颜色（或亮度）。通常频移越大（对应速度更快）对应的颜色越亮。彩色血流图像分析以图形方式表示软组织内的血流方向和速度信息。相反，能量多普勒将所有的频移均考虑为等同的，是检测到的全部运动量的总和。因此，其图像上的颜色代表全部血流信息的总和，而不包括血流速度和方向（图3-2 和图 3-3）。

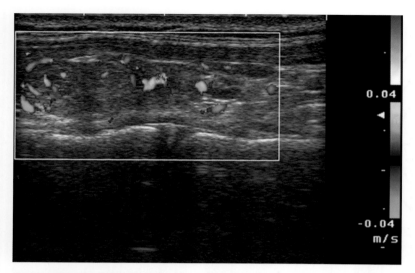

◀ 图 3-2　彩色多普勒

在彩色多普勒血流成像中，一种颜色（或亮度）对应一种频率。通常频移越大（对应速度更快）表现为色彩越亮。彩色多普勒图像主要提供软组织内的血流方向及速度信息

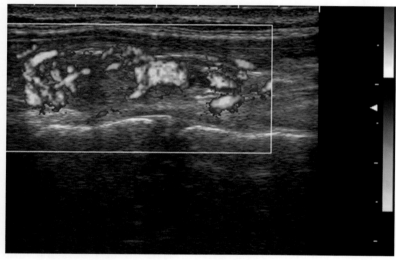

◀ 图 3-3　能量多普勒

能量多普勒将所有的频移大小进行平均，综合了总的运动频移。其图像上的颜色代表全体血流信息的总和，与速度无关。能量多普勒能提高低速血流检测的灵敏度，并且噪声干扰小，不受多普勒成像角度影响

　　彩色血流成像提供了血流方向和速度信息，这有助于血管疾病的诊断。能量多普勒虽不能提供血流速度相关信息，但它对于低速血流检测敏感性更高，并且噪声干扰小，无角度依赖性。所以来评估甲状腺组织的血流状态首选能量多普勒[1]。

二、多普勒成像评估甲状腺结节良恶性

　　图 3-4 显示位于甲状腺下极的滤泡癌，其内血流灌注异常丰富，滋养血管为甲状腺下动脉。图 3-5 显示良性滤泡腺瘤，其内未见明显血流信号，仅周边有少量散在的血流信号。

　　多普勒成像在结节良恶性判断上是否有预测价值，这一观点在过去十年中发生了重大变化。2002年 Papini 等报道了 494 例陆续接诊的患者，他们的结节临床触及不到，且直径为 8～15mm。所有患者都在多普勒超声检查后行细针穿刺活检。在所有甲状腺癌结节中，74% 的结节以内部血流为主，87% 是低回声实性结节，77% 结节边缘不规则或模糊，只有 29% 的甲状腺癌有微钙化。恶性独立风险因素包括边缘不规则（RR=16.8）、癌结节内多普勒血流信号（RR=14.3）和微钙化（RR=5）[2]。

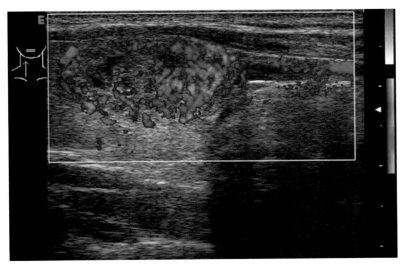

◀ 图 3-4 高血供结节

位于甲状腺下极的滤泡癌，其内血流灌注异常丰富，滋养血管为甲状腺下动脉

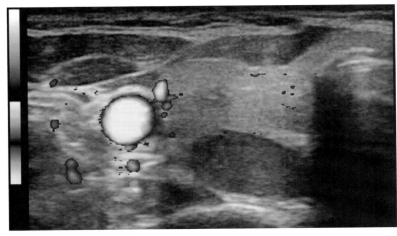

◀ 图 3-5 乏血供结节

良性滤泡性腺瘤内未见明显血流

2002 年，Berni 等利用核素检查分析 108 例甲减合并甲状腺结节患者，所有的患者随后都接受了甲状腺结节切除术，结果显示有一半的患者是恶性，对于这个研究来说，很明显不是随机样本研究，但在其 108 名患者中，基于他们的彩色多普勒血流特征，92 名患者的诊断是正确的，6 例假阴性恶性结节内无血流信号，10 例假阳性良性结节内血流信号丰富，通过结节内多普勒血流信号预测甲状腺癌的灵敏度、特异度、阳性预测值、阴性预测值分别为 88%、85%、83%、88%[3]。第二年 Frates 等研究发现 42% 的实性高血供结节为恶性病灶，相比之下，富血供的实性结节中恶性病灶只占 14%[4]。2006 年 Appetecchia 和 Solivetti 报道了多普勒血流成像与灰阶超声结合将预测恶性结节的灵敏度和特异度分别从 75%、71.9% 提高到 83.3% 和 75.4%[5]。

2010 年，Moon 等回顾性分析 1024 名患者的 1083 个结节（其中 269 个为恶性）的多普勒图像，认为血流模式与恶性肿瘤无相关性[6]，血流分布被分为无血流、外周血流和瘤内血流 3 种类型，31% 的良性结节中有血流信号，只有 17% 的乳头状甲状腺癌结节中有血流信号，少血供这一特征在恶性结节中（占 60%）比在良性结节（占 43%）中更常见，尚不清楚为什么在 Moon 等的研究中出现与早期研究相比如此不同的结果，它可能与该研究中纳入了大量的（小）乳头状甲状腺癌有关（＞ 97% 的典型乳头状癌），Moon 等认为先前的研究可能存在选择偏差，只针对低回声结节、冷结节或大于 1cm 的结节，而他们的研究的纳入标准不考虑结节大小、回声类型或放射性核素扫描结果[6]，有学者提出中心型血流较周围型血流可能更能预测恶性肿瘤，但该结论在 Moon 等的研究中被否定[7, 8]。同样，最近在一项超过 1500 个大于 1cm 结节的研究中，Rosario 等发现多普勒超声对于鉴别甲状腺结节良恶性没有明显预测价值[9]。

一些研究探讨了应用多普勒量化分析的血流灌注程度是否有助于预测甲状腺结节良恶性。Bakhshaee 等报道多普勒超声参数阻力指数（RI）、搏动指数（PI）和血流模式在良恶性结节中有显著重叠，他认为鉴别结节良恶性不能依赖于多普勒超声特征，包括 RI、PI 或血流模式[10]。Algin 等测量甲状腺结节的 RI 和 PI，发现恶性结节的中心、外周血流和平均 RI 和 PI 明显高于良性结节。然而，由于这些参数在良恶性组间重叠较大，总体预测值较差[11]。

另一些研究尝试应用超声造影提高多普勒成像的预测能力。Ma 等学者报道超声造影多普勒成像联合灰阶超声能提高预测价值，而没有超声造影的彩色多普勒血流成像没有预测价值[12]。同样，Zhang 等的初步研究显示，外周环状增强更倾向于预测良性病变（PPV 94%），而内部不均匀性增强与恶性肿瘤相关（PPV 92.5%）[13]。然而这两项研究的样本量相对较小，对超声造影预测价值的能力还需进一步研究。对于造影剂的管理和成本效益比未来也需要进行探讨和研究。此外，当前的超声造影剂用于甲状腺显像在美国尚未被批准。

2009 年 ATA 和 2010 年 AACE/AME 针对甲状腺结节的指南认为结节内血流信号是甲状腺癌的危险因素[14, 15]。然而，韩国放射学会于 2011 年出版的指南删除了血流信号作为危险因素的条目，并在 2016 年发布的修订指南中再次提到[16]。2015 年美国甲状腺协会指南不再将结节内血流分布应用于评价甲状腺恶性肿瘤[17]。2016 年修订后的 AACE/AME 指南同样删除血流分布预测甲状腺乳头状癌这一评价指标，但保留了其作为滤泡性结节的预测价值[18]。

三、滤泡性结节的多普勒分析

多普勒超声可能在预测微小滤泡性结节中（Bethesda 4）发挥作用，但这仍然存在争议[16]。Fukunari 等研究了 310 名接受细针穿刺活检证实为滤泡性病变的孤立性甲状腺结节的患者。所有患者均在术前接受彩色多普勒血流成像检查。结节内的血流信号分为 4 个等级：1 级结节无血流信号；2 级结节只有外周血流信号，缺乏内部血流；3 级结节有低速中心型血流信号；4 级结节有丰富的中央性血流信号（图 3-6 至图 3-10）。为了便于统计分析，缺乏结节内血流（1、2 级）被认为是阴性结果，而中心血流的存在(3、4 级)则是阳性结果。在 177 例良性腺瘤性结节中，95% 的结节为 1 级或 2 级，仅 5% 的结节是 3 级，无一例是 4 级血流。在 89 例良性滤泡性腺瘤中，66% 的结节显示 1 级或 2 级多普勒血流，34% 的结节显示 3 级或 4 级血流。在明确诊断出的 44 例滤泡癌中，没有一例显示 1 级血流，13.6% 的结节显示 2 级血流，86.4% 的结节显示 3 级或 4 级血流[19]。

根据 Fukunari 的数据分析，结节内血流预测恶性微滤泡性结节的灵敏度、特异度、准确性分别为 86%、85%、81%。而这组研究人群的滤泡性甲状腺癌的患病率是 14%[19]。

在类似的研究中，De Nicola 等研究了 86 名经活检确诊为滤泡性结节的患者。血流信号类型分值从 0 到 4 分，0 分定义为未见血流，1 分仅见外周血流，2 分为外周血流伴少量中心血流，3 分为外周血流加丰富结节内血流，4 分只见中心血流。0～2 分血流模式被归为阴性结果，3～4 分血流模式被归为阳性结果。59 例非肿瘤性结节中，93% 的结节为 0～2 级，只有 7% 的结节为 3 级，没有结节显示 4

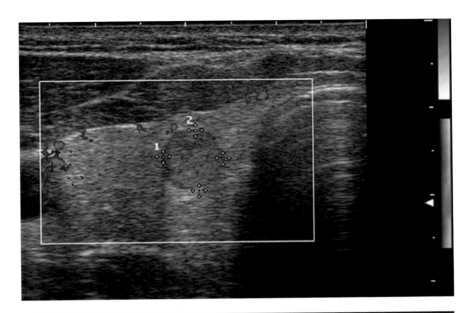

◀图 3-6　**1 级多普勒血流**

1 级：结节内和外周均未见血流信号

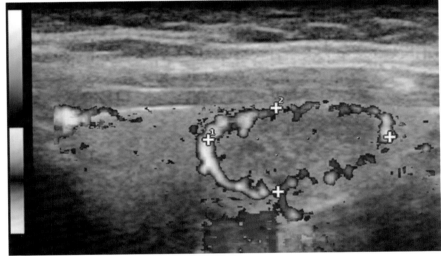

◀图 3-7　**2 级多普勒血流**

2 级：结节仅有外周血流信号，无内部血流信号

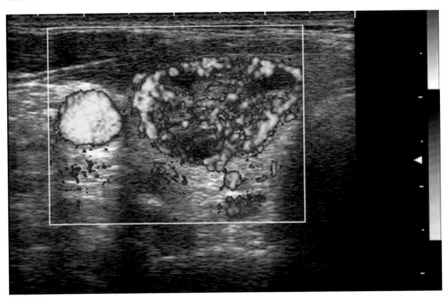

◀图 3-8　**3 级多普勒血流**

3 级：结节有少量或中度数量的中心血流。图中所示外周血流多于内部血流，通常被认为是一种低度恶性征象

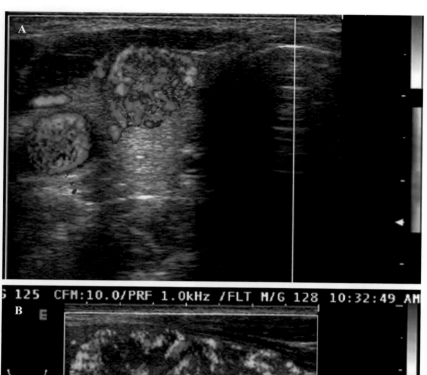

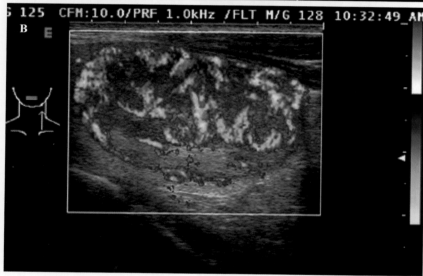

◀ 图 3-9　4 级多普勒血流

4 级：结节内有丰富的中心血流信号。A. 显示彩色多普勒血流成像；B. 显示能量多普勒成像

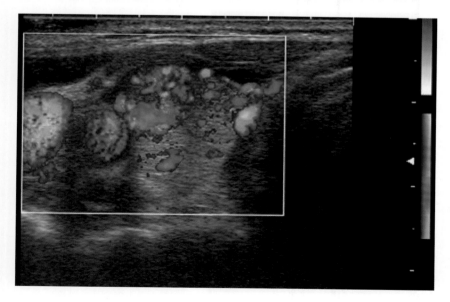

◀ 图 3-10　良性结节的 4 级多普勒血流

结节内血流曾被认为可反映恶性结节倾向，但最近更多数据证实结节内血流信号分布与乳头状癌无明显相关性。本图中良性结节中血流信号分布与图 3-9A 中恶性结节血流信号分布类似

级血流。14 例良性滤泡腺瘤中，71% 的结节显示 0 ～ 2 级血流，29% 的结节出现 3 级或 4 级血流。10 例滤泡性癌中，20% 的结节显示 0 ～ 2 级血流，80% 的结节显示 3 ～ 4 级血流。基于此数据，该评分系统预测滤泡性结节的灵敏度、特异度分别为 80%、89%[20]。

将 Bayes 定理应用于 Fukunari 和 DeNicola 的数据中，可以认为无内部血流的滤泡性结节只有 3% 的结节有恶性倾向，而不是普遍认为的 15% ～ 20%。相反，活检提示微滤泡性结节，如若该结节血流丰富，其恶性可能性接近 50%[21, 22]。

Miyakawa 等研究比较滤泡腺瘤和滤泡癌的血流状态和特异性参数，发现 80% 的恶性结节显示结节内血流丰富，而 84% 的腺瘤患者显示病灶仅周围有血流（敏感度 87.5%，特异度 92%）。而血流频谱参数的应用略微提高灵敏度至 90%，特异度略降至 89%[23]。

其他的研究没有显示多普勒成像有助于评估滤泡结节的良恶性。但是，Choi 等发现，在统计学上，外周型血流出现在良性结节中的可能高于恶性结节（37.1% vs 22.2%），反之中心型血流在恶性结节中出现可能较高（77.8% vs 62.9%）（P=0.03），但这一发现的临床适用性有限[24]。Trimboli 等研究了 93 名经细胞学诊断为滤泡肿瘤的患者，结果显示彩色多普勒诊断恶性肿瘤的意义有限，在 15 例滤泡性癌结节中，8 例结节显示无内部血流，7 例结节有内部血流，但在 78 例良性结节中，37 例结节有内部血流，41 例结节无内部血流。因此，多普勒成像无明确预测价值[25]。

如果结节血流类型可以预测恶性滤泡性肿瘤，但不能评估乳头状癌，临床医师又如何对无明确活检结果的结节应用多普勒血流信息进行良恶性分析呢？多普勒显像特征可能与具有微钙化、浸润性边缘的极低回声结节不相关（怀疑为乳头状癌），但却可能与卵圆形、有厚薄不均声晕的等回声结节相关（可疑滤泡性病变）。

总之，活检提示滤泡性病变的结节内没有血流，会使其恶性可能性大大降低，而显著的结节内血流增加了恶性概率。能量多普勒血流特征应与其他超声征象（如回声类型、边界、钙化）以及临床特征（如结节大小、患者年龄、性别）一起综合分析，用以决定是否需要采用活检或手术切除以及手术切除范围的选择。

四、胺碘酮诱发的甲状腺毒症的多普勒超声显像

胺碘酮可能导致 15% ～ 20% 的服药者甲状腺功能紊乱，多普勒超声可以帮助诊断胺碘酮诱发的甲状腺毒症，胺碘酮导致的 1 型甲状腺毒症在超声表现上与 Graves 病相似。它通常发生在已经存在甲状腺自身免疫性疾病的患者身上，腺体常出现甲状腺功能亢进，过多分泌甲状腺激素，它可能对硫氧化物和高氯酸盐治疗有反应（目前高氯酸盐尚未在美国市场上市）。1 型甲状腺毒症的典型多普勒超声常表现血流正常或增加。胺碘酮诱发的 2 型甲状腺毒症临床表现更类似无痛性甲状腺炎。甲状腺腺体组织的炎症和对组织的破坏使得已形成的甲状腺激素被释放入血。它对糖皮质激素疗法有反应，而对硫氧化物或高氯酸盐治疗不敏感。此型甲状腺毒症的能量多普勒显示甲状腺内无血流或仅有少量血流信号[26, 27]。血清 IL-6 水平升高能预测 2 型甲状腺毒症的发生，但它的预测价值较低[28]。

Eaton 等报道彩色血流多普勒成像能够鉴别胺碘酮诱发甲状腺毒症亚型，但仍有 20% 无法明确诊断[28]。应用多普勒显像鉴别甲状腺毒症亚型与评估甲状腺结节不同，前者的活检或手术可以提供确定的病理结论，而后者则无法通过病检确认组织学的亚型。在另一些研究中，对治疗的反应被用作替代

指标。Wong 等的研究显示，彩色多普勒无血流时，58% 的甲状腺毒症对类固醇治疗有反应，而有血流时，只有 14% 的甲状腺毒症对类固醇治疗存在反应[29]。

有学者应用能量多普勒辅助治疗决策，建议在缺乏血流时使用类固醇治疗，如果存在血流，尤其血流丰富时，建议使用含或不含高氯酸盐的硫代酰胺类治疗。通过使用这种治疗策略，Loy 等发现在 21 名患者中有 20 人治疗有效[30]，对于症状严重和对最初治疗没有反应的患者以及那些少量血流不确定类型，应考虑综合治疗或手术切除[31, 32]。

五、毒性弥漫性甲状腺肿和甲状腺炎的多普勒超声显像

由于人们认识到多普勒超声有助于诊断胺碘酮诱导的甲状腺毒症，因此，多普勒超声可能可用于鉴别诊断 Graves 病导致甲状腺功能亢进和甲状腺炎所致甲状腺毒症。毒性弥漫性甲状腺肿，即 Graves 病，被称为"甲状腺火海征"[33]，伴随血流量增大，收缩峰值速度高达 20cm/s。另一方面，在甲状腺炎的血流灌注模式是多样化，从完全缺失到极其丰富，图 3-11 说明了 Graves 病甲状腺内丰富的血流信号，图 3-12 显示产后甲状腺炎在恢复早期内丰富的血流，其原因最可能是 TSH 上升。通常在组织破坏的早期，血流减少更为常见。图 3-13 显示桥本甲亢内丰富的血流，图 3-14 显示局灶性亚急性甲状腺炎乏血供的情况。

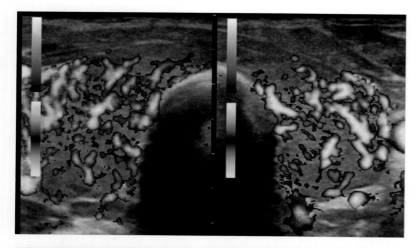

◀图 3-11　Graves 病
毒性弥漫性甲状腺肿，即 Graves 病，被称为"甲状腺火海征"，具有典型的丰富血流

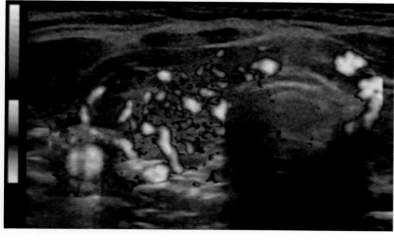

◀图 3-12　产后甲状腺炎
甲状腺炎可以有任意程度的血流，从完全没有到极丰富血流，如图上所示为产后甲状腺炎（恢复早期）内的丰富血流

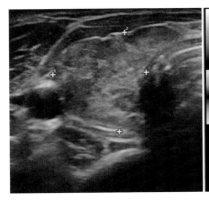
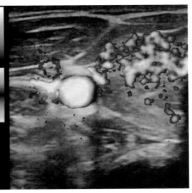

◀ 图 3-13 桥本甲亢

桥本甲状腺炎也可以有不同程度的血流。如图所示，患者处于炎症早期甲状腺功能亢进阶段（桥本甲亢），具有丰富血流，极易与 Graves 病相混淆。注意灰阶超声显示桥本甲状腺炎典型的低回声和回声不均匀

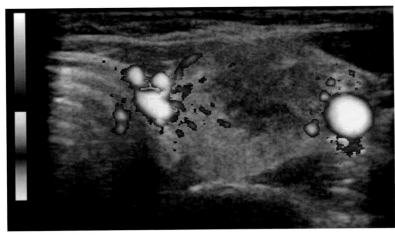

◀ 图 3-14 亚急性甲状腺炎

亚急性甲状腺炎也可以有不同程度的血流。这张图片显示与亚急性甲状腺炎相关的炎性假结节低回声病灶血流稀少

  2011 年，由美国甲状腺协会（ATA）和美国临床内分泌医师协会（AACE）发布的甲状腺功能亢进管理指南推荐超声常规应用于甲状腺毒症患者的评估，并解释说，"超声检查一般不能用于鉴别诊断甲状腺毒症患者的原因。"作者退一步认为，在放射性碘扫描禁忌或无效的情况下（如怀孕、母乳喂养或最近有放射性碘暴露），多普勒血流信号增加可能有助于确诊甲状腺功能亢进[34]。在这些指南的评论中，Kahaly、Bartelena 和 Hegedus 则认为，"甲状腺超声是一种高度敏感、便捷、廉价和非侵入性检查方法，用以辅助诊断各种甲状腺毒症的病理基础"，他们进一步指出，"彩色多普勒血流成像通过量化甲状腺血流状态提升了诊断的准确性，这种方法能准确区分 Graves 病和其他组织破坏为病理基础的甲状腺炎"[35]。2016 年 ATA 发布的甲状腺功能亢进指南指出，"通过专家的协助，彩色多普勒血流成像可以区分甲状腺功能亢进（血流量增加）和组织破坏性甲状腺炎"[36]。

  然而，彩色多普勒图像特征在 Graves 病和破坏性甲状腺炎之间存在明显的重叠，在许多情况下，如少量至中等血流信号出现时，两种疾病的区别并不明显。一些学者尝试应用多普勒血流定量技术来区分这种情况，如 Kurita 等通过测量甲状腺多普勒血流信号面积百分比计算出"甲状腺血流面积"（TBFA）。虽然 22 名未经治疗的 Graves 病患者和 10 名破坏性甲状腺炎患者在统计上有显著性差异，但仍有相当大的重叠。TBFA 使用 8 作为界值，14% 的 Graves 病患者因显示低血流面积而可能被误诊，10% 的破坏性甲状腺炎患者有更高血流面积，错误地被归为 Graves 病[37]。

  Uchida 尝试通过对甲状腺上动脉的平均收缩期峰值流速进行频谱分析来区分 Graves 病和破坏性甲状腺炎。该研究在 44 名未治疗的 Graves 病患者和 13 例破坏性甲状腺炎中发现统计学差异，但两者再

次出现明显重叠，超过 15% 的 Graves 病患者收缩速度峰值低到足以被误诊为破坏性甲状腺炎 [38]。Hari Kumar 等也使用彩色血流多普勒成像和甲状腺下动脉收缩期峰值（PSV）区分 Graves 病和破坏性甲状腺炎，他们报道两组之间存在小的重叠 [39]。最近，Gaberscek 报道用收缩峰值流速鉴别诊断产后甲状腺功能亢进和 Graves 病的灵敏度为 94.7%，特异度为 96.8%。由于这些值的重叠，单一地使用 PSV 会使 5%～6% 的患者被误诊 [40]。Ota[41] 使用一种新技术和专用软件比较 56 名 Graves 病患者与 58 名破坏性甲状腺炎患者的 TBFA，以 4%TBFA 为临界值，两者间没有重叠。

因此，大多数多普勒技术，无论是定性的还是定量的，在鉴别诊断 Graves 病和破坏性甲状腺炎中具有统计学意义，但受到数据重叠的限制，因为 Graves 病通常具有丰富的血流，在甲状腺毒症中乏血流则强烈提示甲状腺炎，而"甲状腺火海征"高度提示 Graves 病，但是血流信号正常或轻微增加也可能是 Graves 病或破坏性甲状腺炎的多普勒表现，即便在使用定量技术的报道中，也存在明显的重叠，所以单一应用彩色或能量多普勒进行诊断需非常谨慎。灰阶超声和多普勒超声都是高度依赖操作员的技术。正如 Fausto 在针对 Ota 的研究发表的评论中说："甲状腺 RAIU 在区分甲状腺功能亢进、甲状腺毒症和甲状腺功能正常患者方面仍然十分有用，彩色多普勒可以被认为是一种补充技术，只有在技术进一步的改进和标准化的情况下才能超越放射性碘摄入试验"[42]。当评估甲状腺毒性患者时，临床医师应综合考虑病史、体格检查和实验室检查。超声和多普勒分析应为医师提供影像学证据以支持临床印象。如果仍有疑问，RAIU 可提供其他诊断信息。

六、多普勒成像的其他应用

多普勒成像有助于清晰地识别图像。如等回声结节的边缘可能不易识别，但多普勒成像可以显示病灶周围血管，帮助确定结节的边界。图 3-15A 显示一个边缘不规则和不清晰（箭所示）的结节，但从多普勒显像（图 3-15B）可以看出不规则边缘是由于外周血管造成结节边缘呈锯齿状。

多普勒成像有助于确定极低回声结节是一个单纯囊肿还是实性病灶。图 3-16A 示一个低回声结节，后方回声明显增强，而图 3-16B 显示该结节内血流信号为 3 级，证实该结节为实性结节而非囊肿。

多普勒显像在超声引导甲状腺穿刺活检中具有一定价值，不仅可以帮助避开穿刺路径上的表浅血管，还能避免穿刺撕裂大的滋养血管（图 3-17）。

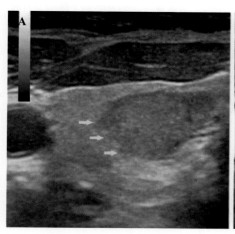
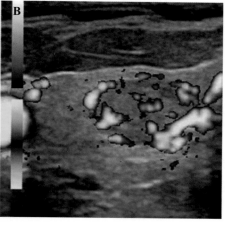

◀ 图 3-15 多普勒成像显示病灶周围血管，帮助确定结节的边界

图 A 显示结节边缘不规则和不清晰（箭），但从图 B 多普勒显像上，可以清楚显示结节边缘不规则，是由于外周血管造成结节边缘呈锯齿状

多普勒成像有助于区分淋巴结的良恶性。如第8章所述，正常淋巴结，血流经由淋巴结门进入并沿长轴向内延伸。恶性淋巴结中，异常血管穿越包膜进入淋巴结，在外周和中央均可以看到血流信号增多且紊乱。图3-18和图3-19显示良性和恶性淋巴结的血流类型。多普勒血流图像可以显示恶性淋巴结压迫颈内静脉，如图3-20所示。

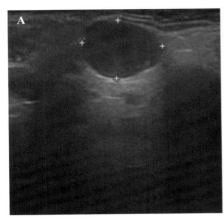
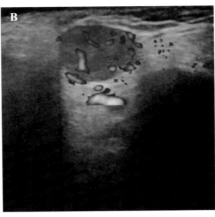

◀ 图 3-16　多普勒成像有助于确定极低回声结节是单纯囊肿还是实性病灶

A. 显示一个低回声结节，后方回声明显增强；B. 显示该结节内血流信号为 3 级，证实该结节为实性结节而非囊肿

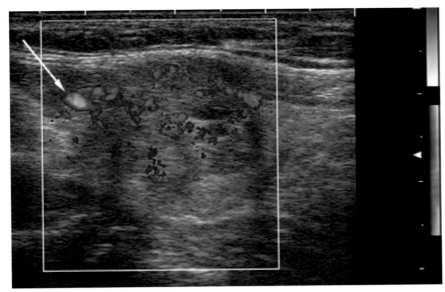

◀ 图 3-17　多普勒显像在超声引导甲状腺活检中具有一定价值，不仅可以帮助避开穿刺路径上的表浅血管，还能避免穿刺撕裂大的滋养血管

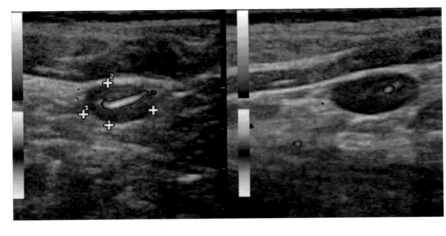

◀ 图 3-18　正常淋巴结

在正常淋巴结中，血管从淋巴门进入，并沿着淋巴结长轴向内延伸

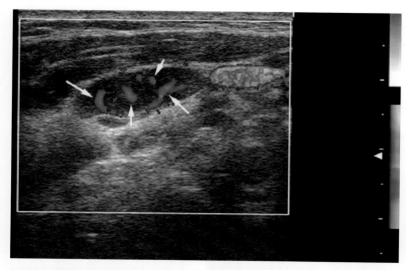

◀ 图 3-19　甲状腺乳头状癌转移淋巴结

与前者相比，恶性淋巴结血流杂乱

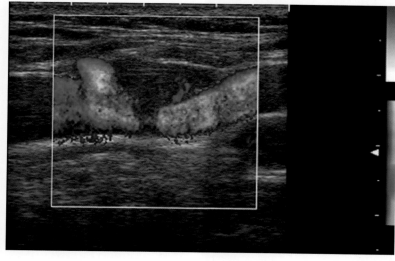

◀ 图 3-20　乳头状癌患者的恶性淋巴结

多普勒成像上显示其压迫颈内静脉。良性淋巴结可以引起大血管移位，但一般不会压迫血管或造成血流的异常

当检查疑似转移淋巴结时，检查者需要调节超声波仪器以便能够检测到淋巴门和皮质内的微量血流，可以通过调节多普勒脉冲重复频率（PRF）低于 800 / s、壁滤波至最低水平来获取显示血流信号的最大敏感度，而甲状腺多普勒显像的设置是 PRF 1000 / s、中等壁滤波，便于显示实质和结节血流信号。

如第 9 章所述，甲状旁腺腺瘤常见极性搏动的动脉血流，多普勒成像有助于鉴别位于甲状腺后方的是甲状旁腺而不是中央区淋巴结（图 3-21）。

七、结论

综上所述，多普勒超声在甲状腺显像中发挥着重要作用。虽然对于多数甲状腺结节，能量多普勒成像不能作为预测恶性风险独立相关的因素，但在病检提示含滤泡细胞成分的这一类结节中仍可以预测其恶性风险。目前，所有指南均继续推荐对有意义的甲状腺结节进行多普勒超声评估其血流状态，但是结节血流特点并不具备足够的预测能力，且无法决定是否需要活检。同时多普勒成像在评估甲状腺肿、甲状腺结节、淋巴结和甲状旁腺等疾病中亦发挥着重要作用。

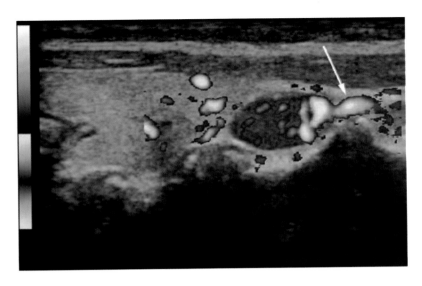

◀ 图 3-21　甲状旁腺腺瘤常见极性搏动的动脉血流
多普勒成像有助于鉴别位于甲状腺后方结节是甲状旁腺而不是中央区淋巴结

参 考 文 献

[1] Cerbone G, Spiezia S, Colao A, Sarno D, et al. Power Doppler improves the diagnostic accuracy of color Doppler ultrasonography in cold thyroid nodules: follow-up results. Horm Res. 1999;52(1):19-24.

[2] Papini E, Guglielmi R, Bianchini A, Crescenzi A, et al. Risk of malignancy in nonpalpable thyroid nodules: predictive value of ultrasound and color Doppler features. J Clin Endocrinol Metab. 2002;87(5):1941-6.

[3] Berni A, Tromba L, Falvo L, Marchesi M, et al. Malignant thyroid nodules: comparison between color Doppler diagnosis and histological examination of surgical samples. Chir Ital. 2002;54(5):643-7.

[4] Frates MC, Benson CB, Doubilet PM, Cibs ES, Marqusee E. Can color Doppler sonography aid in the prediction of malignancy of thyroid nodules? J Ultrasound Med. 2003; 22:127-31.

[5] Appetecchia M, Solivetti FM. The association of colour flow Doppler sonography and conventional ultrasonography improves the diagnosis of thyroid carcinoma. Horm Res. 2006;66(5):249-56.

[6] Moon HJ, Kwak JY, Kim MJ, et al. Can vascularity at power Doppler US help predict thyroid malignancy? Radiology. 2010;255(1):260-9.

[7] Chammas MC, Gerhard R, de Oliveira IR, et al. Thyroid nodules: evaluation with power Doppler and duplex Doppler ultrasound. Otolaryngol Head Neck Surg. 2005; 132(6):874-82.

[8] Chammas MC. Why do we have so many controversies in thyroid nodule Doppler US? Radiology. 2011;259(1):304.

[9] Rosario P, Silva A, Borges M, Calsolari MI. Doppler ultrasound of additional value to gray-scale ultrasound in differentiating malignant and benign thyroid nodules?

Arch Endocrinol Metab. 2015;59(1):79-83.

[10] Bakhshaee M, Davoudi Y, Mehrabi M, et al. Vascular pattern and spectral parameters of power Doppler ultrasound as predictors of malignancy risk in thyroid nodules. Laryngoscope. 2008;118(12):2182-6.

[11] Algin O, Algin E, Gokalp G, et al. Role of duplex power Doppler ultrasound in differentiation between malignant and benign thyroid nodules. Korean J Radiol. 2010;11(6):594-602.

[12] Ma JJ, Ding H, BH X, Xu C, Song LJ, Huang BJ, Wang WP. Diagnostic performances of various gray-scale, color Doppler, and contrast-enhanced ultrasonography findings in predicting malignant thyroid nodules. Thyroid. 2014;24(2):355-63.

[13] Zhang B, Jiang Y, Liu J, et al. Utility of contrast-enhanced ultrasound for evaluation of thyroid nodules. Thyroid. 2010;20(1):51-7.

[14] Cooper DS, Doherty GM, Haugen BR, et al. The American Thyroid Association Guidelines Task Force. Revised management guidelines for patients with thyroid nodules and differentiated thyroid cancer. Thyroid. 2009;19:1167-214.

[15] Gharib H, Papini E, Paschke R, Duick DS, et al. American Association of Clinical Endocrinologists, Associazione Medici Endocrinologi, and European Thyroid Association medical guidelines for clinical practice for the diagnosis and management of thyroid nodules. Endocr Pract. 2010;16(Suppl 1):1-43.

[16] Shin JH, Baek JH, Chung J, Ha EJ, et al. Ultrasonography diagnosis and imaging-based management of thyroid nodules: revised Korean Society of Thyroid Radiology consensus statement and recommendations. Korean J

Radiol. 2016;17(3):370-95.

[17] Haugen BR, Alexander EK, Bible KC, Doherty GM, et al. 2015 American Thyroid Association Management guidelines for adult patients with thyroid nodules and differentiated thyroid cancer: The American Thyroid Association guidelines task force on thyroid nodules and differentiated thyroid cancer. Thyroid. 2016;26(1):1-133.

[18] Gharib H, Papini E, Garber JR, Duick DS, et al. American Association of Clinical Endocrinologists, American College of Endocrinology, and Associazione Medici Endocrinologi medical guidelines for clinical practice for the diagnosis and management of thyroid nodules-2016 update. Endocr Pract. 2016;22(5):622-39.

[19] Fukunari N, Nagahama M, Sugino K, et al. Clinical evaluation of color Doppler imaging for the differential diagnosis of thyroid follicular lesions. World J Surg. 2004;28(12):1261-5.

[20] De Nicola H, Szejnfeld J, Logullo AF, et al. Flow pattern and vascular resistance index as predictors of malignancy risk in thyroid follicular neoplasms. J Ultrasound Med. 2005;24:897-904.

[21] Levine RA. Value of Doppler ultrasonography in management of patients with follicular thyroid biopsies. Endocr Pract. 2006;12(3):270-4.

[22] Iared W, Shigueoka DC, Cristófoli JC, et al. Use of color Doppler ultrasonography for the prediction of malignancy in follicular thyroid neoplasms: systematic review and meta-analysis. J Ultrasound Med. 2010;29(3):419-25.

[23] Miyakawa M, Onoda N, Etoh M, et al. Diagnosis of thyroid follicular carcinoma by the vascular pattern and velocimetric parameters using high resolution pulsed and power Doppler ultrasonography. Endocr J. 2005;52(2):207-12.

[24] Choi YJ, Yun JS, Kim DH. Clinical and ultrasound features of cytology diagnosed follicular neoplasm. Endocr J. 2009;56(3):383-9.

[25] Trimboli P, Sorrenti S. Low value of color flow-Doppler in predicting malignancy of thyroid follicular neoplasms. Diagn Cytopathol. 2009;37(5):391-2.

[26] Macedo TA, Chammas MC, Jorge PT, et al. Differentiation between the two types of amiodarone-associated thyrotoxicosis using duplex and amplitude Doppler sonography. Acta Radiol. 2007;48(4):412-21.

[27] Bogazzi F, Bartelena L, Brogioni S, et al. Color flow Doppler sonography rapidly differentiates type I and type II amiodarone-induced thyrotoxicosis. Thyroid. 1997;7(4):541-5.

[28] Eaton SE, Euinton HA, Newman CM, et al. Clinical experience of amiodarone-induced thyrotoxicosis over a 3-year period: role of colour-flow Doppler sonography. Clin Endocrinol. 2002;56(1):33-8.

[29] Wong R, Cheung W, Stockigt JR, Topliss DJ. Heterogeneity of amiodarone-induced thyrotoxicosis: evaluation of colour-flow Doppler sonography in predicting therapeutic response. Intern Med J. 2003;33(9-10):420-6.

[30] Loy M, Perra E, Melis A, Cianchetti ME, Piga M, Serra A, Pinna G, Mariotti S. Color-flow Doppler sonography in the differential diagnosis and management of amiodarone-induced thyrotoxicosis. Acta Radiol. 2007;48(6):628-34.

[31] Bogazzi F, Bartelena L, Martino E. Approach to the patient with amiodarone-induced thyrotoxicosis. J Clin Endocrinol Metab. 2010;95(6):2529-35.

[32] Erdogan MF, Güleç S, Tutar E, Başkal N, Erdogan G. A stepwise approach to the treatment of amiodarone-induced thyrotoxicosis. Thyroid. 2003;13(2):205-9.

[33] Ralls PW, Mayekowa DS, Lee KP, et al. Color-flow Doppler sonography in Graves disease: thyroid inferno. Am J Roentgenol. 1988;150:781-4.

[34] Bahn RS, Burch HB, Cooper DS, et al. Hyperthyroidism and other causes of thyrotoxicosis: management guidelines of the American Thyroid Association and American Association of Clinical Endocrinologists. Thyroid. 2011;21(6):593-646.

[35] Kahaly GJ, Bartalena L, Hegedus L. The American Thyroid Association/American Association of Clinical Endocrinologists guidelines for hyperthyroidism and other causes of thyrotoxicosis: a European perspective. Thyroid. 2011;21(6):585-91.

[36] Ross DS, Burch HB, Cooper DS, Greenlee MC, et al. 2016 American Thyroid Association guidelines for diagnosis and management of hyperthyroidism and other causes of thyrotoxicosis. Thyroid. 2016;26(10):1343-421.

[37] Kurita S, Sakurai M, Kita Y, et al. Measurement of thyroid blood flow area is useful for diagnosing the cause of thyrotoxicosis. Thyroid. 2005;15(11):1249-52.

[38] Uchida T, Takeno K, Goto M, Kanno R, et al. Superior thyroid artery mean peak systolic velocity for the diagnosis of thyrotoxicosis in Japanese patients. Endocr J. 2010;57(5):439-43.

[39] Hari Kumar KVS, Pasupuleti V, Jayaraman M, et al. Role of thyroid Doppler in differential diagnosis of thyrotoxicosis. Endocr Pract. 2009;15(1):6-9.

[40] Gaberšček S, Osolnik J, Zaletel K, Pirnat E, Hojker S. An advantageous role of spectral Doppler sonography in the evaluation of thyroid dysfunction during the postpartum period. J Ultrasound Med. 2016;35(7):1429-36.

[41] Ota H, Amino N, Morita S, et al. Quantitative measurement of thyroid blood flow for differentiation of painless thyroiditis from Graves' disease. Clin Endocrinol. 2007;67:41-5.

[42] Bogazzi F, Vitti P. Could improved ultrasound and power Doppler replace thyroidal radioiodine uptake to assess thyroid disease? Nat Clin Pract Endocrinol Metab. 2008;4(2):70-1.

第 4 章　正常颈部解剖及超声检查

Normal Neck Anatomy and Method of Performing Ultrasound Examination

Vijaya Chockalingam，Sarah Smith，Mira Milas　著

一、概述

在甲状腺和甲状旁腺评估中，超声是提供信息最丰富、用途最广泛的影像学手段。同时超声对检查和评估颈部正常解剖结构以及除内分泌腺体以外的颈部异常也很有帮助。现代超声机器提供了前所未有的高分辨率图像以显示颈部解剖结构和疾病特征的细节。多数专业的医师已经具备进行颈部超声和超声引导穿刺活检的专业知识，使患者能够在院外获得超声的诊断和治疗益处。内分泌科医师、外科医师、初级保健专家以及最初的操作人员——放射科医师和超声医师——都参与到了需行颈部超声的患者的治疗中。虽然操作超声的资格和评估可能来自于不同专业组织的不同专家，但对于最佳颈部超声都有几个共同的要求，包括对超声设备的使用和熟悉程度、对正常颈部解剖的知识掌握程度、超声检查熟练程度和（或）超声引导活检的准确性，以及正常图像特征识别和临床诊断评估的能力。颈部超声检查的临床应用总结如下，对颈部超声的关键要求也进行相关的回顾，强调并进一步扩展了颈部超声重要概念的相关文献也在文末的参考资料中列出 [1-10]。

（一）甲状腺及甲状旁腺超声检查的临床应用

1. 确认可触及的或疑似颈部肿块是否来源于甲状腺或甲状旁腺。

2. 描述甲状腺结节病和弥漫性甲状腺疾病的特征。

3. 甲状旁腺异常的描述（大小、定位）。

4. 甲状腺疾病的诊断：①通过超声图像特征进行识别；②超声引导下细针穿刺活检。

5. 提供目标组织活检的精确指导。

6. 评估甲状腺癌是否出现淋巴结转移。

7. 颈部其他病变的检测（包括非内分泌腺，如涎腺、球体瘤和淋巴瘤）。

8. 疾病监测（如良性甲状腺结节）。

9. 疗效评估（如甲状腺癌的治疗）。

10. 遗传性甲状腺恶性肿瘤高危患者的筛查。

11. 与内分泌疾病的其他放射学检测方法检查出的异常相关联（放射性碘和 Sestamibi 扫描、CT、MRI、PET）。

12. 体格检查的延伸。

二、超声设备

基本的超声系统由处理器或控制台、换能器和监视器组成。早期的超声设备都是由笨重的大框架组成，而现在设备则小巧便携，甚至小到可以像听诊器一样放在医师的外套里。同时现在超声诊断仪型号多样且厂家优质，使潜在的用户有了更多的选择，因此，使用者应熟悉机器的性能以满足他们的临床需要（图 4-1）。超声软件可以强化超声图像，清晰显示目标组织，可以使用超声软件，在活检过程中可加强针尖显示并可预测进针路径。超声软件还可以随时存储和调阅之前检查的甲状腺结节图像，以便随时进行横向比较，甚至可以以文档形式生成详细的超声报告。

超声波处理器或控制台本质上是一个复杂的电脑和键盘，融合了复杂的操作。然而，超声医师通常仅仅只使用一些基本功能：输入患者信息、一些控制旋钮（增益调节、视角深度、焦点的位置及数目、频率选择、局部放大、冻结、多普勒成像、测量、图标和文本标记）以及存储静态图像或动态图像剪辑片段。标准换能器是一个变频线阵探头，频率范围在 8 ～ 15MHz，该频率的探头有助于浅表结构的显像，同时能够很好显示其内部细节结构。这种频率的探头型号也不一样，长度（2cm 或 4cm，图 4-2）和宽度也有所差别（图 4-2B、D）。一些制造商还生产了小型的线性或凸阵探头，以方便某些特殊部位的检查与活检，比如胸骨切迹处因锁骨头阻碍了较宽探头的扫查（图 4-3）。显示器的设计也在不断改进，目前支持触摸屏功能，并进行多角度旋转方便观看。超声诊断仪上也可连接附加的显示器，并可实时显像，方便患者观察整个检查。

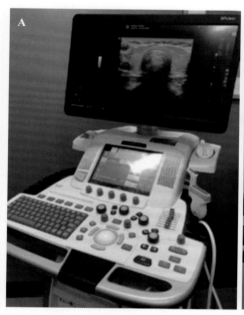 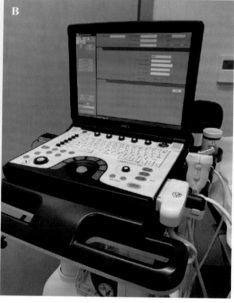

◀ 图 4-1 多种类型超声控制台

这里展示的是基于临床或放射学的平台（A），以及笔记本电脑大小便携式，可安装在支架上使用（B），也可放在手提箱里，便于通过各种途径携带到需要检查地方

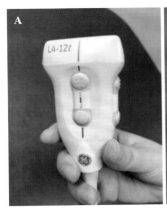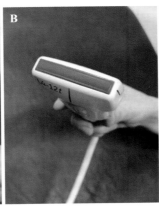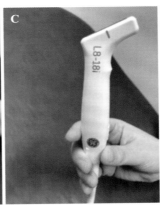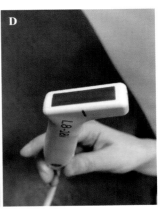

▲ 图 4-2　超声换能器探头

超声换能器探头（A、C）及其线性"覆盖面积"（B、D）。整个覆盖面积表面应与患者皮肤接触，以便获得最佳的图像

任何超声实际应用需要是建立一种可靠的方法来存储、备份和传输图像到电子健康记录，或放射学图像存档和通信系统（PACS）（如果可应用的话）。无论用户的偏好、医院或诊所的监管要求以及获取存档材料的需要，这些功能都是超声系统必须具备的。超声仪器的附加设备包括打印机、超声波凝胶加热器、控制台和换能器探头的存储盒。

三、扫查技术

（一）患者体位

对于惯用手是右手的超声检查者来说，一般是将超声仪器放在检查台的左侧（图 4-4），而患者平躺在检查台上。这使得超声医师（此术语适用于任何进行超声检查的医师或放射技师）可以同时面对患者和显示器。颈部位置摆放的目的是确保患者在舒适的前提下充分暴露颈部，使超声探头能够自如在其相关部位进行扫查，同时保护那些可能有脊柱疾病或关节炎的患者（图 4-5A 和 B）。通常，这种姿势需要患者颈部轻度伸展，可在肩下垫一个柔软的枕头来支撑。为了患者检查舒适和保护下背部，超声医师可嘱咐患者屈膝，同时超声医师应定时询问患者是否舒适，以及提醒患者如有不适要及时告知。

对于已经确诊或者怀疑甲状腺癌患者需要对淋巴结进行评估和定位，检查时应充分暴露颈部发际线、下颌角到锁骨这一区域，同时头偏向对侧（图 4-5C）。

即使体位受限，部分患者也可以很好地完成超声检查，认识到这一点很重要，如坐在轮椅上的患者无须移动，只需使其颈部轻度后仰即可。而有的患者在坐位或站立位时都可以充分暴露颈部，特别是在他们的脖子又细又长的情况下（图 4-5D）。

（二）基本方向

自从作者 1994 年第一次接收到这种教导以来，"PPP"这个简单的首字母缩写就一直作为其指引线索：患者、探头和预设。这三个主题依次代表了开展超声检查最安全的方法：首先，应准确地录入患者信息，方便后面图像与之关联并形成文件来存储；其次，根据成像需要选择不同探头，尤其是当超

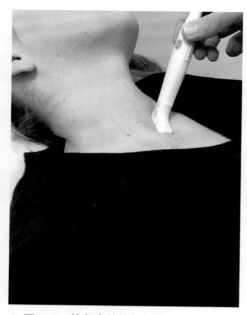

▲ 图 4-3　体积小的线性探头
适用于某些特殊解剖结构，如一些被骨头（如图中模特展示的胸锁关节处）或其他解剖结构遮挡不能用常规较大的探头扫查到的地方

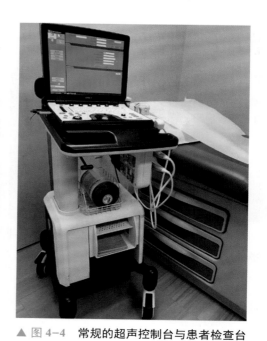

▲ 图 4-4　常规的超声控制台与患者检查台的位置摆放
超声医师面对超声仪器站着，用右手持超声探头扫查患者颈部。同时面向超声显示器（左侧）及患者的面部（右侧）

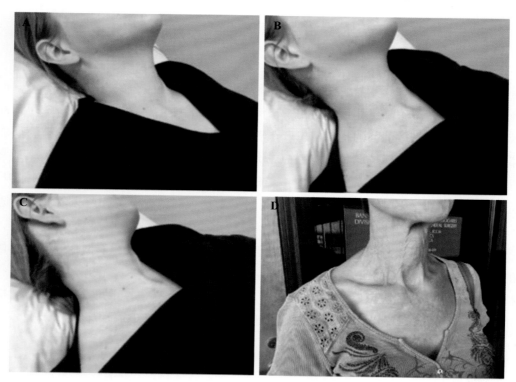

▲ 图 4-5　超声检查体位
甲状腺和甲状旁腺超声（A、B）及侧颈区淋巴结检查和定位（C）的最佳体位和颈部显露。虽然绝大多数患者平躺在检查台上，为了颈部轻度后仰，需在肩下垫一个枕垫，但是有些患者解剖结构完美（D），即使坐着也可以完成检查。其他一些被医疗限制的患者（如坐在轮椅上），不必躺在检查台上也可进行有效的超声检查

声仪器配有多种不同类型探头时。为了检测是否选择了合适探头和确保正确的图像在显示器上显示，超声医师可以快速地查看显示器上图像形状（线性还是凸阵），并且快速触摸探头的一侧，查看显示器上是否有移动；最后，预设是图像优化处理的一些特定设置，突出细节或者血流特征，甚至是特定深度的甲状腺的聚焦。预设可能在不同的检查和不同操作者之间有所不同，但对每一个新患者检查选择合适的预设还是很有意义的。

超声探头正确方向显示是当探头横向放在患者颈部前方，触摸探头左侧，图像也显示在显示器左侧，同理，探头顺时针旋转90°，相当于探头纵向（矢状面）放置，探头左侧显示的是头侧的结构，并且显示在显示器的左侧（头在左侧，脚在右侧）。探头表面很容易看到一些凹槽、点或是其他标记，很多人通过这些来判断探头方向，应该避免这种方法，不同厂商制作那些不同的标记与探头方向并没有一致性。此外，超声操作台也含有键盘功能，允许显示器图像翻转。最简单、最可靠的判断超声探头方向方法是把超声凝胶铺满探头表面，触摸探头的一侧观察显示器图像的移动，同样的，用手转动探头来改变方向也是最简单的一种方法。

（三）检查顺序

超声检查最好每时每刻按照统一标准，临床医师和超声医师的检查可能有很多差异，最好形成统一的检查要求，从而最大化完成整个检查，减小诊断和评估所需信息的遗漏。相关方案可以从专业协会获得，如美国超声医学会（AIUM）[6] 和甲状腺癌护理合作组织（TCCC）[7]。表 4-1 列出了西海岸超声研究所（亚利桑那州凤凰城）在培训期间向超声学生提供的表格式检查规范。

表 4-1　甲状腺和甲状旁腺超声扫查方案（亚利桑那州凤凰城美国西海岸超声研究所）

- 顺序
  - 颈部过度伸展（尽可能保证舒适）
  - 双侧，横切，右侧 / 左侧，彩色多普勒血流评估
  - 峡部，测量，彩色多普勒血流评估
  - 右侧，横切，下极，测量，彩色多普勒血流评估
  - 右侧，横切，上极
    动态扫描 右侧，横切，从下极到上极
  - 右侧，纵切，侧面
  - 右侧，纵切，中部，测量，彩色多普勒血流评估
  - 右侧，纵切，颈部中央
    动态扫描 右侧，纵切面，从右到中央
  - 左侧，横切，下极
  - 左侧，横切，中部，测量，彩色多普勒血流评估
  - 左侧，横切，上极
    动态扫描 左侧，横切，从下极到上极
  - 左侧，纵切，侧面
  - 左侧，纵切，中部，测量，彩色多普勒血流评估
  - 左侧，纵切，颈部中央
    动态扫描 左侧，纵切，从左到中央
  - 右侧，横切，淋巴链 扫描从下而上
  - 左侧，横切，淋巴链 扫描从下而上
- 设备选择
  - 线性探头
  - 10 ～ 14MHz 或更大的范围可以使用较低频率的探头进行深度穿透（曲线）
  - 虚拟凸阵下全景扫描视图
  - 全部血管的能量多普勒

- 甲状腺的记录标准
  - 甲状腺超声回声（总体）
    正常：均匀中高回声
  - 大小（正常成年人范围）
    峡部：＜ 0.4cm
    长度：40 ～ 60mm
    前后径：20 ～ 30mm
    宽度：15 ～ 20mm
  - 大小（正常儿童范围）
    长度：20 ～ 30mm
    前后径：12 ～ 15mm
    宽度：10 ～ 15mm
  - 任何结节的记录
    大小（三维）
    结构
    位置
    血供
  - 总体血供
  - 甲状腺边缘轮廓
  - 甲状旁腺区域
- 淋巴结链的记录标准
  - 大小
  - 结构
  - 位置
  - 可疑的征象，如钙化、囊性区域、无中央淋巴门、圆形和异常血流
  - 通过多普勒检测血流特点

值得强调的是，一个全面内分泌颈部超声检查应该按照一定顺序扫查，将探头横放于颈前部甲状腺峡部水平处，向上扫描至舌骨（以检测罕见的甲状舌管囊肿），向下扫描至上纵隔（图 4-6），注意甲状腺叶、喉/声带、颈部中央区淋巴结及上纵隔淋巴结的可见部分（Ⅵ区或Ⅶ区，图 4-7）。将探头移至甲状腺右叶的中心，横切面扫描整个右叶，从上极到下极，注意是否有异常。顺时针旋转探头 90°，获取从气管内侧到颈动脉外侧边缘的纵切面图像（图 4-8）。重复同样的步骤扫描甲状腺左叶。返回测量甲状腺峡部的厚度以及左右叶的三维大小（前后径 D× 横径 W× 长径 L），如有需要可按照公式 D×W×L×（π/6）计算各侧叶的体积，公式可简化为 D×W×L×1/2。标注并描述甲状腺异常发现，并按照上述相同的三维测量方法对甲状腺占位结节进行测量。并根据美国甲状腺协会（ATA）的恶性肿瘤风险特征对甲状腺结节进行分类[2]。开始形成基于 ATA 模式识别策略的诊断印象（甲状腺炎、结节性甲状腺肿、弥漫性甲状腺肿、单发结节、甲状腺癌）。注意任何异常甲状旁腺的位置，并测量其大小（正常甲状旁腺超声检查不易显示，但可预测其分布位置，如图 4-9 所示）。也要关注有无颈部中央区异常淋巴结存在（包括炎性反应及恶性转移性）及其大小。应用彩色多普勒能够评估甲状腺整体的血供情况及所有孤立结节的血流特点。若扫查侧颈部Ⅱ区 – Ⅴ区，发现明显的异常淋巴结，此时应仔细检查甲状腺组织和更加细致评估中央区及侧颈区有无问题。

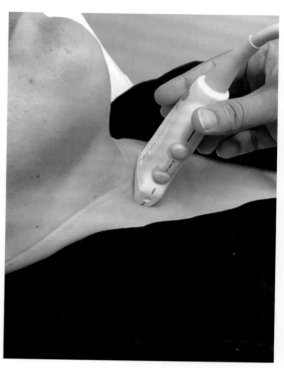

▲ 图 4-6　横切扫查甲状腺，探头位于峡部并从峡部开始

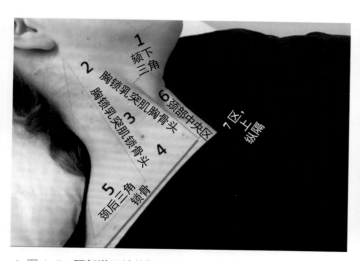

▲ 图 4-7　颈部淋巴结的解剖结构分区

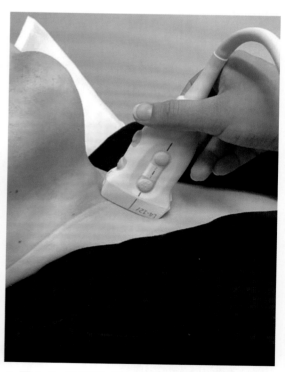

▲ 图 4-8　纵切面（矢状位）位置，通过横切面顺时针旋转 90° 获得

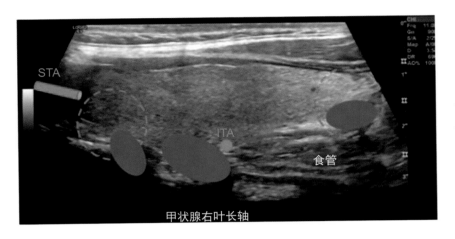

◀ 图 4-9　甲状腺右叶长轴切面

显示了正常上、下甲状旁腺常见解剖位置（虚线圈内），以及增大甲状旁腺的位置（蓝色椭圆形）。甲状腺上动脉（STA）位于图像左侧，而甲状腺下动脉（ITA）位于甲状腺的中后段（©Mira Milas，MD 2017，版权所有）

四、正常颈部超声解剖

（一）甲状腺和甲状旁腺

甲状腺是一个对称的蝴蝶状的腺体，覆盖在气管表面，峡部位于 1-3 气管软骨环上（图 4-10）。一般甲状旁腺叶的大小深为 1 ～ 2cm、宽为 1 ～ 2cm、长为 4 ～ 6cm（图 4-11A、B）。峡

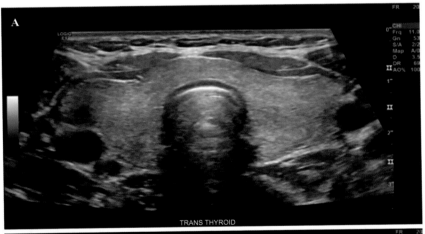

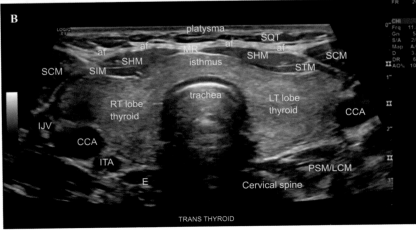

◀ 图 4-10　甲状腺及其周围结构

A. 横断面显示甲状腺及其周围结构，并可通过图 B 来检验你所掌握的知识。B. 显示甲状腺超声横切面下的正常解剖结构并已被标记：颈阔肌（platysma），SQT（皮下组织），af（颈深筋膜浅层），甲状腺峡部，RT（右）：甲状腺右叶，LT（左）：甲状腺左叶，气管（trachea），MR（中线，位于带状肌：SHM，胸骨舌骨肌；STM，胸骨甲状肌），SCM（胸锁乳突肌），CCA（颈总动脉），ITA（甲状腺下动脉），IJV（颈内静脉），E（食管），PSM/LCM（棘旁肌／颈长肌），Cervical spine（颈椎）（©Mira Milas，MD 2017，版权所有）

部的厚度通常小于 0.5cm（图 4-11C）。正常甲状腺的回声与下颌腺相似，呈等回声，高于周围带状肌。锥状叶是由盲孔发育而来的胚胎残体，通常可见于甲状软骨的左侧（图 4-12A、B），而 Zuckerkandl 结节是甲状腺胚胎组织向甲状腺中后部突出形成（图 4-13）。该结节有许多不同的形状和大小，有些似乎有一个"裂隙状分隔"，容易造成误解，甚至被当作结节测量（图 4-13A、B）。正常的甲状旁腺太小，其组织成分与周围结构过于相似，超声不易鉴别。作为单独的个体它们是不容易显示的。

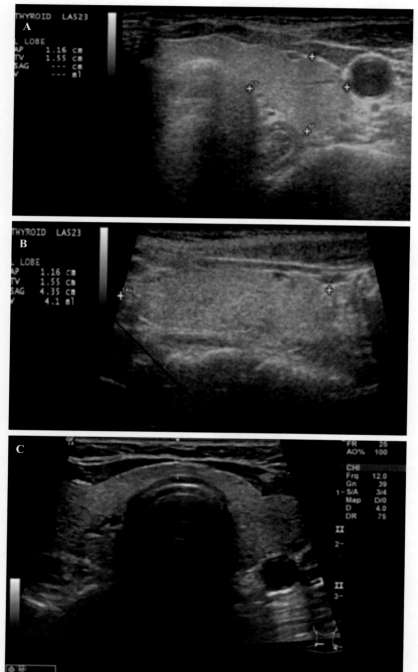

◀ 图 4-11　甲状腺的测量
甲状腺左叶横切面和纵切面的大小测量，并且可以通过虚拟凸阵成像测量整个甲状腺叶的长度，此外机器可根据测出的三维数据自动计算其体积。甲状腺腺叶前后径的大小均可从横切面或纵切面测得。A. 甲状腺左叶横切面，测量左叶前后径及宽径；B. 甲状腺左叶纵切面（矢状），测量左叶长度；C. 甲状腺峡部厚度的测量

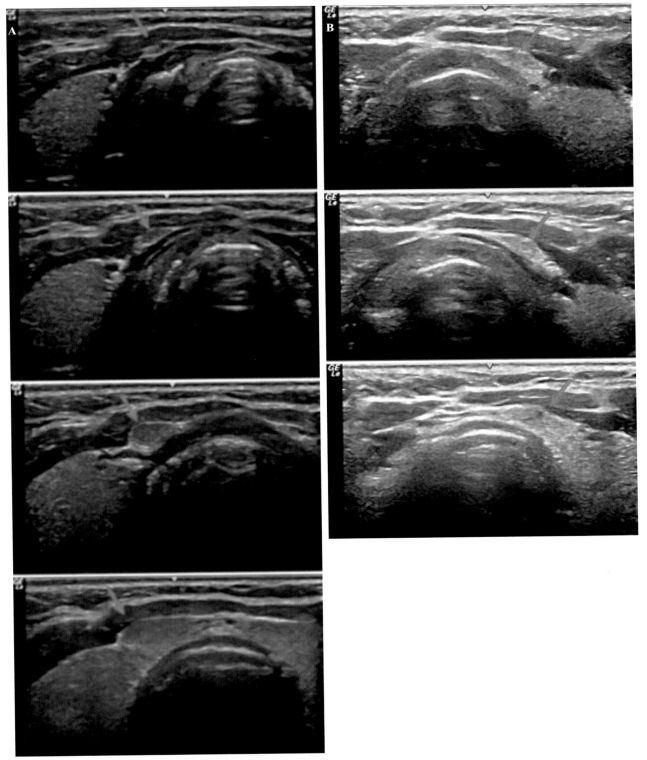

▲ 图 4-12　锥状叶从峡部向上沿环状软骨和甲状软骨边缘生长

A. 锥状叶右侧；B. 锥状叶左侧

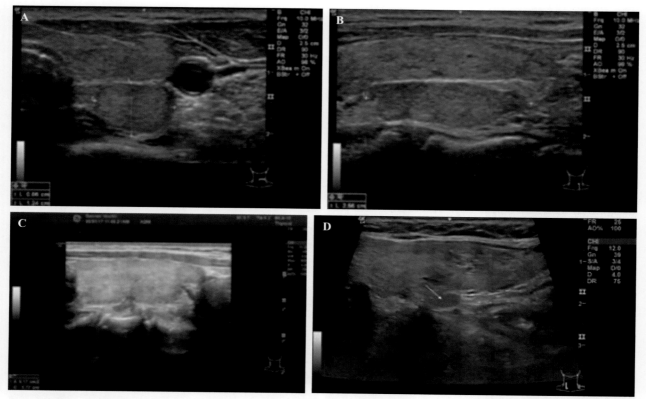

▲ 图 4-13　图像显示 Zuckerkandl 结节，其形状多变，通常位于甲状腺叶的后方，向外突出，是甲状腺胚胎组织的残余，常常被误认为甲状腺结节

（二）颈部淋巴结

颈部有数百个正常淋巴结，但在超声检查中，在侧颈部仅能发现小部分（最多 10～20 个）。中央颈部淋巴结更少见，除了甲状腺炎患者外。正常淋巴结表现为低回声椭圆形结构，中央线状高回声为淋巴门，彩色多普勒可见血流信号（图 4-14A）。正常淋巴结的超声表现多样，包括淋巴结大小、位置、淋巴门有无及其形状。淋巴门消失并不能表示就是淋巴结异常。双侧下颌腺周围的淋巴结常常增大（大小甚至可达 2～3cm），但是结构却是正常，因此，当颌下腺周围发现增大的对称性淋巴结，可认为其为良性的（图 4-14B、C）。

（三）颈部结构：血管、神经、肌肉骨骼和软组织

当判断甲状腺有无病理异常时，识别甲状腺周围结构是非常重要的。动静脉在横切和纵切面非常容易识别。一般情况下，颈总动脉在横切面上紧贴甲状腺边缘，构成颈部中央区（Ⅵ区）的外侧界（图 4-15A）。多普勒血流成像中红色表示血流朝向探头，蓝色表示血流远离探头，因此，图 4-15A 中颈内静脉呈红色。甲状腺下动脉走行于颈动脉深处（后方），超声横切面显示为圆形无回声，靠近食管，并沿气管食管沟进入甲状腺侧叶中后部（图 4-15B、C），该动脉可从锁骨下动脉向上延续追踪。甲状腺上动脉走行与其相反，顾名思义，它直接进入甲状腺侧叶上极，然后发出前后分支。部分患者可见甲状腺中静脉，在颈总动脉上方（前方）走行然后汇入颈内静脉。其他位于中央区的一些甲状腺下极周围血管，未进行命名。扫查上纵隔显示颈总动脉和锁骨下动脉的连接处时，在一些患者中可以

看到部分无名动脉（图 4-15D、E）。在颈静脉系统中，颈静脉的主要分支——颈内静脉、颈外静脉和颈前静脉——均可经超声显示。通常颈内静脉内可见活动的大静脉瓣（细线状高回声），Valsalva 动作后可使颈内静脉增宽，在菲薄静脉壁与静脉瓣之间形成湍流（高回声旋涡）（图 4-15F 至 H）。

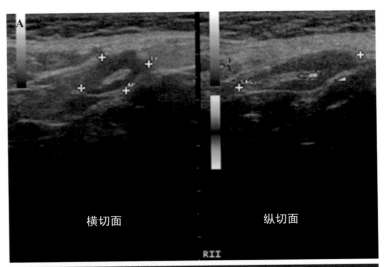

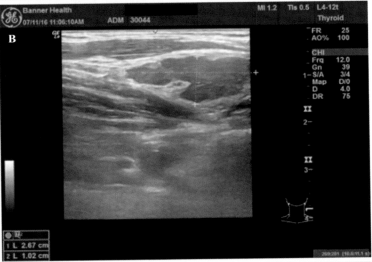

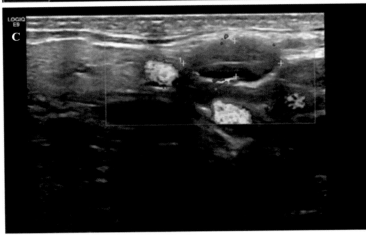

◀ 图 4-14　颌下腺周围淋巴结

A. 右侧颌下腺外侧缘旁的正常淋巴结，呈扁平状，可见淋巴门，门内可探及多普勒血流。B. 良性的反应性淋巴结横切面。在颌下腺周围经常可见增大的良性淋巴结。典型征象是椭圆形和可见高回声的淋巴门（在本例中，淋巴门稍偏心）。C. 颌下腺外侧缘正常淋巴结横切面，位于颈总动脉分叉上方，其内可见高回声的淋巴门，周围及其内均未见多普勒信号

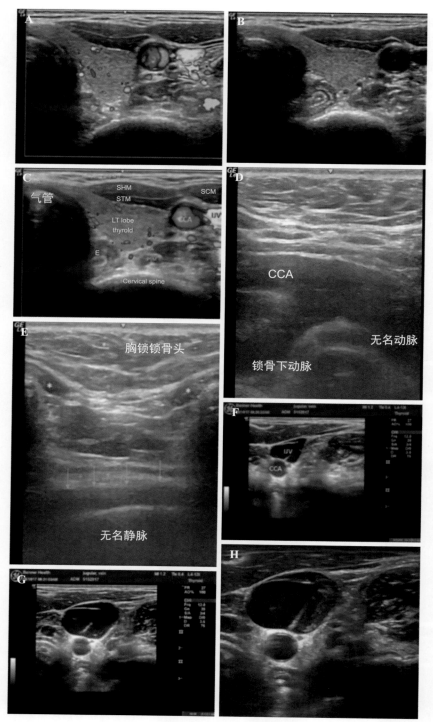

▲ 图 4-15 颈部血管、神经、肌肉骨骼和软组织

A、B. 甲状腺左叶横切面，多普勒显像（A）和灰阶显像（B）。尝试着辨认相应的解剖结构和血管然后通过（C）来验证。C. 甲状腺超声横切面上可显示正常血管结构，标记的解剖结构如下：颈阔肌，SQT（皮下组织），af（颈深筋膜前层），峡部，RT（右）甲状腺右叶、LT（左）甲状腺左叶，气管，MR（颈中部带状肌—SHM，胸骨舌骨肌；STM，胸骨甲状肌），SCM（胸锁乳突肌），CCA（颈总动脉），ITA（甲状腺下动脉），IJV（颈内静脉），E（食管），PSM/LCM（椎旁肌 / 颈长肌），颈椎。超声甚至可以检测到上纵隔的大血管如无名动脉（D）及无名静脉 [（E）蓝色箭所示]。F～H. 横切面上的颈内静脉（IJV）和颈总动脉（CCA）。G. 当患者进行 Valsalva 动作时，IJV 管腔扩张。H. IJV 图像放大，线状回声表示颈内静脉瓣（©Mira Milas，MD 2017，版权所有）

位于喉部周围的大肌群和细小肌群在图 4-10B、图 4-15C 和图 4-16 中已经标出。薄而平的颈阔肌覆盖颈前区大部分，大部分人的颈阔肌较为菲薄，在肌肉层较厚男性中更容易显示。"带状肌"特指位于中央的胸骨舌骨肌和胸骨甲状肌。胸骨舌骨肌在横切面上位置更靠前方和上方，它附着于舌骨和胸骨。胸骨甲状肌总是紧贴甲状腺腺体前表面，其附着于甲状软骨和胸骨上。这两个肌肉构成颈部中央区的"顶"（图 4-16B）。胸锁乳突肌是颈部最大的肌肉，在超声下非常容易显示。肩胛舌骨肌附着在舌骨和肩胛骨或韧带上，在侧颈部斜向走行，通常很难在超声上显示，仅在部分解剖标准人群中显示。同样，身体质量指数（BMI）和组织成分也决定斜方肌（图 4-16D）和斜角肌（图 4-17）的超声显示率和清晰度。在高 BMI 患者中，周围的纤维组织占据整个侧颈，同时包裹上述肌肉，从而形成均匀一致回声，无法分辨肌肉。相反，靠近脊柱的副脊肌（颈长肌）在颈中部超声横切面上容易显示。

因为气体的声影阻挡了超声波，喉部很多细小肌肉超声很难显示，而气体主要来自气管 – 咽复合体。气管 – 咽复合体中线结构有舌骨（大多数为头侧，第 1 颈椎水平）、甲状软骨、环状软骨。这些均呈厚的低回声结构。部分人群中的甲状软骨因其结构致密，反射超声波至超声探头，使其呈倒 V 型粗的高回声线。正因为有如此多的限制和结构的差异，喉部肌肉成像一直是个挑战。读者可自行查询更多关于喉部及声带超声成像的详细资料 [5, 11]。

迷走神经是一可见的细神经，直径 2 ～ 3mm，低回声，常位于颈动、静脉之间（图 4-15A）。迷走神经向上可追踪到颈动脉分叉处，因周围结构密度的影响，此时迷走神经不易显示。臂丛神经同样可以显示，位于前中斜角肌之间（图 4-17B）。它具有典型的超声表现，呈串珠样圆形结构，初看易当成血管的横断面。可通过彩色多普勒进行鉴别，如彩色多普勒未见血流，可证实其为神经根（图 4-17A

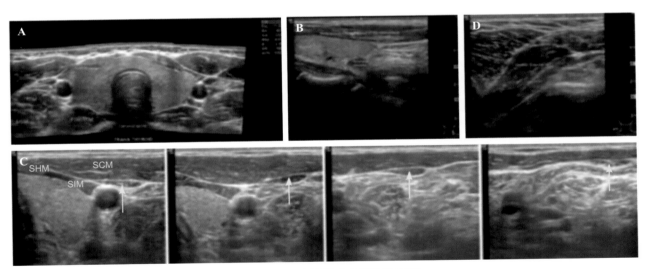

▲ 图 4-16　颈部肌肉骨骼和软组织

A. 甲状腺超声横切面上可显示正常的肌肉解剖结构，标记如下：颈阔肌（黄细箭，全部位于颈前区），SQT（皮下组织），af（颈深筋膜前层），MR（颈中线带状肌—SHM，胸骨舌骨肌；STM，胸骨甲状肌）、SCM（胸锁乳突肌），PSM/LCM（椎旁肌 / 颈长肌），颈椎，ASM（前斜角肌），MSM（中斜角肌）。虽然这些结构均两侧对称存在，但为了清晰仅标记一侧。B. 带状肌的纵切面。甲状腺下极和胸骨切迹之间的区域为颈中部的一部分，其内充满纤维脂肪组织，如图所示。当在这个区域发现甲状腺叶和脊柱的椎体时，多靠近气管的外侧，该区域称颈中部气管旁区。当显示气管时（此图中未显示），气管前的组织称之为颈中部气管旁区。C. 左颈肩胛舌骨肌（黄箭）从内向外走行（从左到右经过多个平面）。SHM. 胸骨舌骨肌；STM. 胸骨甲状肌；SCM. 胸锁乳突肌。D. 斜方肌（黄箭）和邻近的肩胛提肌位于后颈外侧区。SCM. 胸锁乳突肌外缘

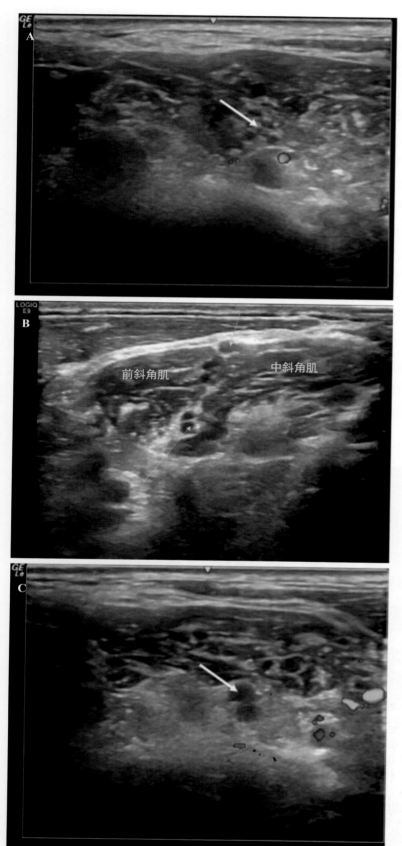

前斜角肌　　　　中斜角肌

◀ 图 4-17　多普勒图像（B）显示臂丛（箭）位于前、中斜角肌之间，为一群圆圈样结构，横切面上类似血管。多普勒图像（A 和 C）能辨别该结构并非血管

至 C）。喉返神经（RLN）正常解剖走行是沿着气管食管沟向上，从后方进入环甲肌，因其和喉上神经一样，内径太细，现代超声无法显示。

　　气管、食管和脊柱位置较近，所以在甲状腺每个切面中都很重要。气管位于甲状腺所有横切面的中央，纵切面上成像也最具特异性和清晰度，可见像斑马条纹的膜部和气管软骨环（图 4-18A，气管位于峡部下方）。在现代超声检查中，可用喉部超声来评估声音，所以更常获得甲状软骨的超声图像，甲状软骨包围着真正的声带（在中心的大部分高回声细亮白线，图 4-18B）和杓状软骨（在此显示为中线闭合的真正声带侧面的高回声圆形回声，图 4-18B、C）。食管有其独特的回声模式"牛眼征"：中央圆形低回声代表充满气体的食管腔，有时也有唾液（斑点状高回声），环状高回声是外周黏膜层，最外侧环状低回声是肌层。食管常位于左侧颈部，气管外侧（图 4-15B）。但在部分患者中，食管本身偏右或因探头压力过大而移向右侧（图 4-19A）。食管层次和回声特点不仅在短轴上有如此特征性表现，在长轴上亦如此（图 4-19B）。颈椎椎体在长轴切面上呈团块状高回声（图 4-20A）。颈椎横突较难显示，虽然其也呈高回声，但外缘仍较模糊。因此，颈椎远端容易被误诊为侧颈部钙化性肿块（图 4-20B，位于图像中央，后伴声影）。

　　几乎所有患者颌下腺均可显示（图 4-14C，在左上角，多普勒信号的外侧），呈等回声，与甲状腺回声相似。胸腺，通常只在青少年和儿童中容易显示，位于较低的颈中部，带状肌的深方（图 4-21 显示胸腺的超声图像，通过应用于儿童的小型曲阵探头在胸骨切迹处获得）。

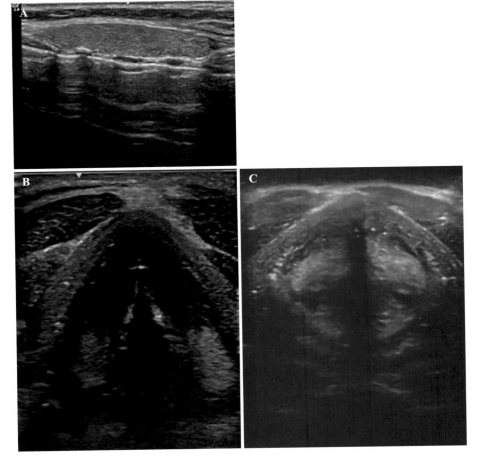

◀ 图 4-18　纵切面成像，气管位于甲状腺所有横切面的中央，最具特异性和清晰度

A. 峡部纵切面，显示了气管（为线状高回声）前方的气管软骨环，为依次排列的椭圆形低回声。由于气体的干扰，超声无法显示气管深方结构。带状肌为沿着图像整个顶部的低回声层，黄色三角形位于其路径的中部。在这个特殊的切面中，峡部占据气管前面大部以至在图像右半部分未见"颈部气管前中央区"。B、C. 显示喉的横切面。真声带（TVC）显示为高回声薄而明亮的白线，中央呈倒 V 形（B），周围为喉软骨和肌肉。C. 在另一个患者中 TVC 未能显示，因甲状软骨和周围解剖结构增厚

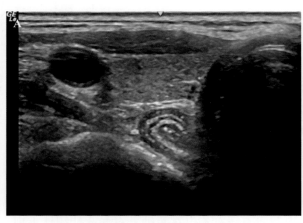
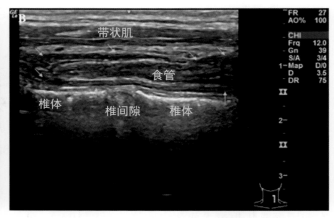

▲ 图 4-19　食管有时可位于右侧颈部如图（A）所示，呈靶环征。纵切面也可见其结构（B），箭显示食管外肌层

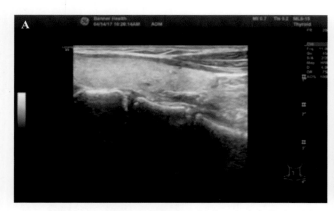
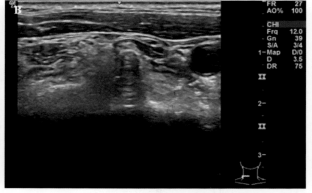

▲ 图 4-20　**A.** 颈椎被椎间盘分割成一个个条状高回声（单个锥体）。椎骨阻碍了声波向深方传播，因此图像的下部分未有声波，呈黑色。**B.** 在侧颈部中颈椎横突消失于图像的中央，周围被软组织包裹，呈高回声，且后伴声影（见一系列细小的白箭），这容易被误诊为侧颈部钙化性肿块

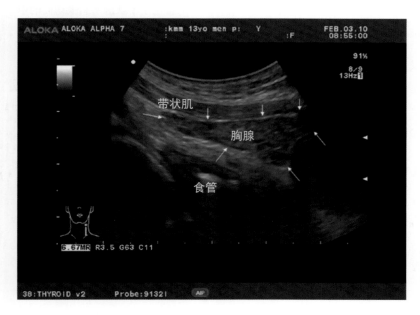

◀ 图 4-21　在青年，特别是儿童中，胸腺呈三角形（白箭），紧贴带状肌深方。这是通过小型曲阵探头获得的左侧胸腺长轴图像，两侧胸腺通常对称存在（©Mira Milas，MD 2017，版权所有）

五、实际应用的技巧

这里包括了十大运用技巧，来自于作者对甲状腺和甲状旁腺疾病患者的超声检查和治疗经验。

1. 增加探头压力可以提高组织和脏器的清晰度。这种压力的变化有时可以发现颈部较深的病灶（如增大的甲状旁腺腺瘤或者气管食管沟的中央区转移性淋巴结）。超声初学者在探头使用上往往过于轻柔，有时仅在超声凝胶上滑动，刚刚接触到皮肤。没有合适的探头压力，所检查的解剖结构将得不到清楚的显示。当你需要增加压力时，记得提醒患者，并询问患者是否过重，以便及时做出相应的调整。

2. 不同放大倍数和视野调整可以获得更多的解剖细节。缩小放大倍数观察感兴趣区域是非常有效的，这是检查有明显肿大的甲状腺肿的男性患者或者甲状腺靠近锁骨水平及其以下老年患者时的关键。扩大了视野，更容易发现病变。这个操作能观察到一些细微差别 [如气管偏移和（或）甲状腺肿胸骨下延伸] 和一些重要的结构，如增大的甲状旁腺，如果超声焦点设在甲状腺上，增大的甲状旁腺就不太容易检测到，因为甲状旁腺位于甲状腺后方。当有相关需要时，可以提高放大倍数。比如，当我们提高放大倍数时有助于我们鉴别点状强回声是微钙化还是沉积的胶质。而在超声控制台上选择虚拟凸阵设置，采用线阵探头，图像呈梯形扩展，可以使甲状腺边缘有更宽阔的视角（图 4-10A ）。

3. 根据图像清晰度的需要调整整体增益。

4. 注意病灶的相似表现。椎旁肌 / 颈长肌可表现为泪滴形低回声，有部分患者被误认为甲状旁腺腺瘤。

5. 记住正常解剖结构"持续走行"——它们不会从视图中突然出现或消失。这是可以帮助区分正常结构和病灶的一个方法，如区分甲状旁腺瘤与颈长肌，区分斜角肌与颈部淋巴结或肿块。

6. 甲状腺的大小因人而异，仔细判断何为甲状腺叶肿大。例如一个 6cm 长的甲状腺叶对于身高 6 英尺 5 英寸、体重 250 磅的肌肉发达的人来说可能是正常的。需谨慎做出病理判断的结论，同时尽可能多地提供有助于你判断的客观描述。

7. 正常甲状腺的回声强度与颌下腺相似。首次横切面扫查甲状腺，超声回声减低，与周围带状肌肉低回声相似（提示可能甲状腺炎），此时可查看颌下腺作为对照，有利于判断。

8. 超声报告对重点的说明尽可能简洁而且全面。如不能认为未提及颈部淋巴结就意味正常。陈述超声报告的最好方法是明确的说明："颈中部及侧颈部均未见明显异常淋巴结。"无论是读外院超声报告还是自己书写报告这一点都是非常重要的。

9. "联系伙伴"，在临床实践或者职业生涯中能够与值得信赖的超声同事沟通是一份无价之宝。如果方便的话，你可以邀请同事一起进行超声检查和解读图片。如果条件允许，你可以邀请专业的同事来一同做超声检查或者解读超声图像。如果不方便的话，在你的诊所、医疗机构，甚至远程来与专家共同解读保存的超声图像或者视频。

10. 超声波是一种"实时"的练习，在于"熟能生巧"。一些话能很好地概括超声专业医师的想法（"超声是体格检查的延续"；超声扮演了听诊器一样的角色），或者如本书原作者所说的"去做超声检查"。[12] 如果你需要重新检查甲状腺或颈部的某个区域，当患者还在你面前的时候，你可以拿起探头重复检查。外科医师有权利在手术室对患者重复超声检查。熟能生巧，熟练的技巧反过来让你的患者、你的医师团队受益，有利于对未来的超声医师的培养，促进未来超声应用的创新和发展。

六、结论

　　甲状腺和甲状旁腺的内分泌学、放射学和外科学领域在不断发展，变得更加依赖成像技术来指导个体化治疗。超声已经被证明在显示颈部正常的内分泌器官及甲状腺和甲状旁腺疾病的诊断和指导治疗方面优于 CT、MRI、放射性碘和 MIBI 扫描成像。超声为临床医师提供实时信息，并作为体格检查的延续。它避免了辐射的暴露和造影剂的应用且具有成本效益。超声作为一种优质而精确的仪器，简洁而有效地显示颈部的解剖结构，超高的图像分辨率无论在明显异常和细微差别上都有很高的灵敏度，从而可以更好地指导甲状腺及甲状腺旁腺疾病的临床决策。同时内科医师和超声医师在超声专业上的无私奉献，包括特殊患者的护理和不断创新的超声，都是长久的、无比珍贵的财富。

参 考 文 献

[1] Milas M, Stephen A, Berber E, Wagner K, Miskulin J, Siperstein A. Ultrasonography for the endocrine surgeon: a valuable clinical tool that enhances diagnostic and therapeutic outcomes. Surgery. 2005;138(6):1193–201.

[2] Haugen B, Alexander E, Bible K, Doherty G, Mandel S, Nikiforov Y, et al. 2015 American Thyroid Association management guidelines for adult patients with thyroid nodules and differentiated thyroid cancer: the American Thyroid Association guidelines task force on thyroid nodules and differentiated thyroid cancer. Thyroid. 2016;26(1):1–133.

[3] Park S, Park S, Choi Y, Kim D, Son E, Lee H, et al. Inter-observer variability and diagnostic performance in US assessment of thyroid nodule according to size. Ultraschall Med. 2012;33(07):E186–90.

[4] Park C, Kim S, Jung S, Kang B, Kim J, Choi J, et al. Observer variability in the sonographic evaluation of thyroid nodules. J Clin Ultrasound. 2010;38:287–93.

[5] Carneiro-Pla D, Solorzano C, Wilhelm S. Impact of vocal cord ultrasonography on endocrine surgery practices. Surgery. 2016;159(1):58–64.

[6] American Institute of Ultrasound in Medicine; American College of Radiology; Society for Pediatric Radiology; Society of Radiologists in Ultrasound. AIUM practice guideline for the performance of a thyroid and parathyroid ultrasound examination. J Ultrasound Med. 2013;32:1319–29. http://www.Aium.Org/Resources/Guidelines/Thyroid.pdf

[7] HK S, Dos Reis LL, Lupo MA, Milas M, et al. Striving toward standardization of reporting of ultrasound features of thyroid nodules and lymph nodes: a multidisciplinary consensus statement. Thyroid. 2014;24(9):1341–9.

[8] Yuen HY, Tong CSL, Ahuja AT. Sonography of the normal thyroid. RA Sofferman, AT Ahuja, editors. Ultrasound of the thyroid and parathyroid glands. 41–59. Springer, Berlin 2012.

[9] Choi SH, Kim EK, Kim SJ, Kwak JY. Thyroid ultrasonography: pitfalls and techniques. Korean J Radiol. 2014; 15(2):267–76.

[10] Nagarkatti SS, Mekel M, Sofferman RA, Parangi S. Overcoming obstacles to setting up office-based ultrasound for evaluation of thyroid and parathyroid diseases. Laryngoscope. 2011;121(3):548–54.

[11] Arruti A, Poumayrac DM. Larynx ultrasonography: an alternative technique in the evaluation of the aero-digestive crossroad. Rev Imagenol. 2010;14(1):30–6.

[12] Baskin HJ. Thyroid ultrasound-just do it. Thyroid. 2004;14(2):91–2.

第5章 儿童颈部超声

Pediatric Ultrasound of the Neck

Hank Baskin　著

一、概述

由于成人中较少见正常解剖学变异及胚胎病理学改变，无论是从解剖学或是从概念上而言，儿童颈部超声检查中所能遇到的异常声像图远远超出甲状腺的范围。本章将简要介绍儿童颈部超声检查方法，着重探讨儿童颈部超声检查中可能遇到的异常声像图，首先关注胚胎病理学、正常解剖变异及非甲状腺来源的颈部异常，随后将讨论甲状腺来源疾病的典型声像图特征。

二、患者准备

成功进行儿童颈部超声检查的关键在于患者的检查前准备。检查过程通常会让年纪较小的幼儿感到害怕。了解患儿的想法有助于检查前准备，以期得到更高的图像质量。与其他儿科相关诊疗一样，理想状态下的超声检查应在不令患儿紧张且舒适的环境下进行。适龄的玩具以及有条件时配备儿童生活专家都可安抚患儿的情绪。新生儿尤其容易被天花板投影仪及检查床上的加热垫安抚。应使用耦合剂加热器对耦合剂加温至适宜温度。在适当的情况下应在检查前先让患儿感受超声探头及耦合剂的触感。如果不是在进行实际研究，诊断医师应迅速获取图像以减少患儿维持静态姿势的时间。

由医师进行的超声检查往往对疾病的诊断是很有帮助的。由于许多小儿颈部疾病可能延伸至侧颈部，且儿童颈部面积狭小和复杂的区域解剖，使诊断变得困难，而实时扫查有助于跨区域性的病变的诊断。对小儿颈部疾病进行超声检查，诊断医师不仅需要纯熟的技术和丰富的经验，而且在检出疾病时，诊断医师更应熟知各项检查包括计算机体层成像（computed tomography，CT）、磁共振成像（magnetic resonance imaging，MRI）或核素显像对诊断该疾病的优劣之处并加以选择。此外，诊断医师应熟练地将超声所示异常图像与其他影像学检查所显示的图像联系起来，如诊断医师所做出的超声描述应当能够预判超声所显示病变内可疑的血液产物或脂肪组织在 CT 和（或）磁共振的显像特征，以便能够进行诊断及鉴别诊断。基于以上原因，本中心所有儿童颈部超声检查均由经过专门培训的小儿放射科医师进行或在其监督下进行。

最后，高分辨率、高频率（至少15MHz）线阵探头是获得最佳小儿甲状腺及颈部软组织图像所必需的。不幸的是，对于新生儿及婴幼儿较短的颈部而言，绝大多数厂家生产的传统高分辨率超声探头体积往往过大而影响使用。同样，由于婴幼儿具有较丰满的脸颊及颈部，而此年龄段的甲状腺往往在颈部相对较高的位置，超声探头并不能与颈部皮肤紧密接触。在这些低龄婴幼儿身上，甲状腺成像最好是使用特殊的小型探头，例如在进行新生儿颅内超声检查时会用到的小型探头。当然，超声检查者应能熟练使用这样的超声探头。

三、胚胎病理学

（一）甲状腺胚胎学

甲状腺起源于舌根部盲肠孔结构，发育沿着甲状舌管进入下颈部，在下降过程中，甲状腺分成两叶，两叶由峡部连接。当甲状腺下降到舌骨下方、气管前方的最终位置后，甲状舌管就会退化。如果甲状腺正常发育受阻，在小儿颈部超声检查就可能遇到不同形式的甲状腺发育不全或残留的甲状舌管。

（二）先天性甲状腺功能减退症

先天性甲状腺功能减退症（先天性甲减，congenital hypothyroidism，CH）较为常见，发生率约为1/3000。该病分为两大类：永久性甲减及短暂性甲减。短暂性甲减约占新生儿甲减的20%，多由产妇碘缺乏引起，或继发于孕期母体接受抗甲状腺药物治疗、母体内存在TSH受体的抗体或高浓度的碘；永久性甲减常由甲状腺激素合成障碍、新生儿自身免疫性疾病或甲状腺发育不全（缺如、发育不良或异位）引起。

先天性甲减是在儿童发育迟缓这类疾病中最容易治疗的一种类型，超声检查有助于其病因的诊断。在短暂性先天性甲减，或由甲状腺激素合成障碍、自身免疫性甲状腺炎引起的先天性甲减患者中，超声表现为甲状腺位置正常。短暂性甲减患者的甲状腺大小可能正常，在甲状腺激素合成障碍或自身免疫性疾病中甲状腺可能增大（图5-1）。若先天性甲减由甲状腺发育不全引起，那么超声可显示甲状腺体积缩小或缺如。

（三）甲状腺缺如

甲状腺缺如的临床表现为先天性甲减，并伴有甲状腺组织的完全缺如。该缺陷多为散发，但也有家族性的常染色体显性遗传及常染色体隐性遗传的报道。颈部超声检查在甲状腺区不能显示任何甲状腺腺体组织，且在核素扫描中未见任何 ^{123}I 的摄取。

（四）甲状腺发育不良

先天性甲减的患儿超声可表现为甲状腺缩小但形态和位置正常（图5-2）。这在CH和21-三体综合征的患儿中尤其常见（21-三体综合征的患儿亦容易患有小的良性甲状腺囊肿）（图5-3）。已有研究公布出了不同人群的正常甲状腺大小，此类数据可用于甲状腺功能减退、先天性异常或其他异常的儿童甲状腺大小评估。

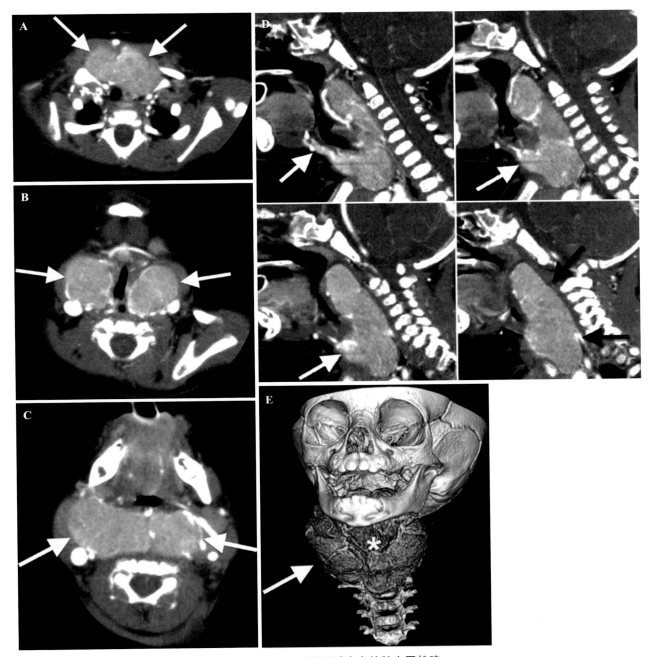

▲ 图 5-1 先天性甲减患者的肿大甲状腺

CT 横断面显像（A-C）示 5 月龄大患儿显著增大的甲状腺（箭），TSH 高于 300。由于常规高频探头尺寸常大于幼儿颈部长度，因此在幼儿身上显示完整甲状腺较成人更为困难。同一患儿的矢状面 CT 成像则能更好地从相对较短的颈部区域显示甲状腺，并证实肿大的甲状腺最易沿后方的间隙生长（箭所示，D）。CT 三维重建成像（E）可显示甲状腺（箭所示）包绕气管（＊）

（五）甲状腺单侧叶发育不全

甲状腺单侧叶发育不全是指甲状腺一侧叶未发育，这是一种罕见的先天性异常。是甲状腺发育不全中最无害的一种类型，且女性多发。在单侧叶发育不全中，左叶缺如最常见，而右叶形态大小正常。虽然峡部变钝，但通常是存在的（图 5-4）。在少见的右叶发育不全中，常常伴有峡部的缺如，原因不明（图 5–5）。虽然甲状腺单侧叶发育不良常为偶发事件，但大量研究显示，此类患者患各种甲状腺疾病（无论是甲亢还是甲状腺癌）的概率较正常人还是有轻微的增高。无论颈部接受何种手术患者，术前发现患有甲状腺单侧叶发育不全，都应清楚告知外科医师。

（六）甲状腺异位

甲状腺异位，或称迷走甲状腺，即甲状腺组织出现在甲状腺下降过程中的任何地方，但最常见的是舌根部，此时称为舌甲状腺（图 5–6）。超声在甲状腺床可见发育不良的甲状腺，或完全不显示甲状腺组织。进一步的影像学检查取决于当地的偏好与实际情况，即便 ^{123}I 显像对于显示异位甲状腺非常敏感，但异位的甲状腺具体位于舌根至下颈部的哪一部位，该显像并不能进行精准的定位。增强 CT 因为其对空间关系定位十分精准，且可提供多平面图像，对于评价异位甲状腺非常有益，尤其在较小体积的异位甲状腺（图 5–7）或潜在的甲状舌管残留显示最佳。

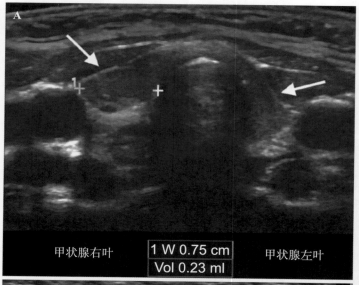

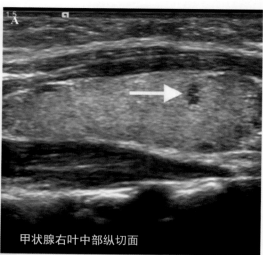

甲状腺右叶中部纵切面

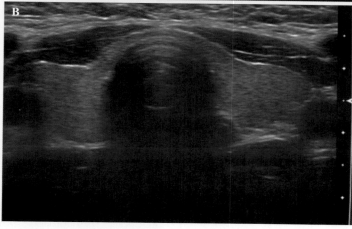

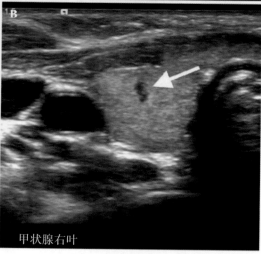

甲状腺右叶

▲ 图 5–2　甲状腺发育不良

在甲状腺发育不良（A）中，腺体缩小，不易显示，也可表现为双侧叶同时缩小（如箭所示，测量甲状腺右叶），峡部厚度可能相对正常，如在 21- 三体综合征伴有先天性甲减的患者。图 B 为正常儿童的甲状腺，边界清晰，大小及比例均正常

▲ 图 5–3　发生于 21- 三体综合征患者的良性甲状腺囊肿

21- 三体综合征患儿，26 月龄大，超声纵切面（A）与横切面（B）图像可清晰显示唐氏综合征患者典型的甲状腺低回声微小囊肿（箭所指）。由于囊肿极小，后方回声增强效应并不明显

（七）甲状舌管囊肿

甲状舌管是一种临时性的正常结构，在胎儿期就会退化，若未完全吸收，可逐渐积聚液体，最终形成一个颈部的囊性包块。90% 的甲状舌管囊肿（TGCs）发生于 10 岁以前，典型表现是患儿颈前区正中线或正中线旁的无痛性可压缩性肿块，在反复发作的上呼吸道感染或轻微的创伤后可有体积的变化。有时 TGCs 会继发感染，表现为急性疼痛的炎性包块。TGCs 若未发生感染或出血，那么在超声上会表现为一个边界清晰、边缘锐利的无回声囊性肿块。通常呈球形，也可以出现管状形态（图 5-8）。半数 TGCs 位于舌骨水平，1/4 高于舌骨，剩下 1/4 低于舌骨水平，但不出现在甲状腺以下。若先期发生出血或感染形成复杂囊肿，TGCs 内部的回声会增强，出现细小的分隔以及囊壁增厚且不规则。偶尔 TGCs 可能出现实性回声（但后方回声仍然增强）（图 5-9）。TGCs 需要经过手术完全切除，否则易复发。

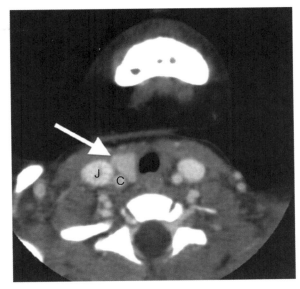

▲ 图 5-4　甲状腺左叶发育不全

26 月龄咽后壁脓肿患儿的 CT 横断面显像，显示甲状腺左叶缺如。右叶如箭所示，右侧颈内静脉（J）及颈总动脉（C）见标注。虽然此例患儿峡部未显示，但甲状腺左叶缺如的患者通常会有小而钝的峡部

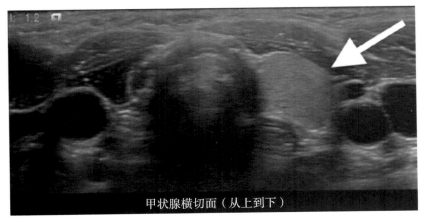

甲状腺横切面（从上到下）

◀ 图 5-5　甲状腺右叶发育不全

横切面显示左叶正常（箭所指），但无甲状腺右叶及峡部。甲状腺右叶发育不全非常罕见

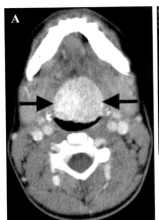

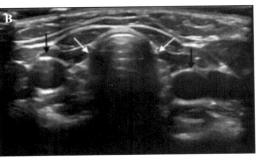

◀ 图 5-6　舌甲状腺

甲减患儿颈部横断面增强 CT 扫描（A），患儿长期自觉颈部饱满，X 线检查显示舌根部肿块，增强 CT 上显示为舌根有一团高密度甲状腺组织，即舌甲状腺。超声提示在气管声影（B，白箭所示）及双侧颈总动脉（B，黑箭所示）之间的甲状腺床均未发现明显的甲状腺组织

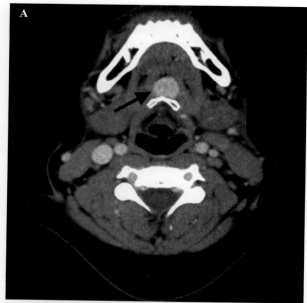

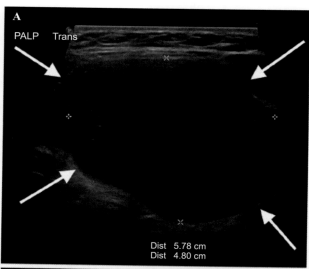

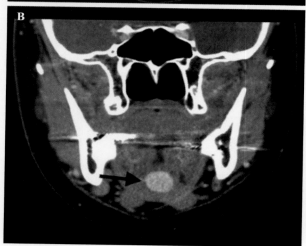

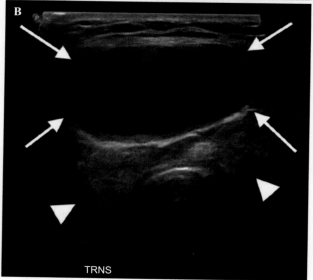

▲ 图 5-7　异位甲状腺

异位的甲状腺可位于甲状舌管沿途上的任何位置，自舌根至甲状腺床。尽管核素扫描是检查异位甲状腺首选的方法，但其空间分辨率较低。CT 有良好的空间分辨率高，且可提供多平面重建功能，可以更好地显示异位甲状腺组织。如本例甲减患者，甲状腺床上未见甲状腺组织，舌骨前方可见小的异位甲状腺（箭）

▲ 图 5-8　甲状舌管囊肿

青少年，长期自觉甲状腺肿块，后证实为甲状舌管囊肿。横切面示无回声囊肿内伴有散在点状低回声（箭，A 和 B），这个复杂的甲状舌骨囊肿位于甲状腺上方（箭头，B）

（八）鳃裂发育异常

　　另一个可造成小儿甲状腺异常的胚胎学原基是鳃裂。鳃裂发育异常（BAAs）包含一系列仅涉及甲状腺左叶的上皮细胞残留。第三及第四鳃裂异常可发生感染，引起化脓性甲状腺炎、脓肿、囊性包块，或梨状窝瘘。此类患者的影像学特征取决于患者的并发症。化脓性甲状腺炎可由鳃裂发育异常引起，亦可是原发，早期的超声表现为甲状腺内局部回声减低（图 5-10）。随着炎症加重及脓肿形成，甲状腺内会逐渐形成复杂性液化区域，常为不均匀的低回声区。若为鳃裂异常引起，可能会形成一个窦道，向颈深部延伸并与梨状窝相通。这类并发症在增强 CT 能够清晰地显示（图 5-11）。

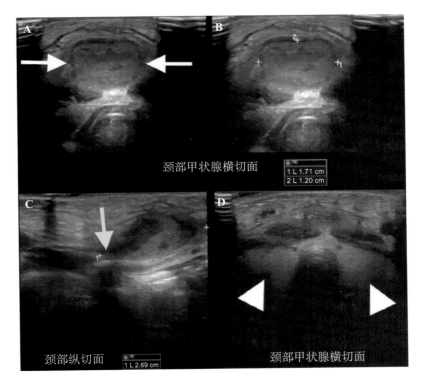

▲ 图 5-9　复杂甲状舌管囊肿

2 岁，新生甲状腺肿块伴疼痛，声像图显示其为囊性包块（测量游标及白箭），回声不均，与甲状腺不连续（箭头），为感染的甲状舌管囊肿。注意此囊肿的"尾巴"（黄箭）向头侧舌根方向延伸，反映了此甲状舌管囊肿的胚胎起源

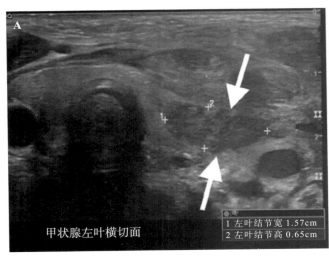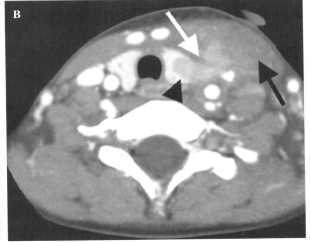

▲ 图 5-10　第四鳃裂发育异常

6 岁患儿，患有化脓性甲状腺炎，发热伴颈部疼痛。第四鳃裂发育不良基本均位于左侧，可导致化脓性甲状腺炎、窦道、感染性囊肿及脓肿形成。此患儿横切面声图像显示一个边界清晰、局限性的不均匀低回声结节（测量游标，A），该结节延伸至甲状腺包膜外（箭，A）。同一患者的 CT 横断面显像亦显示左叶上极的化脓灶（箭头，B），向包膜外延伸（白箭，B），伴使周围肌肉组织炎性浸润（黑箭，B）

（九）包涵囊肿

　　在触及小儿颈部包块或疑似"甲状腺"肿块时，小的表皮包涵囊肿是另一个引起的常见病因。此类囊肿的病理常为皮样囊肿或表皮样囊肿，均为起源于外胚层的良性先天性囊肿。这两种囊肿的超声表现为边界清楚、无血流的包块，内部回声与甲状腺相似。超声对包涵囊肿的诊断没有特异性（图

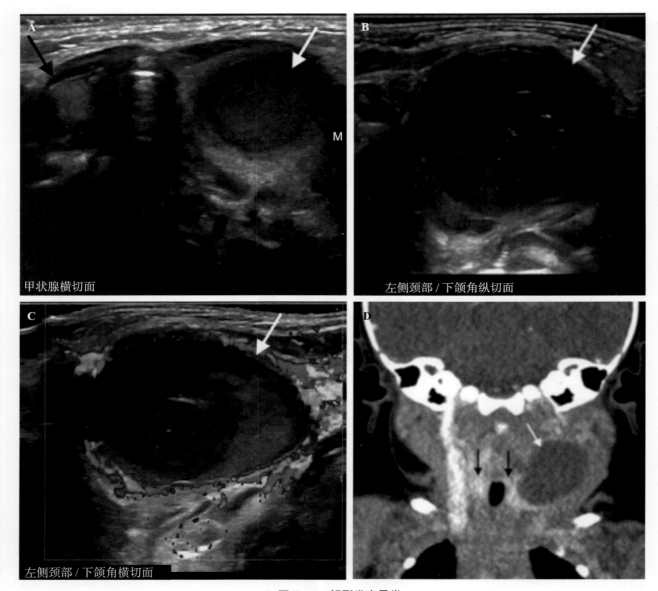

▲ 图 5-11　鳃裂发育异常

10d 患儿，颈部肿胀 1 周，发热 1d。横切面超声声像图显示甲状腺左叶内的一个巨大的球形包块（白箭，A），回声低于周围正常甲状腺（黑箭，A）。高分辨率局部放大灰阶超声显示其为一混合性包块（箭，B），彩色多普勒超声显像提示其内未见明显血流信号（箭，C），提示该包块为复杂囊性包块而不是一个实性包块。冠状面 CT 显像能更好地显示此包块（白箭所示，D）与颈部和甲状腺之间的关系（黑箭所示，D）。纤维喉镜可发现该包块通过一个小瘘管与梨状窝相连续，证实其为典型的第三鳃裂感染性囊肿

5-12），但由于内部含有皮肤附属物，皮样囊肿可具有与脂质成分相同的成像特征，因此在 MRI 及 CT 上具有特异性。

（十）脉管畸形

　　脉管畸形是小儿颈部包块的常见病因。广义来讲，这是一组由脉管发育异常的引起的非肿瘤性的先天性畸形。根据主要累及脉管的不同，脉管畸形分为淋巴管型、静脉畸形、静脉淋巴管型或动静脉畸形。它们表现多样，可表现为以实性为主包块也可以表现为以囊性为主包块。虽然脉管畸形时常侵

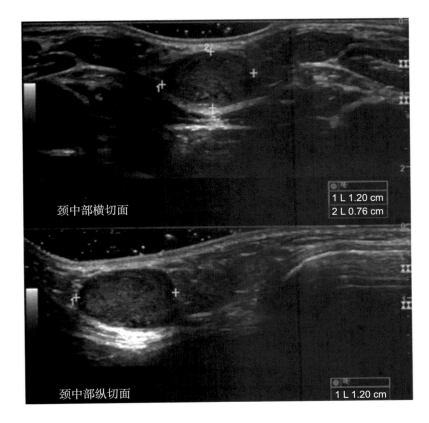

颈中部横切面

1 L 1.20 cm
2 L 0.76 cm

颈中部纵切面

1 L 1.20 cm

◀ 图 5-12　表皮包涵囊肿
超声横切及纵切面显示舌骨下中线皮下软组织等回声结节（测量游标所示），边界清，位于甲状腺上方。该图具有表皮包涵囊肿的特征声像图表现，但并不能确诊，确诊需要进行病理学诊断。此例患者最后被证实为来源于皮肤

犯甲状腺，但它们常常延伸至侧颈部。

　　淋巴管畸形通常为横向生长的多房囊性包块，有大量的液 – 液平面（由先前出血或感染引起）（图 5-13）。若囊肿由微小囊肿构成，在超声上淋巴管畸形可能表现为实性。

　　静脉畸形通常表现为分叶状高回声的软组织包块，其内可出现静脉石（后方伴有声影）（图 5-14）。CT 及 MRI 可显示病变中实性部分的强化，与超声相比，可以更好地显示病变整体的范围，有助于在活检前得到明确的诊断。

（十一）婴幼儿血管瘤

　　遗憾的是，成人医学文献中充斥着一类与甲状腺（以及身体其他部位）相关的肿块的报道，它们被不准确地归类为"血管瘤"。这类肿块实际为静脉畸形。真正的婴幼儿血管瘤是只发生在低龄儿童身上的良性肿瘤，遵循一定的自然规律：在婴儿早期出现，在出生第一年迅速增大，不久后逐渐消失。它们可在甲状腺附近被发现，但与上述畸形不同，婴幼儿血管瘤从未在大龄儿童和成人中被发现。婴幼儿血管瘤不应与其他病变相混淆，且应采取保守治疗。

（十二）胸腺组织

　　胸腺也发育自鳃裂，并且像甲状腺一样，在胎儿期下降到颈部。胸腺的两叶走行于甲状腺和胸锁乳突肌后方，并在主动脉弓水平融合，但偶尔一部分胸腺会向上延伸至颈部，并可在甲状腺超声检查时显示。了解胸腺的正常影像学特点有助于避免误诊。在较年幼的儿童中，胸腺是低回声的，与肝脏回声类似（图 5-15）。随着儿童的生长发育，胸腺逐渐被脂肪浸润，内形成多个细小分隔，有时出现

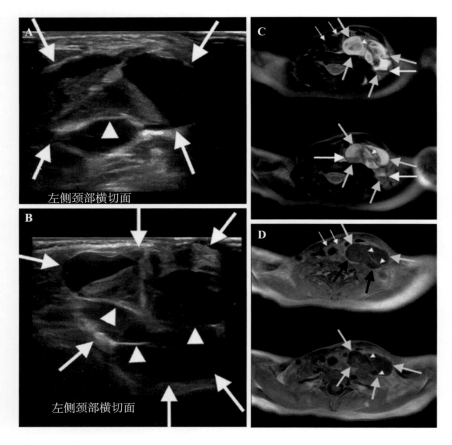

◀ 图 5-13 淋巴管畸形

3 岁，近来甲状腺旁区肿胀，颈部超声横切面（A）及纵切面（B）显示多房囊性包块（白箭，A 和 B），自甲状腺区域（图片未显示）延伸至左颈。注意图片中的纤细分隔（箭头，A 和 B），这是典型的巨大淋巴管畸形。C. 两轴位液体敏感序列磁共振成像能更好地显示复杂囊性包块内部的特征（黄箭），以及与周围组织结构关系（如甲状腺等）（小白箭，上图）。陈旧性出血导致多条纤细分隔（箭头）和液-液平面（大白箭）的形成。D. 两组增强 MRI 显示病变（黄箭）内未强化，支持淋巴管畸形的诊断。病变内纤细分隔（箭头）和周围甲状腺组织均可清晰显示（小白箭，上图）

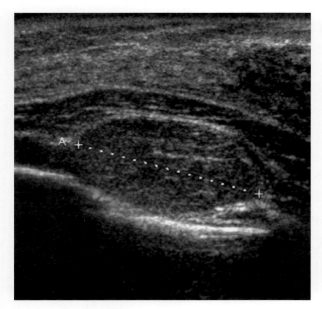

▲ 图 5-14 静脉畸形

14 岁女性患者，颈部超声纵切面显示一个边界清晰的低回声包块（测量游标所示）。该图像无特异性，应切除活检以排除软组织肉瘤。本例活检证实为静脉畸形

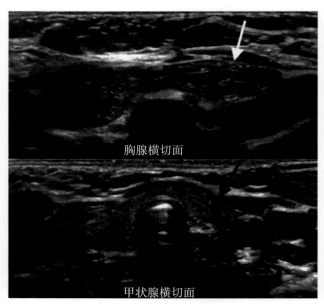

▲ 图 5-15 正常胸腺组织

幼儿的胸腺可长至颈部，若在行超声检查时意外发现可能会引起误诊。当中线或中线旁组织显示出回声异常或形态异常时，应当怀疑此组织为正常胸腺组织的延伸。上图为 5 月龄大婴儿，明显的胸骨上肿块，相比较甲状腺（黑色），正常胸腺（白箭）回声更低、形态更不规则

"满天星"征象。胸腺组织绝不会产生类似肿瘤的占位效应，亦不会引起血管及其他正常结构受压移位。在实时显像中，胸腺会随心脏搏动而轻微颤动。

四、弥漫性甲状腺疾病

桥本甲状腺炎是迄今为止在儿童中最为常见的弥漫性甲状腺疾病。早期几乎均为腺体背侧受累，最开始表现为腺体深层光滑、均匀回声变为较粗糙。随着甲状腺炎的发展，此区域会形成非常小（1～2mm）的圆形或椭圆形的低回声区。最终这些细微的声像图异常会发展至整个腺体，且在数年内（尤其在严重的疾病中则更快）整个甲状腺变得越来越不均匀（图 5-16）。尽管这些异常几乎均会出现在患有桥本甲状腺炎的儿童中，但这些超声特征起初可能非常微小，因此，使用高分辨率探头以获取足够的图像分辨率是很重要的。

在慢性桥本病中，甲状腺内会形成粗糙、增厚的分隔，在超声上显示为网状高回声分隔，与相对低回声的甲状腺组织构成圆形或椭圆形的病灶，这种小病灶被称为假性结节（图 5-17）。严重或慢性甲状腺炎患儿的超声主要特征是粗糙网状高回声和假性结节形成（图 5-18）。

严重的甲状腺炎，尤其是早期，可导致腺体弥漫性增大，有时能量多普勒超声可见血流信号明显增多（图 5-19）。这些改变一般不会在慢性疾病中遇到，但也存在例外。此外，与前述的早期灰阶超声改变不同的是，在桥本甲状腺炎中增多的彩色多普勒血流信号通常是不均匀的，并且没有固定的分布模式，有时腺体大片区域没有血流（图 5-20）。

就弥漫性甲状腺疾病而言，医师不应以超声为诊断依据，因为并没有什么影像学特征可以准确鉴别 Graves 病或结节性增生（两者都远不如桥本甲状腺炎在儿童中常见）（图 5-21）。超声在评估桥本甲状腺炎患儿中的临床价值在于早期诊断。在儿童中，这些细微的改变可在甲状腺抗体升高之前即提示该诊断。

在甲状腺炎患儿中，超声检查还应注意有无合并淋巴瘤（可引起局部淋巴结肿大）或孤立结节（可合并腺瘤或甲状腺恶性肿瘤）。

五、甲状腺局灶性病变

甲状腺局灶性结节和肿块在儿童中很少见，占小儿甲状腺疾病的不到 2%。这个年龄组的甲状腺癌则更为罕见，每 100 000 名儿童中不到 2 例。小儿甲状腺结节并没有特异的影像学特征，如本书中其他章节所述，所有优势病灶都应进行活检。

绝大多数的小儿甲状腺结节都是良性的，其中最常见的是良性滤泡性腺瘤。腺瘤回声变化很大，可为实性为主的肿块（图 5-22），亦可为囊性为主的肿块（图 5-23）。其他常见的小儿良性甲状腺病变包括胶质囊肿和囊性退化性或出血性结节（图 5-24）。

与成人一样，乳头状癌也是小儿年龄组中最常见的甲状腺恶性肿瘤。不幸的是，小儿甲状腺乳头状癌侵袭性往往比成人乳头状癌更高，且常为多发，并伴有颈部淋巴结转移及包膜外的浸润（图 5-25）。其他可能发生的恶性肿瘤包括滤泡癌、髓样癌、乳头状嗜酸性细胞瘤及转移癌，而这些疾病图像都没有特异性。

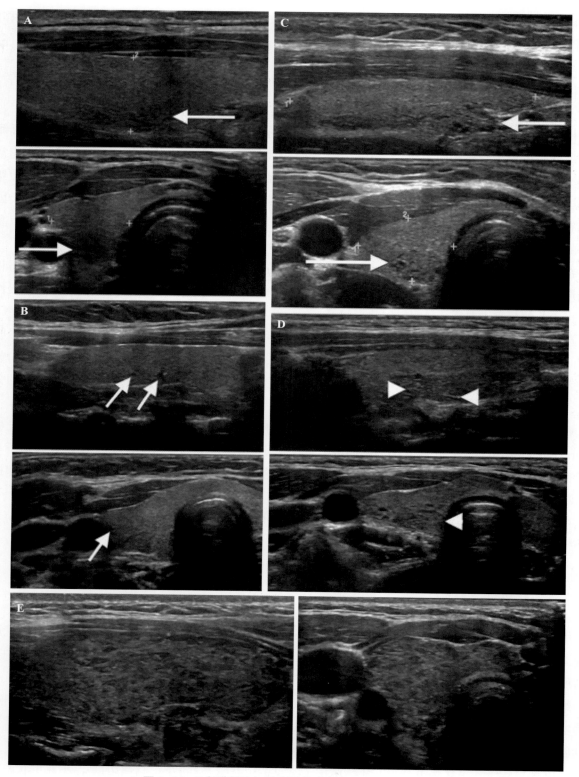

▲ 图 5-16　5 名进行性加重的甲状腺炎患儿的超声检查表现

A. 17 岁男孩，甲状腺后部回声稍增粗（箭）。B. 13 岁男孩，除了甲状腺后部回声稍增粗，另可见数个椭圆形低回声灶（箭）。C.12 岁男孩，甲状腺后部回声明显不均（箭），失去了正常甲状腺平滑纹理。D.7 岁女孩，回声增粗区内可见多个高回声纤细分隔（箭头）。E.13 岁女孩，整个甲状腺回声粗糙、不均，内可见多个高回声纤细分隔，并充满大量细小低回声灶

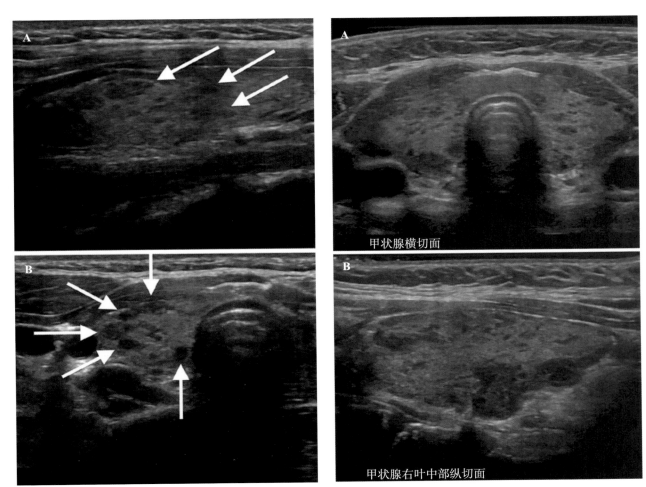

▲ 图 5-17　假性结节

14 岁女孩，患有慢性桥本病，超声纵切（A）及横切（B）检查显示大量圆形及椭圆形低回声灶，为假性结节（箭）

▲ 图 5-18　12 岁男孩，患有慢性桥本病，甲状腺横切及纵切超声显示为典型的慢性桥本病超声声像图改变：甲状腺回声粗糙，可见弥漫的粗大网格样回声，并充满假性结节

六、结论

　　关于儿童甲状腺超声需要记住的最重要的观点可以概括为两点。首先，医师对于超声提示的"甲状腺肿块"可能的诊断应保持多元化的思维。颈部胚胎发育的复杂性可导致完全不同的但可预测的异常，而这些异常实际上与甲状腺无关，而进行检查的医师必须熟悉如何更好地对其诊断，尤其是何时使用其他影像技术进一步确诊。

　　第二个重要观点是，早期甲状腺炎的超声表现可能非常微小，且常比临床检出甲状腺抗体更早出现。在对儿童进行甲状腺超声检查时，检查医师应该对那些疾病早期出现的细微异常保持高度警惕。检查患有慢性甲状腺炎的儿童时，重点应放在优势结节或局部淋巴结肿大的识别上。儿童局灶性甲状腺结节的检查方法及图像特征并不是独一无二的，本文的其他章节对该主题进行了非常详细的介绍。

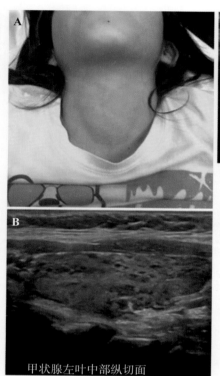

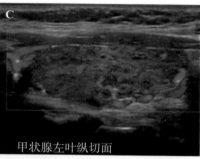

甲状腺左叶纵切面

甲状腺左叶中部纵切面

◀ 图 5-19　甲状腺肿大

患有严重甲状腺炎的 9 岁女孩照片（A），甲状腺明显肿大。灰阶超声（B）及彩色多普勒显像（C）显示典型的严重甲状腺炎伴有大量的假性结节。甲状腺腺体充血，体积增大，超过该年龄正常甲状腺体积上限的两倍

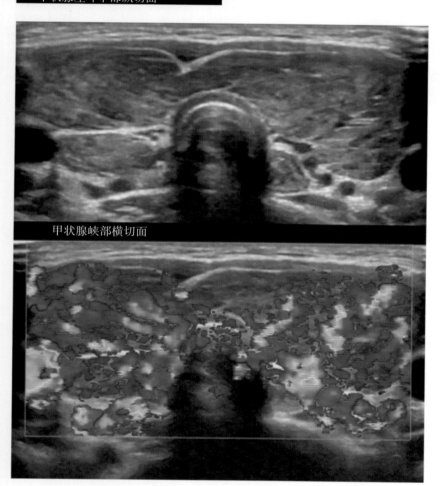

甲状腺峡部横切面

◀ 图 5-20　甲状腺肿大充血

灰阶超声及彩色多普勒超声均显示甲状腺弥漫性肿大，并具有典型严重甲状腺炎的特征。注意充血是弥漫的，但不均匀

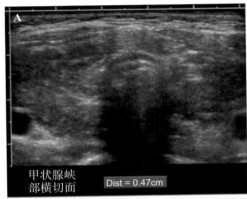

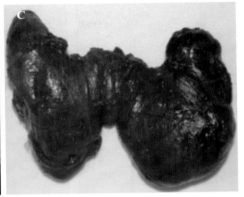

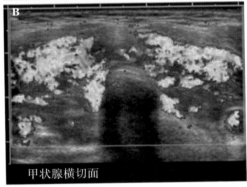

◀ 图 5-21　**Graves 病**

超声无法准确区分儿童桥本甲状腺炎及 Graves 病。灰阶（A）及彩色多普勒（B）超声显示患有 Graves 病 16 岁女孩的声图像特征与桥本甲状腺炎超声特征相似，包括弥漫性肿大、回声增粗及高回声分隔。C. 同一患者的甲状腺手术大体标本

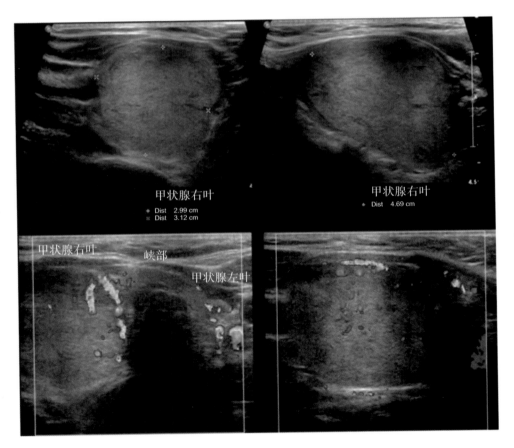

◀ 图 5-22　**滤泡状腺瘤**

甲状腺肿瘤的影像学特征表现不典型。儿童最常见的甲状腺肿瘤是良性滤泡腺瘤，既可表现为完全的实性，亦可表现为以囊性为主的混合性包块。图为 12 岁男孩的甲状腺右叶灰阶超声及彩色多普勒超声，可见一个巨大、边界清晰的肿块（测量游标所示），为甲状腺滤泡状腺瘤

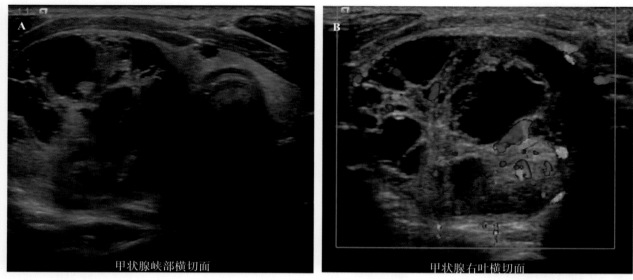

甲状腺峡部横切面　　　　　　　　　　甲状腺右叶横切面

▲ 图 5-23　滤泡状腺瘤

17 岁男孩，患有甲状腺滤泡腺瘤，其横切面灰阶超声（A）及彩色多普勒（B）超声均显示为以囊性为主的混合性包块

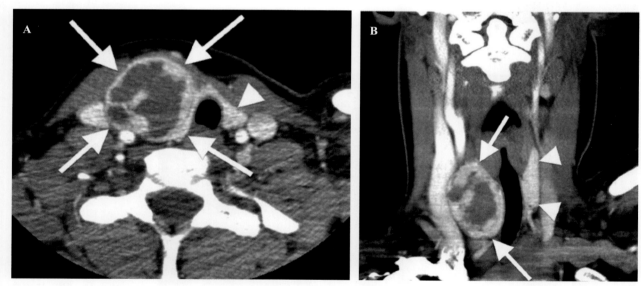

▲ 图 5-24　退化结节

11 岁男孩，发现甲状腺肿块多年，轴向（A）及冠状面（B）增强 CT 显示一个非特异性局部增强的囊性包块（箭头），术后病理证实为一个退化性结节。甲状腺左叶未见异常（箭头）

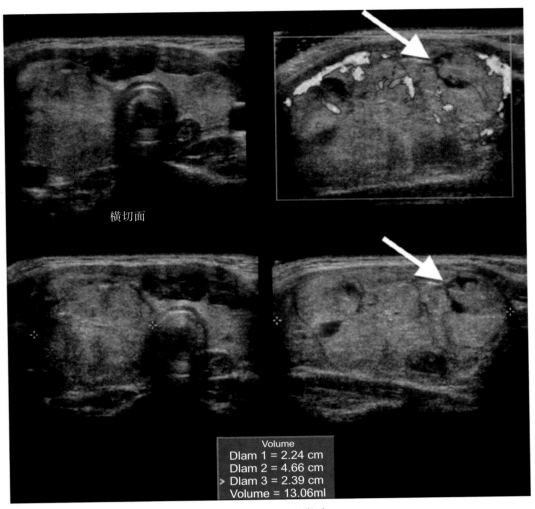

横切面

Volume
Dlam 1 = 2.24 cm
Dlam 2 = 4.66 cm
> Dlam 3 = 2.39 cm
Volume = 13.06ml

▲ 图 5-25　乳头状癌

横切面（左上及左下）及纵切面彩色多普勒显像（右上）、灰阶超声（右下）显示一名 12 岁男孩甲状腺内不均匀的巨大分叶状包块（测量游标所示），几乎占据了整个甲状腺右叶。此例乳头状癌部分侵犯甲状腺被膜

第 6 章 弥漫性甲状腺疾病和甲状腺炎

Diffuse Thyroid Disease (DTD) and Thyroiditis

Stephanie L. Lee 著

一、概述

甲状腺超声（US）被公认为是甲状腺检查中最敏感的影像学检查，临床常用于以下几方面检查：①测量甲状腺的大小；②检出并描述病变的特征；③识别弥漫性病变特征，并能提示相关病变，如甲状腺炎；④使用彩色血流多普勒成像（CDI）评估其血流特点；⑤识别解剖变异，如锥状叶、甲状舌管肿块、Zuckerkandl 结节（表 6–1）。另外，甲状腺超声还可以明确甲状腺结节的存在，并与非结节性甲状腺肿相鉴别（甲状腺肿和其他来源的颈部肿块）。本章将重点探讨非结节性弥漫性甲状腺疾病（diffuse thyroid disease，DTD），包括单纯性甲状腺肿、腺瘤样甲状腺肿和甲状腺炎（图 6–1）。结节性甲状腺疾病的评估将在第 7 章讨论。

表 6-1 超声诊断甲状腺弥漫性病变

甲状腺腺体	特　征
大小	测量上下径 × 前后径 × 左右径
形状异常	观察并测量甲状腺侧叶延伸至锁骨下、锥状叶存在和甲状舌管肿块
回声质地	回声均匀或不均
回声特点	与带状肌相比：低回声、等回声、高回声（正常回声与颌下腺相似）
血流类型	多普勒显示血流增多、减少或正常，注意等回声结节周围血流特点
钙化	注意簇状微钙化、粗大钙化或破碎性蛋壳样钙化

二、弥漫性甲状腺肿和腺瘤性甲状腺肿

任何非恶性肿瘤因素导致甲状腺体积超过正常均称之为甲状腺肿大[1]。甲状腺大小和形状随年龄、

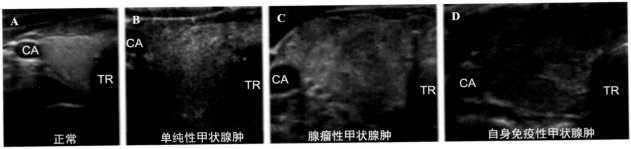

▲ 图 6-1　正常的甲状腺和弥漫性甲状腺肿（DTD）右叶横切面

A. 甲状腺大小和回声正常；B. 单纯性甲状腺肿伴回声稍不均；C. 腺瘤性甲状腺肿伴回声不均；D. 甲状腺炎自身免疫性甲状腺肿。CA. 颈总动脉；TR. 气管

性别和碘摄入充足与否而变化。正常成年男性的甲状腺体积（14ml）大于女性（12ml），甲状腺大小为上下径 40 ～ 60mm、前后径 13 ～ 18mm。实际测量时前后径或左右径＞ 2cm 或上下径＞ 5cm 视为肿大。甲状腺肿大可呈弥漫性或结节性。非甲状腺炎性 DTD 包括单纯性甲状腺肿、腺瘤样甲状腺肿以及浸润性疾病（淀粉样变性和铁沉积）。单纯性甲状腺肿的原因是多方面的，与遗传、性别（女性＞男性）、环境（碘摄入）、怀孕以及其他因素的相互作用等相关 [2, 3]。世界范围内甲状腺肿大最常见的原因是碘缺乏 [4, 5]。碘摄入量不足会降低甲状腺激素的分泌，刺激滤泡上皮代偿性肥大、滤泡增生，从而导致甲状腺肿大。而甲状腺持续肿大以便维持甲状腺功能处于正常水平，滤泡交替生长、出血性退化和瘢痕的形成导致病变进一步向结节性甲状腺肿发展 [3]。

（一）常规 B 型灰阶超声

正常甲状腺超声表现为甲状腺实质呈细小点状等回声（磨砂玻璃样表现），与涎腺的回声相似，但高于相邻的带状肌或胸锁乳突肌回声 [6]（图 6-1A、B 和图 6-2）。对于病理诊断的单纯性甲状腺肿（图 6-1和图 6-2）或腺瘤样甲状腺肿中的单发结节（图 6-3），B 型超声很难对其鉴别。因为结节的回声与正常甲状腺实质相似且均无完整包膜，所以超声图像仅显示甲状腺肿大、实质回声轻度不均，并无明显结节表现，这称为单纯性甲状腺肿（图 6-2）。甲状腺实质显著不均并具有囊性变、可见血流、营养不良或蛋壳样钙化等多种继发改变而无明显结节表现的甲状腺肿大在超声图像上被称为腺瘤样甲状腺肿

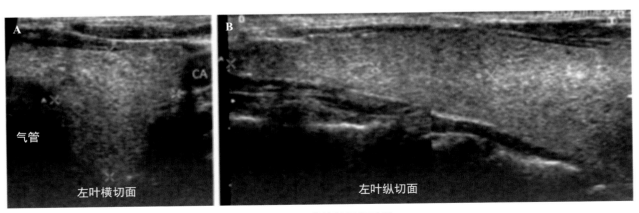

▲ 图 6-2　单纯性甲状腺肿

50kg 女性患者，甲状腺肿大，大小为 6.5cm×2.0cm×2.5cm（上下径 × 前后径 × 左右径），甲状腺回声轻度不均且未见明显单发结节。CA. 颈总动脉。A. 左叶横切面；B. 左叶纵切面

（图 6-3）。根据以上定义，单纯性或弥漫性腺瘤样甲状腺肿声像图上并没有适合于 AACE[7] 和 ATA[8] 结节指南推荐的恶性风险评估的结节。因此报告中应注明肿大甲状腺的所有径线（上下径 × 前后径 × 左右径）且无高危风险结节。

（二）彩色多普勒成像（CDI）

对于弥漫性甲状腺肿应使用 CDI 检查，因为血流信号不仅可以识别轮廓不清的等回声结节 [其中如果结节 > 1.5 ～ 2cm，应考虑 FNA 活检（图 6-4）]，还可以显示甲状腺炎早期血流信号弥漫性增多（图 6-8）。

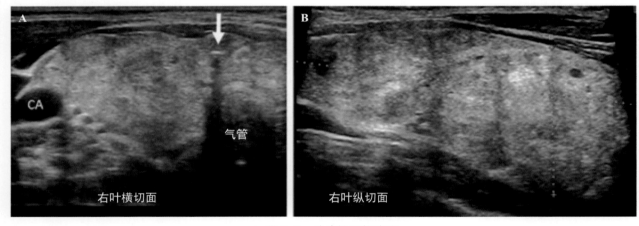

▲ 图 6-3　腺瘤性甲状腺肿

80kg 女性患者，甲状腺肿大，大小为 7.1cm × 2.6cm × 3.2cm（上下径 × 前后径 × 左右径），内部回声呈融合的等回声结节样改变，由于结节相互融合且无完整包膜，纵切面及横切面均难以显示单个结节。A. 右叶横切面；B. 右叶纵切面。CA. 颈总动脉；峡部营养不良性大钙化灶（箭）

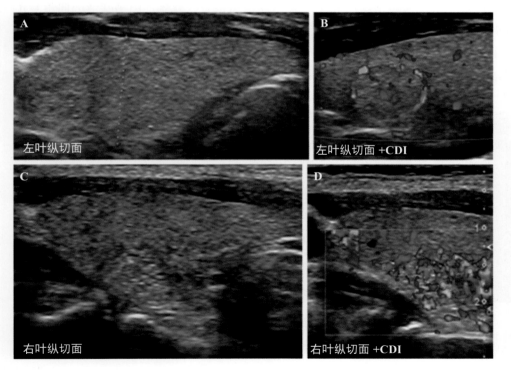

◀ 图 6-4　腺瘤性甲状腺肿和等回声结节的 CDI

等回声结节相互融合导致内部回声不均，纵切面、横切面扫查均未能显示结节，CDI 显示左叶一个等回声结节，周边可见环状血流（2 级）（A、B）；通过 CDI 显示的血流特点 [如低至中度的结间血流（3 ～ 4 级 ）] 有助于确定甲状腺双侧叶的等回声结节（C、D）

（三）弹性成像

目前还没有使用超声弹性成像评估无明显结节表现的单纯性或腺瘤样甲状腺肿的研究。不推荐弹性成像常规用于弥漫性或腺瘤样甲状腺肿的检查。

三、甲状腺炎

甲状腺炎症有不同的病因，包括自身免疫、感染、药物和电离辐射。本章将讨论最常见的甲状腺炎类型：桥本甲状腺炎、Graves 病、亚急性甲状腺炎和 Riedel 甲状腺炎。表 6-2 中列出了超声可以诊断的甲状腺炎类型。假性结节和甲状腺恶性肿瘤的表现将在不均匀低回声甲状腺炎背景下的 B 型灰阶超声诊断难点一章中进行讨论。

表 6-2　甲状腺炎分类

- 桥本甲状腺炎（慢性淋巴结性甲状腺炎）
- 亚急性甲状腺炎（产后；隐匿无痛性或淋巴细胞性；痛性或亚急性假肉芽肿性）
- Riedel 甲状腺炎
- 化脓性甲状腺炎
- 药物诱发性甲状腺炎（胺碘酮、锂、干扰素 α、IL-2、酪氨酸激酶抑制药、高碘摄入）

（一）桥本甲状腺炎

桥本甲状腺炎（HT）或慢性淋巴细胞性甲状腺炎是最常见的自身免疫性疾病，也是美国甲状腺功能减退的最常见原因[9]。最常见于中青年女性，通过进行性破坏甲状腺并导致激素生成障碍从而引起甲状腺功能减退。桥本甲状腺炎是机体的特异性自身免疫疾病，是细胞毒性 T 细胞在辅助性 T 细胞的帮助下直接损伤甲状腺细胞，从而导致甲状腺功能减退的[10]。组织病理学检查时（图 6-5A）可显示腺体中局部或弥漫性淋巴细胞浸润（偶尔可见生发中心），包含稀疏胶质的小甲状腺滤泡以及不同程度的纤维化[10-12]。HT 通常发生于具有遗传倾向性的个体中[9-11]，被暴露于刺激因素的环境下。虽然仍然不清楚所有的刺激因素，但怀孕似乎是导致临床甲状腺功能障碍的重要原因之一。甲状腺过氧化物酶（TPO）抗体升高提示桥本甲状腺炎，具有较高的灵敏度和特异度[13]。超过 90%～95% 的桥本甲状腺炎患者血清 TPO 抗体升高[9, 10]。

1. 常规 B 型灰阶超声

正常甲状腺实质的超声图像表现呈细小点状等回声（磨砂玻璃样外观），与涎腺的回声相似，但高于相邻的带状肌或胸锁乳突肌回声[6]（图 6-6）。在甲状腺功能紊乱或 TPO 升高之前就可通过超声发现甲状腺回声减低而确诊 HT（图 6-5B 和图 6-6B）[14, 15]。在自身免疫性甲状腺疾病中，其甲状腺体积（正常值：女性 12ml，男性 14ml）和内部回声可能发生改变。Raber 根据甲状腺功能改变程度和 TPO 抗体的水平将甲状腺回声量化为 3 个等级（表 6-3）[15]。结果发现回声减低能够准确预测自身免疫性甲状腺炎和甲状腺功能不全（其准确性达 96%）。3 级回声（甲状腺实质为低 - 等回声，与带状肌相比）诊断自身免疫性甲状腺炎的阳性预测值（PPV）分别是 94%（伴临床甲减）和 96%（各种程度的甲状腺功能减退）。1 级回声（甲状腺实质回声与颌下腺相似，高于带状肌）预测甲状腺功能正常和 TPO 抗体阴性者的阴性预测值（NPV）是 91%。在这项研究中，甲状腺肿大（大于正常）或腺体萎缩与 TPO 抗体水平没有相关性。

表 6-3 自身免疫性甲状腺炎的回声分级和危险度

分　级	类　型	PPV/NPV（TSH 任意值）
1 级	与颌下腺回声类似，高于带状肌	NPV 91%
2 级	回声低于颌下腺，高于带状肌	PPV 87%
3 级	呈低或等回声，与带状肌相比	PPV 96%

PPV. 阳性预测值；NPV. 阴性预测值。数据来自 Raber（2002）

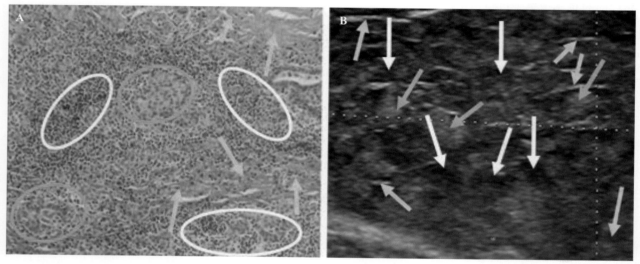

▲ 图 6-5　桥本甲状腺炎的病理（A）与超声相对照（B）
白色圆圈和白箭为低回声淋巴细胞浸润；蓝色圆圈和蓝箭为等回声甲状腺滤泡细胞；黄箭为高回声纤维带

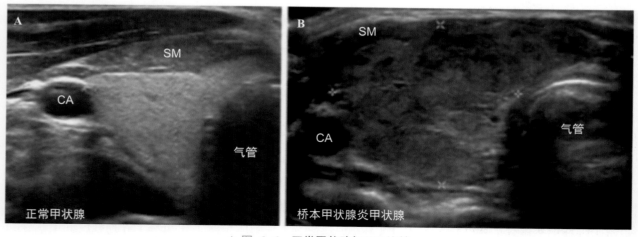

▲ 图 6-6　正常甲状腺与 HT 比较
A. 大小及回声正常的甲状腺；B.HT 的甲状腺增大伴回声减低。正常甲状腺回声高于带状肌，HT 甲状腺肿大，回声低于等于或带状肌。CA. 颈动脉；SM. 带状肌

　　HT 的超声声像图表现多变，取决于自身免疫反应程度及其破坏滤泡数量的个体差异性、淋巴细胞浸润和纤维化。图 6-5 显示与组织病理学病变相关的 HT 超声图像变化（滤泡破坏、淋巴细胞浸润和纤维化）。在甲状腺炎早期，腺体大小可能正常并伴有弥散性微结节样改变，总体回声正常，实质内可见短线状强回声，多普勒显示血流弥漫性增多（图 6-7 和图 6-8）。即使 HT 早期甲状腺功能正常时，在峡部周围和双侧叶下方可能显示良性反应性淋巴结（图 6-7 和图 6-9）。当正常大小的甲状腺呈微结节改变（图 6-7 至图 6-9）或肿大的甲状腺血流信号弥漫性增多（图 6-10），这可以提示患者有自身性免疫性甲状腺炎可能，而且这种表现可早于甲状腺总体回声明显减低之前出现。

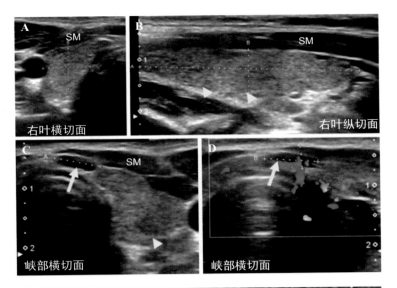

◀ 图 6-7　**早期 HT**
甲状腺大小正常，弥漫性微结节改变伴短的高回声纤维带（箭头）和峡旁良性淋巴结（箭），甲状腺周围实质回声正常且高于带状肌（SM）。A. 右叶横切面；B. 正中纵切面；C. 峡部和左叶横切面；D. 峡部横切面

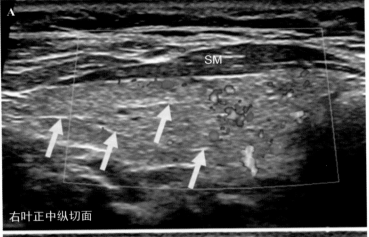

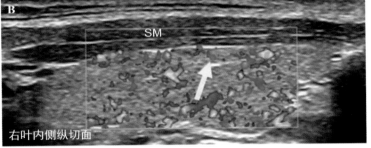

◀ 图 6-8　**早期 HT**
甲状腺大小正常伴弥漫性微结节样改变和高回声的纤维带（箭），CDI 显示血流信号轻度增加，甲状腺总体回声正常，高于带状肌（SM）。A. 右叶正中纵切面；B. 右叶内侧纵切面

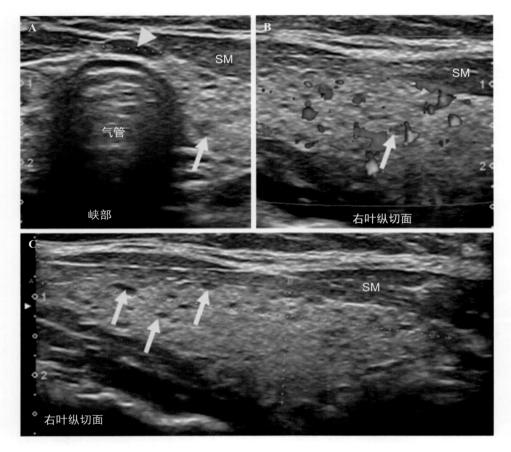

◀ 图 6-9　早期 HT
甲状腺大小正常伴有明显的微结节样改变（箭），大体回声正常，高于带状肌（SM），峡旁可见一个良性反应性淋巴结（箭头）。CDI 显示微结节周围正常实质内血流增多。A. 右叶横切面；B. 右叶纵切面；C. 右叶纵切面

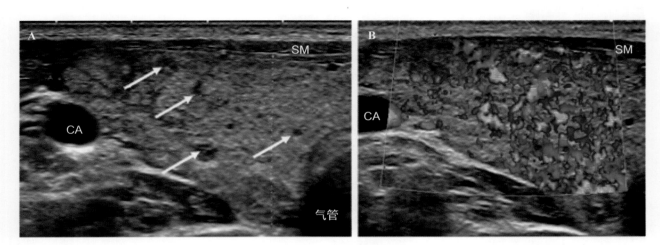

▲ 图 6-10　早期 HT
A. 右叶横切面；B. 右叶纵切面，甲状腺肿大伴回声不均的微结节样改变（箭），总体回声正常，高于带状肌（SM），CDI 显示血流明显增多。CA. 颈动脉

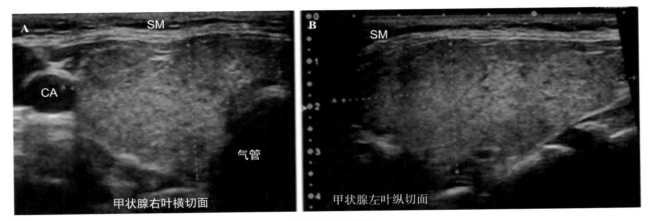

▲ 图 6-11　HT

回声稍减低的肿大甲状腺并伴有微结节样改变，总体回声减低，但仍高于带状肌（SM）。A. 右叶横切面；B. 右叶纵切面；CA. 颈动脉

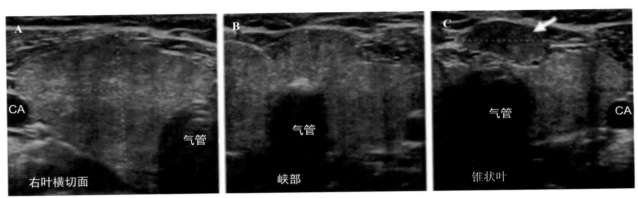

▲ 图 6-12　HT 锥状叶疑似结节

HT 甲状腺峡部及锥状叶肿大、回声减低，横切面上位于峡部头侧的锥状叶呈假结节表现（HT 假结节 1 型，箭）。A. 右叶横切面；B. 峡部横切面；C. 锥状叶横切面；CA. 颈动脉

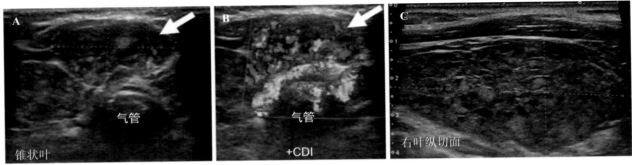

▲ 图 6-13　HT 锥状叶 –HT 假结节 1 型

A. 锥状叶横切面；B. 锥状叶横切面伴 CDI；C.HT 右叶纵切面；甲状腺肿大、回声不均并可见高回声纤维带，横切面上位于峡部头侧的锥状叶呈假结节表现（HT 假结节 1 型，箭）

　　随着甲状腺炎的进展，腺体增大，回声更低（图 6-10 和图 6-11）。整个腺体包括峡部和两侧叶都随着 HT 进展而增大。增大的锥体叶在横切面上可能被当成结节（图 6-12C 和图 6-13），但如果在横切面上从上至下检查峡部就会发现疑似的肿块（图 6-12B）与峡部相连，为无明显边界的 HT 假结节 1 型（表 6-4）。

　　随着 HT 的进展，超声显示甲状腺纤维带明显增多，血流丰富（图 6-14）。甲状腺实质回声变得越来越粗糙并伴有低回声微结节改变（图 6-14）。直径在 1～7mm 之间的微结节改变不易定义为片状低回声，因为那些低回声微结节包绕着周围相对正常的等回声实质可融合假结节（HT 型假性结节 2 型）（图 6-15 和表 6-4）[14, 16-18]。片状低回声形状规则，大小可达 7mm，很像长颈鹿的斑点。这种"长颈鹿"表现已被描述为"无数"小的低回声结节，这是假结节 3 型（图 6-9、图 6-10、图 6-16、图 6-17 和表 6-4）。微结节改变诊断 HT 特异性很高，PPV 是 95%[16]。腺体纤维化程度也随 HT 的进展而变化。一些 HT 腺体实质广泛纤维化，超声上显示为带状高回声，常可见血流（图 6-18 和图 6-19），纤维带可分隔甲状腺实质产生假结节的表现。一般来说，在纵切面检查感兴趣区域往往难以发现孤立性结节。HT 实质回声减低可使高回声甲状腺包膜分隔正常解剖变异（即 Zuckerkandl 小叶）显得更为清楚。Zuckerkandl 小叶是起源于第四鳃裂和后鳃体的正常甲状腺组织，是甲状腺后部组织向深方延伸而形成（图 6-20），在超声上可能被误认为甲状腺结节，但其周围没有高回声纤维带包绕（图 6-21 和图 6-22）。真正的结节与甲状腺实质回声不同，有清晰的边界，且结节周围可见血流（图 6-23），这些有助于结节和 Zuckerkandl 小叶的鉴别。

表 6-4　假结节类型

假结节类型	超声图像	假结节类型	超声图像
1 型　HT 增大的锥状叶		3 型　1～7mm 低回声微结节	
2 型　包绕正常甲状腺实质的低回声微结节改变		4 型　Zuckerkandl 小叶（甲状腺后外侧组织）	

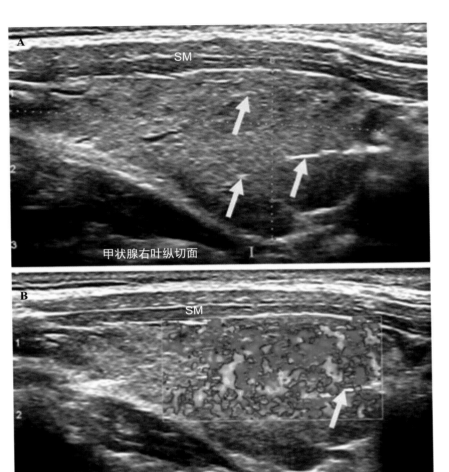

◀ 图 6-14　**HT 和纤维化**
甲状腺轻度肿大并伴微结节改变，可见高回声纤维带（箭），CDI 显示整体血流信号显著增多，总体回声减低与带状肌（SM）相似。A. 右叶纵切面；B. 右叶纵切面加 CDI

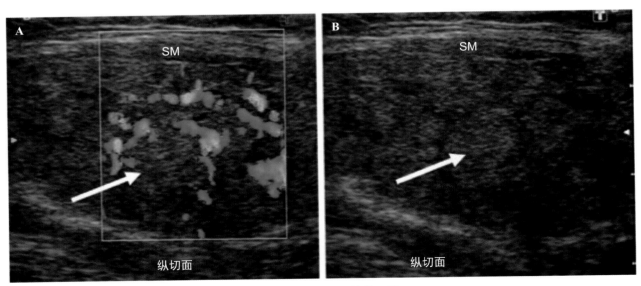

▲ 图 6-15　**HT 假结节 2 型**
斑片状低回声融合后的图像呈模糊不清的假结节样改变，甲状腺总体回声低于正常，与带状肌（SM）相似，假结节（箭，HT 假结节 2 型）通常是周围低回声微结节包绕的正常等回声实质。A. 假结节加 CDI；B. 假结节

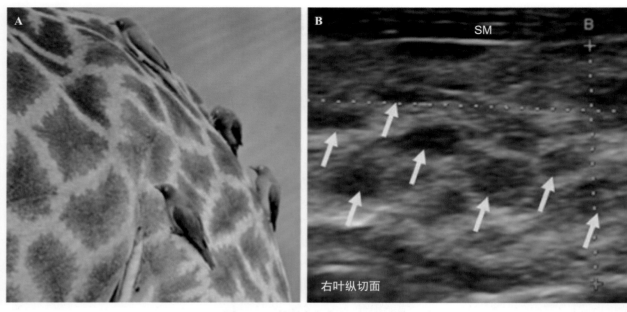

▲ 图 6-16　长颈鹿斑点和 HT 假结节 3 型

甲状腺内明显的微结节样改变（箭）类似于长颈鹿斑点。A. 甲状腺回声；B. 斑片状低回声之间回声正常，高于带状肌（SM），这种片状低回声边界不清晰，是一例 HT 假结节 3 型病例，图片由 Dr. Robert Levine 提供

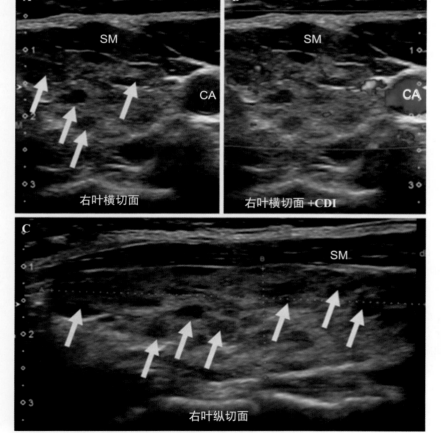

◀ 图 6-17　长颈鹿斑点和 HT 假结节 3 型

A. 右叶横切面灰阶超声；B. 右叶横切面结合彩色多普勒成像；C. 右叶纵切面；甲状腺轻度肿大伴明显的微结节样改变（箭），甲状腺总体回声正常但高于带状肌（SM），CDI 显示血流位于正常实质内，而非斑片状低回声，这种片状低回声被认为是淋巴细胞浸润区，该例病例是 HT 假结节 3 型。CA. 颈动脉

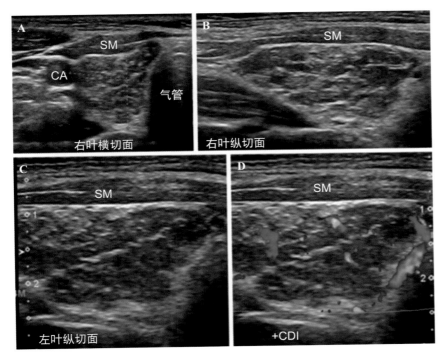

◀ 图 6-18　甲状腺肿大伴微结节改变及纤维带

甲状腺明显微结节改变并广泛高回声纤维带，高回声纤维带之间的甲状腺实质回声低于或等于带状肌（SM），CDI 显示沿纤维带走行的血流轻度增多。A. 右叶横切面；B. 右叶纵切面；C. 左叶纵切面；D. 左叶纵切面伴 CDI

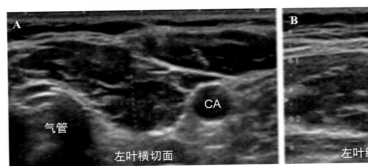
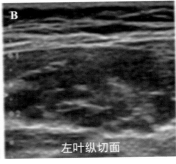
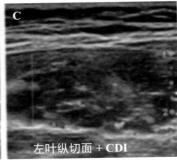

▲ 图 6-19　甲状腺大小正常伴微结节改变及纤维带

甲状腺实质回声减低并可见高回声纤维带，高回声纤维带之间的甲状腺实质回声低于或等于带状肌（SM），CDI 显示沿纤维带走行的血流。A. 左叶横切面；B. 左叶纵切面；C. 左叶纵切面伴 CDI；CA. 颈动脉

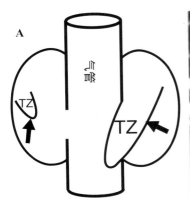
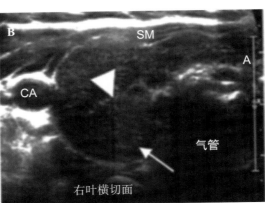
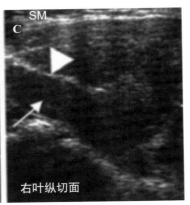

▲ 图 6-20　HT 和 Zuckerkandl 小叶

A. 显示甲状腺后外侧肿大组织后面观，即 Zuckerkandl 小叶，低回声实质使分隔甲状腺体部和 Zuckerkandl 小叶的双层高回声膜（箭头）清晰的显示（TZ，箭）；B. 右叶横切面；C. 右叶纵切面；CA. 颈动脉；SM. 带状肌

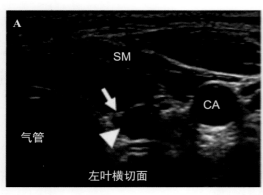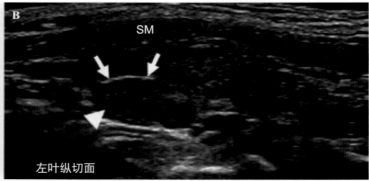

▲ 图 6-21　**HT、Zuckerkandl 小叶和 HT 假结节 4 型**

甲状腺回声低于或等于带状肌（SM），高回声甲状腺被膜（箭）分隔甲状腺体部和 Zuckerkandl 小叶（箭头），形成 HT 假结节 4 型。A. 左叶横切面；B. 左叶纵切面；CA. 颈动脉

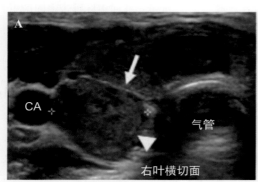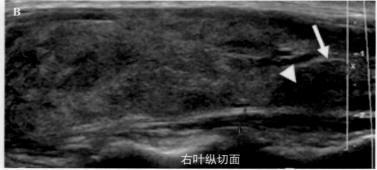

▲ 图 6-22　**HT、Zuckerkandl 小叶和 HT 假结节 4 型**

甲状腺肿大，回声不均，内有斑片状低回声。高回声甲状腺被膜（箭）分隔甲状腺和 Zuckerkandl 小叶（箭头），形成 HT 假结节 4 型。A. 右叶横切面；B. 右叶纵切面；CA. 颈动脉

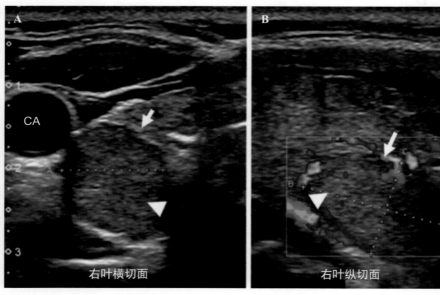

▲ 图 6-23　**HT 和 Zuckerkandl 小叶内结节**

低回声实质分隔 Zuckerkandl 小叶使其内低回声结节（箭头）和甲状腺体部的双层高回声被膜（箭）清晰显示，该结节边界清晰，CDI 显示结节周围有血流（3 级）。A. 右叶横切面；B. 右叶纵切面；CA. 颈动脉

超声图像所显示的甲状腺微结节改变和整体低回声实际上反映出淋巴细胞的浸润[1, 19]。甲状腺回声弥漫性减低（图 6-6B、图 6-12、图 6-13、图 6-21 和图 6-23）对 AITD 有很高的预测价值，其 PPV 是 88.3%（95%CI 85%～91%）。超声可在临床症状出现之前或血清 TPO 抗体升高前诊断桥本甲状腺炎[14]。一项前瞻性研究显示，在预测当前或未来发生甲状腺功能减低的灵敏度上（100% vs 63.3%），弥漫性低回声明显高于 TPO 抗体水平（100% vs 63.3%）[20]。然而，由于观察者进行甲状腺低回声程度分级依赖于超声设备、仪器参数设置、经验等因素影响，差异性非常大（κ=-0.002～0.781）[21, 22]。有学者尝试进行标准化探查，不考虑超声仪器和仪器参数设置影响，应用灰阶直方图分析的标准化方法对低回声程度分级，并显示其与较高水平 TSH 相关[21, 23]。

临床上，甲状腺功能减退可分为甲状腺肿性或萎缩性甲状腺炎（Ord 甲状腺炎；见图 6-24）[9, 24]。有人猜想甲状腺炎的超声变化过程可能是早期腺体增大，伴有多发低回声微结节，然后进展到腺体回声弥漫性减低及纤维带形成，最后腺体变小萎缩，但此过程未被专业的研究所证实。最近的研究表明，HT 是一种多方面的疾病，包括各种亚型，不同亚型的临床病理特征有明显区别[25]。已经介绍了 HT 的几种分类方案。HT 的纤维变异被视为 HT 的终末阶段，但是 IgG4 甲状腺炎可能在很大程度上与所谓的 HT 纤维变异相重叠，因为它们的组织学高度相似[25, 26]（图 6-25）。最近研究认为，回声极低的肿大甲状腺（图 6-6B、图 6-11 和图 6-12）与一种新的 IgG4 相关硬化性系统性疾病有关。IgG4 相关硬化性疾病是一种系统性疾病，其特征是 γ 球蛋白升高，IgG4 水平显著升高，伴有浆淋巴细胞浸润、纤维化、闭塞性静脉炎和受累器官中 IgG4 阳性浆细胞数量增加[27]。研究表明，IgG4 相关性甲状腺疾病有 4 种类型，包括与 IgG4 相关的 HT、HT 的纤维变异、IgG4 升高的 Graves 病和 Riedel 甲状腺炎[28]。IgG4 桥本甲状腺炎在间质纤维化、淋巴浆细胞浸润和滤泡细胞变性上，明显强于非 IgG4 甲状腺炎[25]。与 IgG4 甲状腺炎相关因素有低龄、男性、亚临床甲状腺功能减低伴回声弥漫性减低的甲状腺肿大以及血液中高水平的甲状腺抗体[28, 29]。关于 HT 超声的不同表现是一个连续进展过程，还是不同类型的桥本病，这需要进行前瞻性研究来验证。

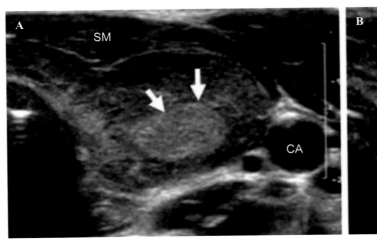 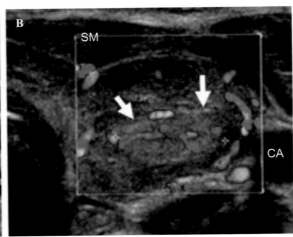

▲ 图 6-24 "白色骑士结节"和 HT

只有在 HT 的低回声背景下边缘光滑、轮廓清晰、无钙化的均匀高回声结节才能称为良性白色骑士结节（白箭）。A. 右叶横切面；B. 右叶横切面伴彩色多普勒。CA. 颈动脉；SM. 带状肌

　　有人提出 HT 患者中的单发高回声结节（"白色骑士"）几乎总是良性[30, 31]（图 6-24）。但这必须建立在 HT 低回声的背景下，而且结节必须圆形、边缘光滑、边界清晰、回声均匀的高回声，同时 CDI 可显示结节周围实质有血流，而结节内无血流，只有符合以上所有标准，才能确定结节是良性的。根据 AACE[7] 和 ATA[8] 结节处理指南，如果结节较大或明显增大，应考虑 FNA。

　　甲状腺周围淋巴结常见于 HT 患者。一项研究发现 199 名 HT 患者中有 184 例（92.5%）存在气管旁淋巴结，而对照组中 100 例只有 28 例（28%）（P < 0.001）。与 HT 患者相比，对照组患者气管旁淋巴结较少（2.8 vs 4.7）并且较小（10.7mm vs 8.2mm）[32]。甲状腺周围淋巴结通常位于峡部附近或甲状腺侧叶下方。这些反应性淋巴结都具有典型良性的椭圆形表现（图 6-7、图 6-9 和图 6-26）。

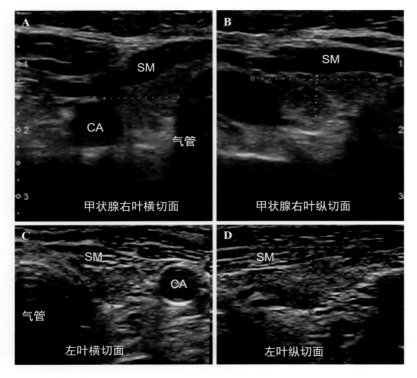

◀ 图 6-25　终末期萎缩性 HT
2 例甲状腺功能减退的终末期 HT 患者，患者 1：甲状腺体积缩小（1.6cm × 0.8cm × 0.6cm；上下径 × 前后径 × 左右径）且回声不均，回声减低，但略高于带状肌。A. 右叶横切面；B. 右叶纵切面；患者 2：甲状腺体积缩小（1.7cm × 0.5cm × 0.6cm；上下径 × 前后径 × 左右径）、回声减低且不均；C. 左叶横切面；D. 左叶纵切面。CA. 颈动脉；SM. 带状肌

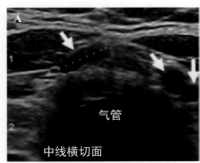 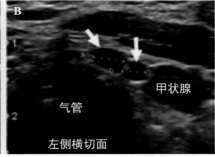 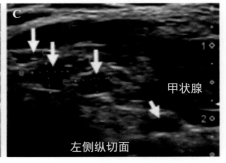

▲ 图 6-26　甲状腺周围良性淋巴结和 HT
A. 峡部周围良性淋巴结；B. 伴 HT 的甲状腺左叶上方良性淋巴结；C.HT 患者甲状腺左叶下方良性淋巴结。箭示为良性淋巴结；A. 峡部横切面；B. 甲状腺左叶上方横切面；C. 甲状腺左叶下方纵切面

2. 彩色多普勒成像（CDI）

甲状腺炎腺体的 CDI 在炎症活跃期可能表现出丰富的血供，但是随着时间的推移、纤维化的发展，血流将变得稀疏。在桥本病的所有阶段中，甲状腺周围动脉的收缩期峰值流速均正常，这可以与肿大的低回声、富血供的 Graves 病相鉴别，后者 PSV 升高[33, 34]。尽管 HT 和 Graves 病在超声上都表现为不均匀低回声，但 TBF（甲状腺血流）的 CFI 评估还是有助于其鉴别。

3. 弹性成像

HT 伴淋巴细胞浸润和纤维化导致甲状腺实质硬度增加[22]。剪切波弹性成像（SWE）能区分正常甲状腺和甲状腺炎（Graves 病 $P < 0.001$；桥本甲状腺炎 $P=0.004$），截止值 > 2.53m/s，阳性预测值（PPV）> 90%[35]。以颈动脉搏动作为内部压力源而使用一个不同的弹性成像方法发现弹性指数随着甲状腺抗体水平和甲状腺功能障碍的程度增加而降低（硬度增加）[36]。由于周围实质的硬度增加，桥本甲状腺炎患者甲状腺结节的弹性成像测量可能不准确（见第 16 章）。

（二）Graves 病（GD）

GD 是一种自身免疫性疾病，可导致甲状腺激素分泌增加，从而引起甲状腺功能亢进。B 细胞产生与促甲状腺素受体（TSH 受体）结合的活化免疫球蛋白，并在无血清 TSH 的情况下活化促甲状腺素细胞不断产生甲状腺素。活化的抗体，即促甲状腺免疫球蛋白（TSI）可与 TSH 受体结合激活每个促甲状腺素细胞生长并产生甲状腺激素，导致甲状腺弥漫性肿大和甲状腺功能亢进。

1. 常规 B 超

GD 典型超声表现为腺体弥漫性增大，前缘向外突出，回声稍增粗（图 6-27 至图 6-29）。可能因为 GD 血流增加、细胞增多和胶质含量减少，回声比正常甲状腺实质低。与 HT 相比，GD 甲状腺回声很少不均质及微结节形成[20, 37]（图 6-27 至图 6-29）。偶尔，在放射性碘治疗后，患者会出现短暂的甲状腺肿大或形成结节。在这种情况下，了解放射性碘消融后的预期变化就显得尤为重要。与治疗前的超声相比，放射性碘消融后甲状腺的典型超声表现为平均总体积显著减少（87%；$P < 0.05$）、血流减少、回声粗糙、回声增高[37]。放射性碘消融后甲状腺内出现孤立性结节少见。根据 AACE[7] 或 ATA[8] 结节指南，GD 中发现的任何结节都必须经超声引导细针穿刺活检进行评估。

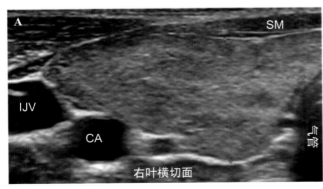
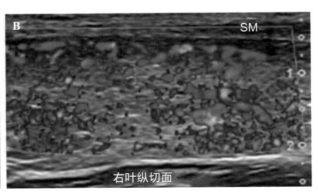

▲ 图 6-27　**Graves 甲状腺功能亢进症**

与带状肌相比，Graves 甲状腺超声表现为低回声且回声不均。Graves 甲状腺炎的低回声和不均匀性通常比 HT 轻，微结节改变或纤维化也少于 HT，CDI 显示血流呈弥漫性增多。A. 右叶横切面；B. 右叶纵切面；CA. 颈动脉；IJV. 颈内静脉

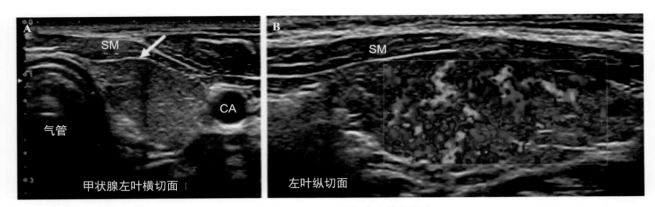

▲ 图 6-28　Graves 甲状腺功能亢进症

甲状腺回声低于或等于带状肌，CDI 显示血流极为丰富，呈 "甲状腺火海征"，注意典型 Graves 病的前方包膜向外凸起（箭）。CA. 颈动脉；A. 左叶横切面；B. 左叶纵切面

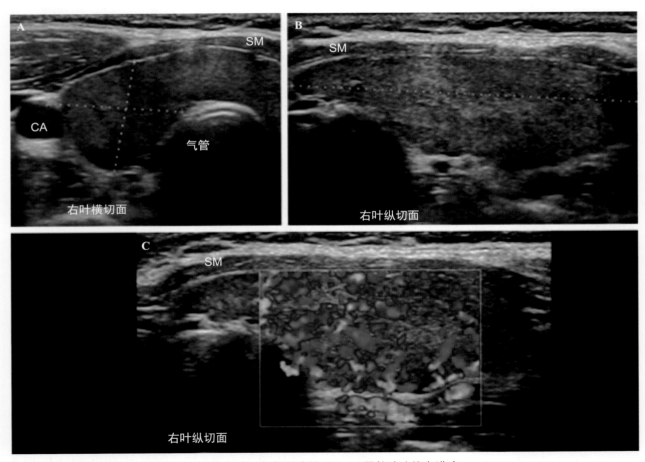

▲ 图 6-29　极低回声的 Graves 甲状腺功能亢进症

甲状腺回声极低，与带状肌相似，腺体的小叶轮廓非常光滑，这种特征与 IgG4 相关的甲状腺疾病相一致，CDI 显示其血流较正常实质丰富。A. 右叶横切面；B. 右叶纵切面；C. 右叶纵切面伴 CDI；CA. 颈动脉

2. 彩色多普勒成像（CDI）

正常甲状腺的彩色多普勒血流显像可见点状或条状血流，甲状腺下动脉收缩速度峰值在 $15 \sim 30cm/s$ 之间，甲状腺实质内动脉收缩速度峰值在 $3 \sim 5cm/s$ 之间[38]。GD 患者的甲状腺下动脉平均血流 PSV（25.5cm/s）以及甲状腺周围动脉平均血流 PSV（48.2cm/s）均升高[38]。GD 的 PSV 明显高于 HT（$P < 0.001$）和正常甲状腺（$P < 0.001$）。尽管 GD 和 HT 在灰阶超声上都表现为甲状腺增大、回声减低，但 CDI 和 PSV 的测量有助于其鉴别[34]。GD 患者 CDI 表现为"甲状腺火海征"（图 6-28）是因为血流量显著增加，主要是因为血管扩张和动静脉分流引起的。高级动态血流成像（ADF）是一种高分辨率能量多普勒模式，用于定量腺体内的多普勒信号。通过测得甲状腺内、甲状腺周围和结节周围的血流收缩期峰值速度（PSV）和对 ADF 进行评分可以很好地诊断 GD。在 HT 患者和对照组中发现，GD 患者血供十分丰富，且平均 PSV 明显高于 HT 患者（$P < 0.001$）和对照组（$P < 0.001$）。在未治疗的 GD 和 HT 伴有相似的低回声表现，ADF 可以帮助其鉴别，也可定量测量甲状腺血流（TBF）。尽管测值存在重叠，但 GD 患者的 TBF 比无症状亚急性甲状腺炎、亚急性肉芽肿性甲状腺炎及正常对照组的明显更高（$> 4\%$；$P < 0.001$）[39]。

3. 弹性成像

与正常的对照组（$2.07 \pm 0.44m/s$）相比，Graves 病（$2.82 \pm 0.47m/s$；$P < 0.001$）和桥本甲状腺炎（$2.49 \pm 0.48m/s$；$P=0.004$）患者甲状腺硬度均较高[35]。不过 Graves 病和 HT 的硬度却无差异（$P=0.053$）。

（三）亚急性甲状腺炎

亚急性甲状腺炎可分为 3 种类型，它们具有相似的临床进程：$4 \sim 8$ 周的甲状腺毒症期和 $2 \sim 4$ 个月的甲状腺功能减退期，随后超过 90% 的患者甲状腺功能恢复正常。亚急性甲状腺炎的 3 种类型分别是无痛性"无症状"亚急性甲状腺炎、疼痛性假性肉芽肿性亚急性甲状腺炎和产后亚急性甲状腺炎。假性肉芽肿性亚急性甲状腺炎表现为下颈部疼痛肿胀、吞咽痛、发热、肌痛及血沉升高。产后无痛性亚急性甲状腺炎表现为无痛性甲状腺肿大，甲状腺激素水平发生典型的变化，但无甲状腺疼痛、发热和肌痛症状。产后亚急性甲状腺炎可能发生在分娩或流产后的第一年内，多发生在前 6 个月内。亚急性甲状腺炎是甲状腺的一种自限性炎症疾病。虽然病因还不完全清楚，但亚急性肉芽肿性疾病一般发生在多种病毒感染后，而产后亚急性甲状腺炎通常与妊娠前的亚临床自身免疫性疾病有关。

1. 常规 B 超

亚急性甲状腺炎毒症期的典型超声表现是甲状腺肿大，回声明显不均，内可见一个或多个低回声区，边界不清（图 6-30 和图 6-31）。低回声区可沿腺体长轴方向延伸，并累及甲状腺的一侧或两侧叶。低回声区呈斑片状，无明显边界[40-46]。肉芽肿性亚急性甲状腺炎的疼痛见于范围最大的低回声区（$P < 0.001$）[47]。亚急性甲状腺炎恢复后的永久性甲状腺功能减退最常见于早期双侧起病和甲状腺炎症恢复后甲状腺萎缩的患者[48]。

2. 彩色多普勒成像（CDI）

亚急性甲状腺炎区在声像图上区别于 GD 是低回声内无血流或少血流（图 6-30 和图 6-31），而其周边甲状腺实质血流正常（图 6-31A）[33, 40, 41, 47, 49]。CDI 显示不同的甲状腺动脉收缩期峰值流速正常[49]且低于 GD 患者[50]。如果合并 HT，周边甲状腺实质血流可能增多，尤其是产后甲状腺炎[1]。虽然甲状腺毒症患者的丰富血流支持 GD 的诊断，而无血流也是亚急性（破坏性）甲状腺炎典型表现，它们之

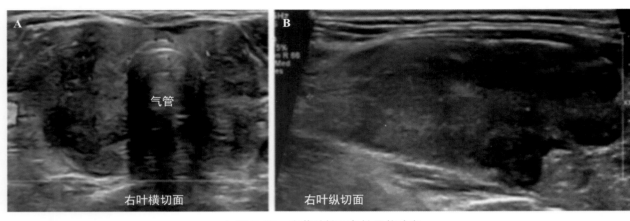

▲ 图 6-30　肉芽肿性亚急性甲状腺炎

患者 1 周前颈部疼痛、发热、肌痛和心动过速，甲状腺功能亢进，血沉为 60，甲状腺明显肿大，回声低且极度不均，CDI 显示低回声内血流极少。A. 横切面；B. 右叶纵切面

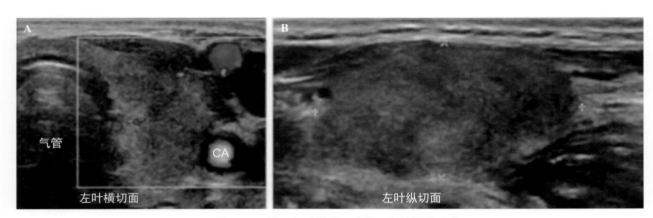

▲ 图 6-31　淋巴细胞性或无症状亚急性甲状腺炎

患者出现心动过速和甲状腺毒症 3 周，血沉正常，[123]I- 甲状腺扫描显示 24h 摄取量 < 1%，甲状腺轻度肿大，回声低且不均，CDI 显示低回声内血流信号较少。A. 左叶横切面；B. 左叶纵切面；CA. 颈动脉

间也存在重叠，应当值得注意，而发现少到中量血流时往往不易诊断。

3. 弹性成像

亚急性甲状腺炎的低回声质地很硬，硬于 HT，和甲状腺癌类似[51, 52]。用应变率来测量甲状腺和 SCM 之间硬度，其差异具有统计学意义（$P < 0.05$），可以鉴别 GD（2.3 ± 1.08）、HT（7.04 ± 7.74）以及亚急性甲状腺炎（24.09 ± 13.56）[53]。

（四）急性化脓性甲状腺炎

甲状腺的感染或急性化脓性甲状腺炎并不常见。它可由周围感染浸润，或通过败血症血行传播。急性化脓性甲状腺炎最常见的病原体是革兰阳性菌，包括葡萄球菌和链球菌，但免疫抑制患者可能是由真菌感染引起的。患者表现为疼痛性肿块或甲状腺肿大伴发热。当累及甲状腺左叶时，应考虑左第三个咽囊残余和甲状腺叶与同侧梨状隐窝之间的内瘘形成可能[54]。

1. 常规 B 超

甲状腺感染区域的超声表现为该区肿大且回声不均（图 6-32），但很少表现为充满液体的囊性肿块

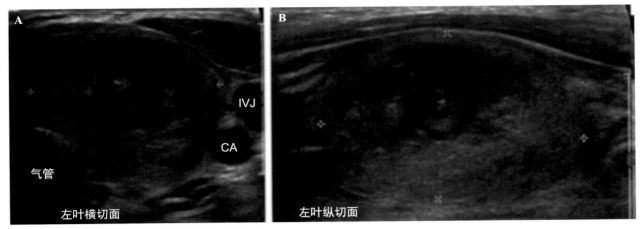

▲ 图 6-32　急性化脓性甲状腺炎

患者 2 周前出现发热、严重的吞咽困难及甲状腺肿块，甲状腺功能正常，触诊发现整个左叶肿大且压痛明显，超声示左叶肿大且回声不均，CDI 显示低回声肿块内无血流（未显示）。A. 左叶横切面；B. 左叶纵切面；CA. 颈动脉；IJV. 颈内静脉

及颈前部软组织内气体积聚[33,55]。急性化脓性甲状腺炎可能与相邻甲状腺周围软组织肿胀有关，后者是由伴有单侧声带麻痹的蜂窝织炎引起的[56]。

2. 彩色多普勒成像（CDI）

在甲状腺感染区和炎症区血流可能会增加。

3. 弹性成像

尚未发现使用弹性成像评估急性化脓性甲状腺炎的研究。

（五）Riedel 甲状腺炎（RT）

Riedel 甲状腺炎或纤维化甲状腺炎是全身纤维硬化疾病的局部表现，其包括纵隔和腹膜后纤维化。病因尚不清楚，但小部分手术标本显示 IgG4 的浆细胞染色阳性，提示某些患者的 RT 是 IgG4 相关系统性疾病谱里的一部分[57]。这是一种罕见的炎症性疾病，其特征是正常甲状腺组织被致密的纤维结缔组织替代，正常甲状腺结构和血管结构被破坏，并穿过甲状腺包膜向外累及邻近组织。甲状腺可弥漫受累或局部受累。RT 不同于 HT，HT 中纤维化仅限于甲状腺包膜内[58]。患者表现为快速生长的无痛性甲状腺肿块。查体通常会发现肿大的甲状腺固定且质硬，有时感觉类似于石头和木头[59]。

1. 常规 B 超

超声表现为甲状腺肿大，粗糙的低回声伴纤维分隔，呈假结节状外观或边缘不规则的极低回声肿块[60-63]并向甲状腺外延伸（图 6-33）[60,61,63]。在疾病的早期，纤维化可能表现为线性高回声。随着疾病进展，腺体被纤维组织替代形成正常实质回声消失的低回声肿块并可能向颈动脉周围延伸[63]。

2. 彩色多普勒成像（CDI）

CDI 示 RT 血流信号减少，尤其是在血管结构破坏后甲状腺实质完全被纤维硬化组织替代时[63,64]。

3. 弹性成像

与相邻的正常甲状腺实质正常硬度相比[53]，RT 甲状腺的低回声非常坚硬，通过剪切波弹性成像测量硬度为 142 ～ 281kPa[63]。

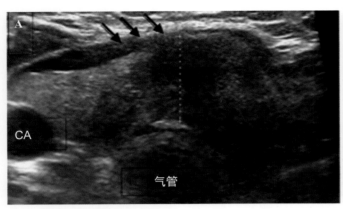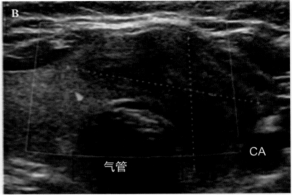

▲ 图 6-33　Riedel 甲状腺炎

患者表现为峡部肿块，质硬，甲状腺功能正常，TPO 抗体滴度阴性，肿块回声极低，有边缘侵犯，甲状腺包膜回声中断，并在多个部位（箭）向包膜外突出，CDI 显示低回声内无血供。A. 峡部横切面；B. 峡部横切面伴 CDI；CA. 颈动脉

（六）甲状腺炎、甲状腺乳头状癌（PTC）和淋巴瘤

在 HT 和 GD 背景中，也可见甲状腺恶性肿瘤。但 HT 和 GD 是否会增加 PTC 的风险，目前还存在争议。在甲状腺恶性结节背景风险的研究中发现，在 HT 背景下，仅有甲状腺功能正常的患者甲状腺结节恶性风险增高，而晚期 HT 患者并未有明显改变[65-67]。而一项前瞻性研究表明 GD 背景下患者的 PTC 患病率升高，恶性肿瘤的转移也与 GD 及年龄（> 45 岁）有关[68]。与普通人群一样，甲状腺乳头状癌是 HT 和 GD 患者中最常见的甲状腺恶性肿瘤类型。原发性甲状腺淋巴瘤与 HT 关系密切，但与 HT 发病率相比，其患病率极低。而原发性甲状腺淋巴瘤通常只见于患 HT 的患者，常见于女性，平均发病年龄为 60 岁，主要症状为因甲状腺快速肿大而引起的压迫症状。大多数组织病理学类型是黏膜相关淋巴组织结外边缘区 B 细胞淋巴瘤、弥漫性大 B 细胞淋巴瘤以及上述两种类型的混合类型。最常见的是起源于 B 细胞，有 6 种不同的组织学亚型。较惰性的淋巴瘤是黏膜相关淋巴组织（MALT）淋巴瘤的亚组，占甲状腺淋巴瘤的 6% ～ 27%。

1. 常规 B 超

在 HT 和 GD 背景中，局灶性甲状腺炎、腺瘤样增生与甲状腺癌不易区分，因为它们的超声声像图都表现为低回声，且在甲状腺炎的低回声背景下难以显示其边界。无论在有或无 HT 的患者中，PTC 的典型超声征象都为低回声、微钙化、大钙化、声晕和边缘不光整。因此，甲状腺炎背景下的恶性结节往往都是实性、低回声，但没有单一的超声特征可以识别所有恶性肿瘤[69-71]。由于低回声癌隐藏在 HT 和 GD 的不均匀低回声背景中，因此极难发现其不规则的边缘（图 6-34）。但由于结节与周围软组织的血流信号不同，CDI 可以检测出 HT 和 GD 的不均匀低回声实质内的低回声结节（图 6-35）。在恶性结节中各种类型的钙化都可存在，包括微钙化、非特异性微小亮反射、大钙化和蛋壳样钙化[69]。在 HT 背景下的钙化区域，尤其是微钙化，即使未见明显结节也应考虑活检排除恶性肿瘤（图 6-36）[69, 72, 73]。弥漫硬化性乳头状甲状腺癌（DSPTC）是一种相对罕见的乳头状甲状腺癌亚型，其特征为分散的显微肿瘤病灶、弥漫性纤维化、钙化和大量淋巴细胞聚集。甲状腺超声并没有显示孤立性肿块，而是表现为甲状腺肿弥漫性肿大、广泛纤维化、类似甲状腺炎的大量淋巴细胞浸润及弥散分布的微钙化（图 6-37）。即使超声未发现孤立结节，也应该在微钙化集中区域进行细针活检[74, 75]。

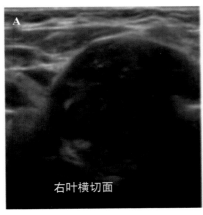
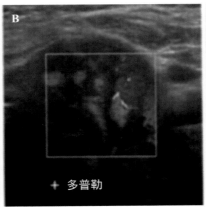
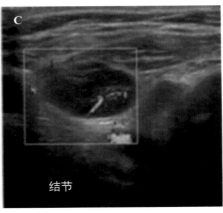

▲ 图 6-34 **低回声 HT 和淋巴瘤**

74 岁女性患者在患 HT 25 年后发现颈部肿大 6 个月余，超声显示右叶肿大，回声极低，CDI 显示低回声肿块内无血流，右侧颈部显示 1.8cm 异常淋巴结，CDI 显示淋巴门可见血流及异常的外周血流信号。A. 右叶横切面；B. 右叶横切面伴 CDI；C. 右侧三区淋巴结伴 CDI

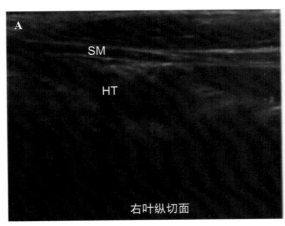
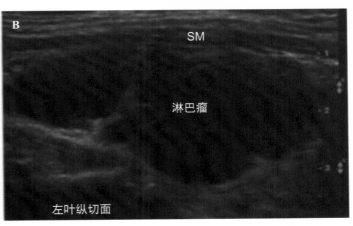

▲ 图 6-35 **甲状腺不对称肿大的低回声 HT 伴淋巴瘤**

一名 68 岁 HT 男性自诉其在过去的 8 个月里不得不购买比颈部尺寸大两倍的衬衫。A. 右叶纵切面显示右叶缩小，为终末期 HT 表现；B. 左叶纵切面显示左叶显著增大、回声极低且边缘呈分叶状，活检结果提示淋巴瘤

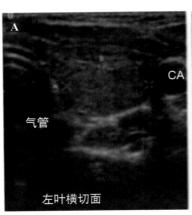
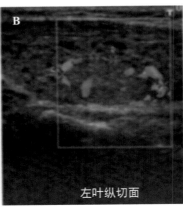
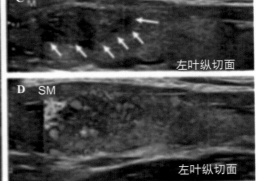

▲ 图 6-36 **CDI 检测低回声 HT 和低回声结节**

甲状腺实质为与 HT 一致的微结节低回声，患者 1（A、B）：CDI 在左叶检测到一个孤立低回声结节，周围可见血流（2级），细针活检显示结节为良性（Bethesda Ⅱ级）；患者 2（C、D）：经 CDI 发现右叶一个血流信号丰富（3 级 /4 级）的稍低回声结节（箭），细针活检显示该结节为乳头状甲状腺癌（Bethesda Ⅵ级）。CA. 颈动脉

原发性甲状腺淋巴瘤的超声表现为甲状腺单侧叶或双侧叶弥漫性改变，或极低回声的结节伴甲状腺不对称肿大（图 6-38，图 6-39，图 6-5）[76, 77]。有报道显示在 HT 背景下，超声发现 9 例 MALT 淋巴瘤，其中只有 3 名患者甲状腺肿大，因此在 HT 背景下观察到低回声结节性病灶时应考虑到有原发性淋巴瘤可能 [78]。

2. 彩色多普勒成像

虽然分化型甲状腺癌结节内可能有血流，但由于 HT 或 GD 周围实质常表现为丰富的血供，使得甲状腺低回声结节边界更清，有利于其显示。甲状腺淋巴瘤通常是缺乏血供，即使在 CDI 下，也无法检测到血流信号。

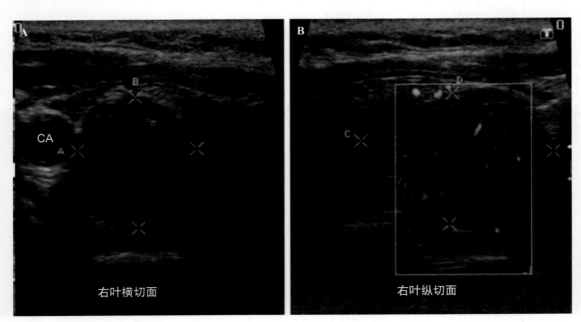

▲ 图 6-37　低回声 HT 和纵横比大于 1 的低回声结节

在低回声 HT 中，纵横比大于 1 的孤立性低回声结节不易显示，能量多普勒显示该结节未见明显血流，细针活检提示该结节为乳头状甲状腺癌（Bethesda Ⅵ级）。A. 右叶横切面；B. 右叶横切面伴 CDI；CA. 颈动脉

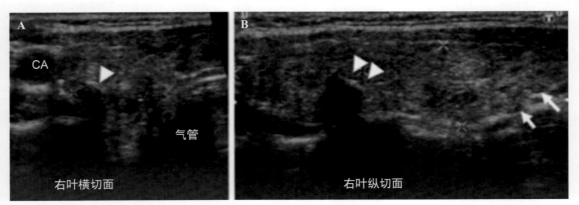

▲ 图 6-38　低回声 HT 和粗大钙化

该图显示低回声及长颈鹿斑片状的微结节改变（箭）与 HT 一致，甲状腺右叶发现一个单发的线性大钙化，未发现孤立结节，细针活检怀疑是恶性肿瘤（Bethesda Ⅴ级），右叶切除术证实为微小 PTC 伴表面钙化。A. 右叶横切面；B. 右叶纵切面；CA. 颈动脉

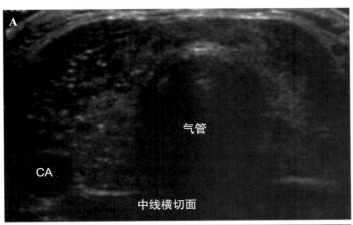

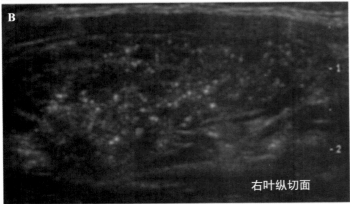

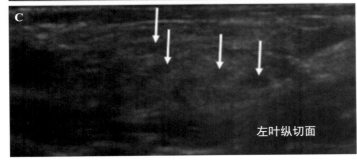

◀ 图 6-39　低回声 HT 和单侧微钙化

该图显示低回声及长颈鹿斑片状的微结节改变（箭）与 HT 一致（C）。大量的无声影的高回声病灶（微钙化）仅见于右叶（A、B），未发现孤立结节，细针活检以微钙化为目标并避开右叶微囊肿，结果考虑恶性肿瘤（Bethesda V 级），甲状腺全切除术后提示硬化型乳头状甲状腺癌。A. 正中切面；B. 右叶纵切面；C. 左叶纵切面；CA. 颈动脉

3. 弹性成像

尚无有使用弹性成像评估甲状腺淋巴瘤的研究。

四、结论

各种各样的弥漫性甲状腺疾病常常损害甲状腺。这些甲状腺疾病可以通过常规 B 超和 CDI 检测和评估。在某些情况下，如桥本甲状腺炎，超声可以在出现明显的临床表现之前诊断疾病，并排除包括恶性肿瘤在内的局灶性甲状腺疾病。超声弹性成像是一项新技术，可能有助于区分弥漫性甲状腺疾病的不同类型，但需要更多的研究来评估其在弥漫性甲状腺疾病诊断和治疗中的临床应用。

参 考 文 献

[1] Dighe M, Barr R, Bojunga J, Cantisani V, Chammas MC, Cosgrove D, et al. Thyroid ultrasound: state of the art part 1–thyroid ultrasound reporting and diffuse thyroid diseases. Med Ultrason. 2017;19(1):79–93.

[2] Hegedus L, Bonnema SJ, Bennedbaek FN. Management of simple nodular goiter: current status and future perspectives. Endocr Rev. 2003;24(1):102–32.

[3] Hegedus L, Brix TH, Paschke R. Etiology of simple goiter. Thyroid. 2009;19(3):209–11.

[4] Zimmermann M, Saad A, Hess S, Torresani T, Chaouki N. Thyroid ultrasound compared with World Health Organization 1960 and 1994 palpation criteria for determination of goiter prevalence in regions of mild and severe iodine deficiency. Eur J Endocrinol. 2000;143(6): 727–31.

[5] Zimmermann MB. The adverse effects of mild–to–moderate iodine deficiency during pregnancy and childhood: a review. Thyroid. 2007;17(9):829–35.

[6] Ghervan C. Thyroid and parathyroid ultrasound. Med Ultrason. 2011;13(1):80–4.

[7] Gharib H, Papini E, Garber JR, Duick DS, Harrell RM, Hegedus L, et al. American Association of Clinical Endocrinologists, American College of Endocrinology, and Associazione Medici Endocrinologi medical guidelines for clinical practice for the diagnosis and management of thyroid nodules—2016 update. Endocr Pract. 2016;22(5): 622–39.

[8] Haugen BR, Alexander EK, Bible KC, Doherty GM, Mandel SJ, Nikiforov YE, et al. 2015 American Thyroid Association management guidelines for adult patients with thyroid nodules and differentiated thyroid cancer: the American Thyroid Association guidelines task force on thyroid nodules and differentiated thyroid cancer. Thyroid. 2016;26(1):1–133.

[9] Pearce EN, Farwell AP, Braverman LE. Thyroiditis. N Engl J Med. 2003;348(26):2646–55.

[10] Dayan CM, Daniels GH. Chronic autoimmune thyroiditis. N Engl J Med. 1996;335(2):99–107.

[11] LiVolsi VA. The pathology of autoimmune thyroid disease: a review. Thyroid. 1994;4(3):333–9.

[12] Caturegli P, De Remigis A, Rose NR. Hashimoto thyroiditis: clinical and diagnostic criteria. Autoimmun Rev. 2014;13(4–5):391–7.

[13] Hollowell JG, Staehling NW, Flanders WD, Hannon WH, Gunter EW, Spencer CA, et al. Serum TSH, T(4), and thyroid antibodies in the United States population (1988 to 1994): National Health and Nutrition Examination Survey (NHANES III). J Clin Endocrinol Metab. 2002;87(2):489–99.

[14] Pedersen OM, Aardal NP, Larssen TB, Varhaug JE, Myking O, Vik–Mo H. The value of ultrasonography in predicting autoimmune thyroid disease. Thyroid.

2000;10(3):251–9.

[15] Raber W, Gessl A, Nowotny P, Vierhapper H. Thyroid ultrasound versus antithyroid peroxidase antibody determination: a cohort study of four hundred fifty–one subjects. Thyroid. 2002;12(8):725–31.

[16] Yeh HC, Futterweit W, Gilbert P. Micronodulation: ultrasonographic sign of Hashimoto thyroiditis. J Ultrasound Med. 1996;15(12):813–9.

[17] Simeone JF, Daniels GH, Mueller PR, Maloof F, vanSonnenberg E, Hall DA, et al. High–resolution real–time sonography of the thyroid. Radiology. 1982;145(2): 431–5.

[18] Carle A, Pedersen IB, Knudsen N, Perrild H, Ovesen L, Jorgensen T, et al. Thyroid volume in hypothyroidism due to autoimmune disease follows a unimodal distribution: evidence against primary thyroid atrophy and autoimmune thyroiditis being distinct diseases. J Clin Endocrinol Metab. 2009;94(3):833–9.

[19] Willms A, Bieler D, Wieler H, Willms D, Kaiser KP, Schwab R. Correlation between sonography and antibody activity in patients with Hashimoto thyroiditis. J Ultrasound Med. 2013;32(11):1979–86.

[20] Rago T, Chiovato L, Grasso L, Pinchera A, Vitti P. Thyroid ultrasonography as a tool for detecting thyroid autoimmune diseases and predicting thyroid dysfunction in apparently healthy subjects. J Endocrinol Investig. 2001;24(10):763–9.

[21] Kim GR, Kim EK, Kim SJ, Ha EJ, Yoo J, Lee HS, et al. Evaluation of underlying lymphocytic thyroiditis with histogram analysis using grayscale ultrasound images. J Ultrasound Med. 2016;35(3):519–26.

[22] Kim I, Kim EK, Yoon JH, Han KH, Son EJ, Moon HJ, et al. Diagnostic role of conventional ultrasonography and shearwave elastography in asymptomatic patients with diffuse thyroid disease: initial experience with 57 patients. Yonsei Med J. 2014;55(1):247–53.

[23] Schiemann U, Avenhaus W, Konturek JW, Gellner R, Hengst K, Gross M. Relationship of clinical features and laboratory parameters to thyroid echogenicity measured by standardized grey scale ultrasonography in patients with Hashimoto's thyroiditis. Med Sci Monit. 2003;9(4):MT13–7.

[24] Doniach D, Bottazzo GF, Russell RC. Goitrous autoimmune thyroiditis (Hashimoto's disease). Clin Endocrinol Metab. 1979;8(1):63–80.

[25] Li Y, Nishihara E, Hirokawa M, Taniguchi E, Miyauchi A, Kakudo K. Distinct clinical, serological, and sonographic characteristics of Hashimoto's thyroiditis based with and without IgG4–positive plasma cells. J Clin Endocrinol Metab. 2010;95(3):1309–17.

[26] Zhang J, Zhao L, Gao Y, Liu M, Li T, Huang Y, et al. A classification of Hashimoto's thyroiditis based on

immunohistochemistry for IgG4 and IgG. Thyroid. 2014; 24(2):364–70.

[27] Sato Y, Notohara K, Kojima M, Takata K, Masaki Y, Yoshino T. IgG4–related disease: historical overview and pathology of hematological disorders. Pathol Int. 2010; 60(4):247–58.

[28] Kottahachchi D, Topliss DJ. Immunoglobulin G4–related thyroid diseases. Eur Thyroid J. 2016;5(4):231–9.

[29] Jokisch F, Kleinlein I, Haller B, Seehaus T, Fuerst H, Kremer M. A small subgroup of Hashimoto's thyroiditis is associated with IgG4–related disease. Virchows Arch. 2016;468(3):321–7.

[30] Bonavita JA, Mayo J, Babb J, Bennett G, Oweity T, Macari M, et al. Pattern recognition of benign nodules at ultrasound of the thyroid: which nodules can be left alone? AJR Am J Roentgenol. 2009;193(1):207–13.

[31] Virmani V, Hammond I. Sonographic patterns of benign thyroid nodules: verification at our institution. AJR Am J Roentgenol. 2011;196(4):891–5.

[32] Serres–Creixams X, Castells–Fuste I, Pruna–Comella X, Yetano–Laguna V, Garriga–Farriol V, Gallardo–Agroma-yor E. Paratracheal lymph nodes: a new sonographic finding in autoimmune thyroiditis. J Clin Ultrasound. 2008;36(7): 418–21.

[33] Blank W, Braun B. Sonography of the thyroid—part 2: thyroid inflammation, impairment of thyroid function and interventions. Ultraschall Med. 2008;29(2):128–49; quiz 50–5

[34] Vitti P, Rago T, Mazzeo S, Brogioni S, Lampis M, De Liperi A, et al. Thyroid blood flow evaluation by color–flow Doppler sonography distinguishes Graves' disease from Hashimoto's thyroiditis. J Endocrinol Investig. 1995;18(11):857–61.

[35] Sporea I, Vlad M, Bota S, Sirli RL, Popescu A, Danila M, et al. Thyroid stiffness assessment by acoustic radiation force impulse elastography (ARFI). Ultraschall Med. 2011;32(3):281–5.

[36] Magri F, Chytiris S, Capelli V, Alessi S, Nalon E, Rotondi M, et al. Shear wave elastography in the diagnosis of thyroid nodules: feasibility in the case of coexistent chronic autoimmune Hashimoto's thyroiditis. Clin Endocrinol. 2012;76(1):137–41.

[37] English C, Casey R, Bell M, Bergin D, Murphy J. The sonographic features of the thyroid gland after treatment with radioiodine therapy in patients with Graves' disease. Ultrasound Med Biol. 2016;42(1):60–7.

[38] Erdogan MF, Anil C, Cesur M, Baskal N, Erdogan G. Color flow Doppler sonography for the etiologic diagnosis of hyperthyroidism. Thyroid. 2007;17(3):223–8.

[39] Ota H, Amino N, Morita S, Kobayashi K, Kubota S, Fukata S, et al. Quantitative measurement of thyroid blood flow for differentiation of painless thyroiditis from Graves' disease. Clin Endocrinol. 2007;67(1):41–5.

[40] Cappelli C, Pirola I, Gandossi E, Formenti AM, Agosti B, Castellano M. Ultrasound findings of subacute thyroiditis: a single institution retrospective review. Acta Radiol. 2014;55(4):429–33.

[41] Park SY, Kim EK, Kim MJ, Kim BM, KK O, Hong SW, et al. Ultrasonographic characteristics of subacute granulomatous thyroiditis. Korean J Radiol. 2006;7(4): 229–34.

[42] Ohmori N, Miyakawa M, Ohmori K, Takano K. Ultraso-nographic findings of papillary thyroid carcinoma with Hashimoto's thyroiditis. Intern Med. 2007;46(9):547–50.

[43] Nishihara E, Ohye H, Amino N, Takata K, Arishima T, Kudo T, et al. Clinical characteristics of 852 patients with subacute thyroiditis before treatment. Intern Med. 2008; 47(8):725–9.

[44] Shahbazian HB, Sarvghadi F, Azizi F. Ultrasonographic characteristics and follow–up in post–partum thyroiditis. J Endocrinol Investig. 2005;28(5):410–2.

[45] Miyakawa M, Tsushima T, Onoda N, Etoh M, Isozaki O, Arai M, et al. Thyroid ultrasonography related to clinical and laboratory findings in patients with silent thyroiditis. J Endocrinol Investig. 1992;15(4):289–95.

[46] Brander A. Ultrasound appearances in de Quervain's subacute thyroiditis with long–term follow–up. J Intern Med. 1992;232(4):321–5.

[47] Omori N, Omori K, Takano K. Association of the ultraso-nographic findings of subacute thyroiditis with thyroid pain and laboratory findings. Endocr J. 2008;55(3):583–8.

[48] Nishihara E, Amino N, Ohye H, Ota H, Ito M, Kubota S, et al. Extent of hypoechogenic area in the thyroid is related with thyroid dysfunction after subacute thyroiditis. J Endocrinol Investig. 2009;32(1):33–6.

[49] Kunz A, Blank W, Braun B. De Quervain's subacute thyroiditis–colour Doppler sonography findings. Ultraschall Med. 2005;26(2):102–6.

[50] Zuhur SS, Ozel A, Kuzu I, Erol RS, Ozcan ND, Basat O, et al. The diagnostic utility of color Doppler ultrasonography, Tc–99m Pertechnetate uptake, and TSH–receptor antibody for differential diagnosis of Graves' disease and silent thyroiditis: a comparative study. Endocr Pract. 2014; 20(4):310–9.

[51] Xie P, Xiao Y, Liu F. Real–time ultrasound elastography in the diagnosis and differential diagnosis of subacute thyroiditis. J Clin Ultrasound. 2011;39(8):435–40.

[52] Ruchala M, Szczepanek E, Sowinski J. Sonoelastography in de Quervain thyroiditis. J Clin Endocrinol Metab. 2011;96(2):289–90.

[53] Yang Z, Zhang H, Wang K, Cui G, Fu F. Assessment of diffuse thyroid disease by strain ratio in ultrasound elastography. Ultrasound Med Biol. 2015;41(11):2884–9.

[54] Ahuja AT, Griffiths JF, Roebuck DJ, Loftus WK, Lau KY, Yeung CK, et al. The role of ultrasound and oesoph-agography in the management of acute suppurative thyroiditis in children associated with congenital pyriform fossa sinus. Clin Radiol. 1998;53(3):209–11.

[55] Bukvic B, Diklic A, Zivaljevic V. Acute suppurative klebsiella thyroiditis: a case report. Acta Chir Belg. 2009; 109(2):253–5.

[56] Boyd CM, Esclamado RM, Telian SA. Impaired vocal cord mobility in the setting of acute suppurative thyroiditis. Head Neck. 1997;19(3):235–7.

[57] Dahlgren M, Khosroshahi A, Nielsen GP, Deshpande V, Stone JH. Riedel's thyroiditis and multifocal fibrosclerosis are part of the IgG4–related systemic disease spectrum. Arthritis Care Res (Hoboken). 2010;62(9):1312–8.

[58] Papi G, LiVolsi VA. Current concepts on Riedel thyroiditis. Am J Clin Pathol. 2004;121(Suppl):S50–63.

[59] Hennessey JV. Clinical review: Riedel's thyroiditis: a clinical review. J Clin Endocrinol Metab. 2011;96(10): 3031–41.

[60] Ozbayrak M, Kantarci F, Olgun DC, Akman C, Mihmanli I, Kadioglu P. Riedel thyroiditis associated with massive neck fibrosis. J Ultrasound Med. 2009;28(2):267–71.

[61] Perez Fontan FJ, Cordido Carballido F, Pombo Felipe F, Mosquera Oses J, Villalba Martin C. Riedel thyroiditis: US, CT, and MR evaluation. J Comput Assist Tomogr. 1993;17(2):324–5.

[62] Papi G, Corrado S, Cesinaro AM, Novelli L, Smerieri A, Carapezzi C. Riedel's thyroiditis: clinical, pathological and imaging features. Int J Clin Pract. 2002;56(1):65–7.

[63] Slman R, Monpeyssen H, Desarnaud S, Haroche J, Fediaevsky Ldu P, Fabrice M, et al. Ultrasound, elastography, and fluorodeoxyglucose positron emission tomography/computed tomography imaging in Riedel's thyroiditis: report of two cases. Thyroid. 2011;21(7):799–804.

[64] Perez Fontan FJ, Cordido Carballido F, Pombo Felipe F, Mosquera Oses J, Villalba Martin C. J Comput Assist Tomogr. 1993;17(2):324–5.

[65] Chen YK, Lin CL, Cheng FT, Sung FC, Kao CH. Cancer risk in patients with Hashimoto's thyroiditis: a nationwide cohort study. Br J Cancer. 2013;109(9):2496–501.

[66] Paparodis R, Imam S, Todorova–Koteva K, Staii A, Jaume JC. Hashimoto's thyroiditis pathology and risk for thyroid cancer. Thyroid. 2014;24(7):1107–14.

[67] Gul K, Dirikoc A, Kiyak G, Ersoy PE, Ugras NS, Ersoy R, et al. The association between thyroid carcinoma and Hashimoto's thyroiditis: the ultrasonographic and histopathologic characteristics of malignant nodules. Thyroid. 2010;20(8):873–8.

[68] Kim WB, Han SM, Kim TY, Nam–Goong IS, Gong G, Lee HK, et al. Ultrasonographic screening for detection of thyroid cancer in patients with Graves' disease. Clin Endocrinol. 2004;60(6):719–25.

[69] Anderson L, Middleton WD, Teefey SA, Reading CC, Langer JE, Desser T, et al. Hashimoto thyroiditis: part 2, sonographic analysis of benign and malignant nodules in patients with diffuse Hashimoto thyroiditis. AJR Am J Roentgenol. 2010;195(1):216–22.

[70] Durfee SM, Benson CB, Arthaud DM, Alexander EK, Frates MC. Sonographic appearance of thyroid cancer in patients with Hashimoto thyroiditis. J Ultrasound Med. 2015;34(4):697–704.

[71] Liu FH, Hsueh C, Chang HY, Liou MJ, Huang BY, Lin JD. Sonography and fine–needle aspiration biopsy in the diagnosis of benign versus malignant nodules in patients with autoimmune thyroiditis. J Clin Ultrasound. 2009; 37(9): 487–92.

[72] Topaloglu O, Baser H, Cuhaci FN, Sungu N, Yalcin A, Ersoy R, et al. Malignancy is associated with microcalcification and higher AP/T ratio in ultrasonography, but not with Hashimoto's thyroiditis in histopathology in patients with thyroid nodules evaluated as Bethesda Category III (AUS/FLUS) in cytology. Endocrine. 2016; 54(1):156–68.

[73] Ye ZQ, DN G, HY H, Zhou YL, XQ H, Zhang XH. Hashimoto's thyroiditis, microcalcification and raised thyrotropin levels within normal range are associated with thyroid cancer. World J Surg Oncol. 2013;11:56.

[74] Kwak JY, Kim EK, Hong SW, KK O, Kim MJ, Park CS, et al. Diffuse sclerosing variant of papillary carcinoma of the thyroid: ultrasound features with histopathological correlation. Clin Radiol. 2007;62(4):382–6.

[75] Jeong SH, Hong HS, Lee EH, Kwak JJ. The diffuse sclerosing variant of papillary thyroid cancer presenting as innumerable diffuse microcalcifications in underlying adolescent Hashimoto's thyroiditis: a case report. Medicine. 2016;95(12):e3141.

[76] Jeon EJ, Shon HS, Jung ED. Primary mucosa–associated lymphoid tissue lymphoma of thyroid with the serial ultrasound findings. Case Rep Endocrinol. 2016;2016: 5608518.

[77] Ma B, Jia Y, Wang Q, Li X. Ultrasound of primary thyroid non–Hodgkin's lymphoma. Clin Imaging. 2014;38(5): 621–6.

[78] Mizokami T, Hamada K, Maruta T, Higashi K, Yamashita H, Noguchi Y, et al. Development of primary thyroid lymphoma during an ultrasonographic follow–up of Hashimoto's thyroiditis: a report of 9 cases. Intern Med. 2016; 55(8):943–8.

第7章 甲状腺结节性病变超声

Ultrasound of Thyroid Nodules

Susan J. Mandel, Jill E. Langer 著

一、概述

超声对甲状腺结节的探测非常敏感，可以发现 2 ~ 3mm 大小的结节。在 60 岁以上的人群中，超声检测到无法触及的结节患病率高达 50% ~ 60%[1]。在美国和其他医疗保健利用率较高的国家，其甲状腺癌发病率显著增加，这可能与甲状腺结节影像检查技术的广泛应用直接相关[2, 3]。伴随着发病率的上升，人们现在已经认识到有相当数量的甲状腺癌现在被认为是低风险的，即使从未被诊断出来，也不会对患者造成伤害[3]。因此，临床医师面临的挑战是如何识别那些具有较高临床恶性肿瘤相关可能性的结节，以便将其作为细针穿刺活检（FNA）的目标，同时识别那些由于恶性肿瘤可能性较低而可以接受超声监测的结节。尽管其他因素也会影响患者的甲状腺癌发病风险，如儿童颈部放射史或某些遗传综合征，但甲状腺结节的超声成像特性对 FNA 决策有一定指导作用[4]。

在过去的 20 年里，许多文献都阐述了甲状腺结节超声和癌症风险的相关性。最初，它们的重点是根据个别的影像特征的存在或不存在来定义风险。然而，最近的研究重点是定义超声图像的分类系统，每个分类系统代表一个特定成像特征的组合。本章将首先回顾特定的超声特征，然后描述这些特征是如何构成超声模式的，以及它们与甲状腺癌风险的关系。

二、甲状腺结节超声特征

超声不仅可以检测甲状腺内结节的存在、位置和大小，还可以提供与组织病理学相关的结节成分和其他特征的详细信息。在过去的 10 年里，许多研究报道评价甲状腺结节的超声特征可作为恶性肿瘤的预测因素。然而，这些研究既没有使用统一的方法，也没有一致地处理所有的特征。有些不一致可能与甲状腺超声技术的改进有关，早期的检查通常使用 7MHz 探头，而最近的研究发现频率越高，分辨率越高，为了获得更高的分辨率，目前通常为 10MHz 甚至更高。但是，病理学和影像学分类标准的差异是导致研究中不一致性的主要因素[5]。例如，良性结节可通过细胞学或组织学鉴定，因此，甲状腺癌在这一系列中的比例 4% ~ 32% 不等[6-15]。此外，不同系列的超声特征分析和报告也有所不同。

有的只考虑实性结节的回声，有的包括囊性结节，但回声由实性成分决定。大多数研究将声晕分为不存在或存在两种，但有些研究将声晕分为部分和完全[15]。还有一些研究将所有大钙化物归为一类[6, 12]，而其他研究则将其细分为多种亚型[14, 15]。最后，这些定性超声特征的识别技术高度依赖于操作者，尤其是结节边缘的特征[16]。

以下是甲状腺结节的超声特征描述，重点是与甲状腺癌相关的特征。表 7-1 列出了 14 份已发表报告的超声特征，并总结了其中位灵敏度和恶性肿瘤检测特异度[6-15, 17-20]。为了尽量减少各种方法的影响，我们选择了符合以下标准的研究：①至少报告 100 个结节；②至少分析三种超声特征；③报告甲状腺癌的灵敏度和特异度。

表 7-1　与甲状腺癌有关的灰阶超声特征

	中位灵敏度（范围）	中位特异度（范围）
低回声（低于周围甲状腺实质）[6-12, 14, 15, 17-20]	81%（48% ～ 90%）	53%（36% ～ 92%）
极低回声（低于甲状腺周围带状肌）[13, 18, 20]	41%（27% ～ 59%）	94%（92% ～ 94%）
微钙化[6-9, 13-15, 17, 18, 20]	44%（26% ～ 73%）	89%（69% ～ 98%）
粗大钙化[9, 14, 15, 18, 20]	10%（2% ～ 17%）	94%（84% ～ 98%）
无声晕[9, 14, 15, 18, 20]	66%（33% ～ 100%）	43%（30% ～ 77%）
边缘不规则，微分叶[6, 7, 9, 12, 14, 15, 17-20]	55%（17% ～ 84%）	80%（62% ～ 85%）
实性[9, 12, 14, 15, 20]	86%（78% ～ 91%）	48%（30% ～ 58%）
横切面纵横比大于 1[6, 13, 18, 20]	48%（33% ～ 84%）	92%（82% ～ 93%）

（一）回声

甲状腺结节的回声是指它相对于正常甲状腺实质的亮度。由于甲状腺正常滤泡内有大量的声界面，正常的实质在超声检查中呈均匀的高回声或相对明亮。相对于正常甲状腺的明亮背景，结节的回声被描述为：①低回声，意味着比正常甲状腺更暗（图 7-1A）；②高回声，意味着比正常甲状腺更亮（图 7-1B）；③等回声，意味着和正常甲状腺的回声相等（图 7-1C）。然后许多结节具有不同的回声区域，可通过主要回声（如主要是低回声）进行描述或当没有主要回声时可描述为回声不均匀（图 7-1D）。对于部分呈囊性的结节，应使用实性部分的回声来描述结节的回声，囊性成分被认为是无回声的，意味着没有回声，而低回声仅用于实性成分的评估[21]（图 7-1E）。

与甲状腺实质相比，大多数甲状腺癌表现为明显低回声或低回声。在组织学上，典型甲状腺乳头状癌和甲状腺髓样癌中细胞密度和细胞密度产生的声学界面反射比微滤泡少，通常导致这些病变出现与周围正常甲状腺组织相比较低的回声[6-12, 14, 15, 17]。然而，并非所有甲状腺肿瘤的表现都是低回声的。滤泡肿瘤，包括良性滤泡腺瘤、滤泡状癌和滤泡性乳头状癌，都是由具有不同数量胶体的微小滤泡组成。因此，这些以滤泡为主的肿瘤（包括癌和腺瘤）的回声没那么低，与实质相比，更常见的是等回声或高回声[22, 23]（图 7-1B、D）。

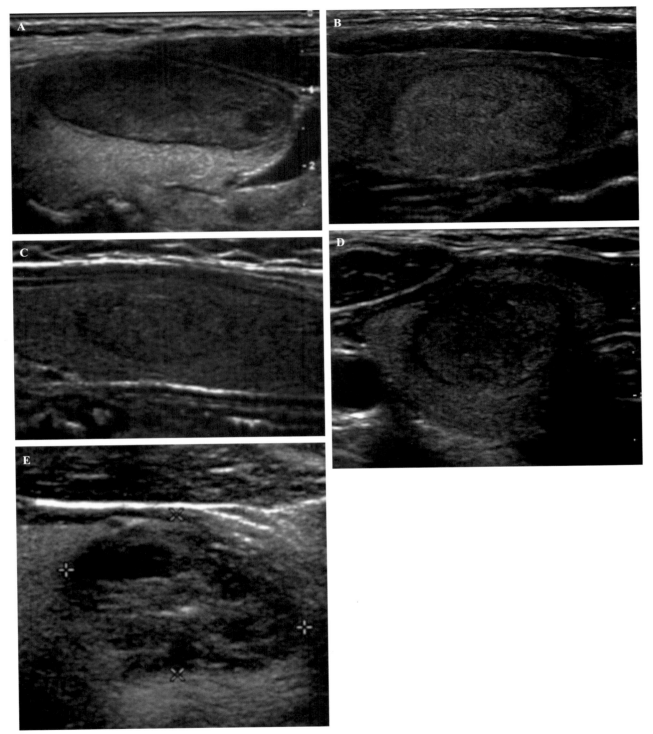

▲ 图 7-1　结节回声

来自于不同患者的超声图像：A. 低回声结节；B. 高回声结节；C. 等回声结节；D. 含有高回声和低回声的非均匀实性结节；E. 含有囊性和实性的混合回声结节，其中实性成分呈等回声。图 B 和图 D 中显示的结节细胞学提示良性，病理证实为甲状腺滤泡性乳头状癌

此外，许多良性结节也会出现低回声。由于良性结节比恶性结节更常见，因此在统计学上，低回声但缺乏任何与恶性肿瘤相关附加特征的结节最有可能是良性的。低回声是作为结节的一个独立特征，对恶性肿瘤预测的灵敏度是中度的，有报道其中位灵敏度约为 80%。对于诊断恶性肿瘤的特异性在很大程度上取决于研究人群中癌症的组织学亚型，以及低回声与其他共存的结节特征（如均匀的实质、钙化和中心血供）有关。一些学者还发现了"极低回声"的超声特征，定义为回声低于颈前带状肌[13, 18, 20]。与不低于带状肌低回声的结节相比，极低回声对甲状腺癌的识别灵敏度不高，但特异度较高，通常超过 90%[13, 18]（图 7-2）。

回声的评估具有主观性，即使是超声专家之间，也难以保证客观公正的重现性（Kappa 系数 0.3 ~ 0.5）[16, 18, 24]。同时回声也可以通过超声仪器总增益和探头频率的调节来改变。此外，在自身免疫性甲状腺疾病如桥本甲状腺炎患者中，实质回声更加不均，使得结节回声的分类更加主观。

（二）结节的组成

结节的组成就是结节中实性软组织和囊性成分的量或比例。结节分为 4 种：①实性，即全部或几乎全部由软组织组成，只有少量小的分散的囊性空间（图 7-3A）；②主要是实性，软组织成分至少占结节体积的 50% 或更多（图 7-3B）；③主要为囊性，软组织成分占结节体积的 50% 以下（图 7-3C）；④完全囊性，结节被液体填满，没有明显的固体成分（图 7-3D）。有一些作者通过使用囊性或实性成分的百分比来描述结节组成，最常用的是四分位数[21, 25, 26]。

甲状腺癌最常见的是实性结节或几乎完全是实性的结节，相比良性结节，甲状腺癌为实性结节更常见[9, 12, 14, 15, 20]。然而，由于良性结节多于恶性结节，因此该特征作为独立特征对恶性肿瘤具有相对较低的特异度。根据统计，实性结节的恶性率为 15% ~ 27%[25]。尽管在超声报告中对于结节囊性变的描述具有一些主观性，但是超声医师们对实性结节的报告却有着相当高的一致性[16, 18, 24]。

结节的囊性变非常常见。增生性结节含有大量胶液，这在超声下表现为囊性，而肿瘤内也可能出现囊性变或坏死，形成液性暗区[27]。恶性肿瘤以囊性为主要表现的情况并不常见，仅有 6.1% 的囊性为主结节为恶性[28]。对囊实性结节恶性风险的评估应侧重于其实性成分的分析。恶性肿瘤的相关特征包

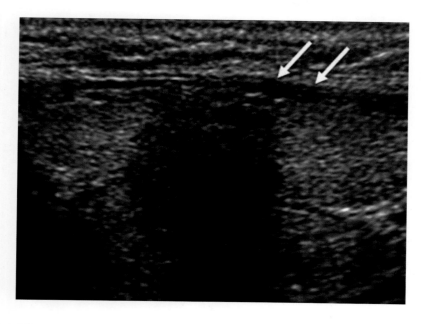

◀ 图 7-2　极低回声
这个结节被证实是甲状腺乳头状癌，其回声低于甲状腺前方的带状肌（箭）

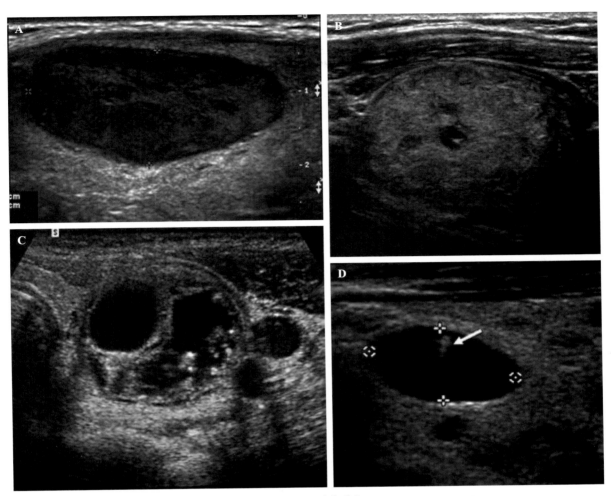

▲ 图 7-3　结节成分

来自于不同患者的超声图像：A. 完全实性结节；B. 实性为主结节，内有散在的囊性成分；C. 囊性为主结节，D. 完全囊性结节，该结节内有彗星尾征伪像（箭）

括病灶内实性成分，呈现出低回声、分叶状、边界不规则和（或）伴有钙化（图 7-4）。最近梅奥医学中心对 360 名接受甲状腺癌甲状腺切除术的患者的超声结果进行了回顾性分析，发现只有 9 例（2.5%）囊性成分超过 50%，而在那些囊性恶性病变中，都伴有另一个可疑征象，包括微钙化、内部血流、壁内结节、不规则厚的囊壁[28]。此外，如果囊实性结节实性成分偏心（外周型），且其边缘与结节壁成锐角，该结节为恶性肿瘤的风险同样会增加。相反，若实性成分呈等回声，且位于结节的中心或呈向心分布，与结节壁无锐角，边界光滑，那么该结节可能是良性[29]（图 7-4 和图 7-5）。

　　超过 1.5 ~ 2cm 的单纯囊肿非常少见，占所有甲状腺结节的比例 < 2%，但如果存在的话，它们通常都是良性的[15]（图 7-3D）。此外，"海绵状"结节的恶性风险也非常低（ < 3%）[30]。Moon 等[18]定义为具有多个微囊肿，且占据结节体积的 50% 以上的结节为海绵状结节，并发现 360 个甲状腺癌中只有 1 个有此表现（图 7-6）。Bonavita 等[19]等定义为海绵状表现是整个结节内填满微小空间，并发现 210 个有这种表现无血流的结节都是良性。这些海绵状表现的结节通常有线性强回声，这与其微小囊肿后壁的反射有关。

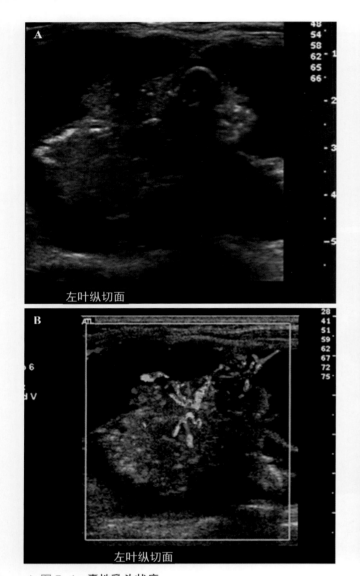

▲ 图 7-4　囊性乳头状癌

灰阶超声（A）和彩色多普勒（B）图像显示，该结节实性成分呈分叶状，有钙化，血流丰富

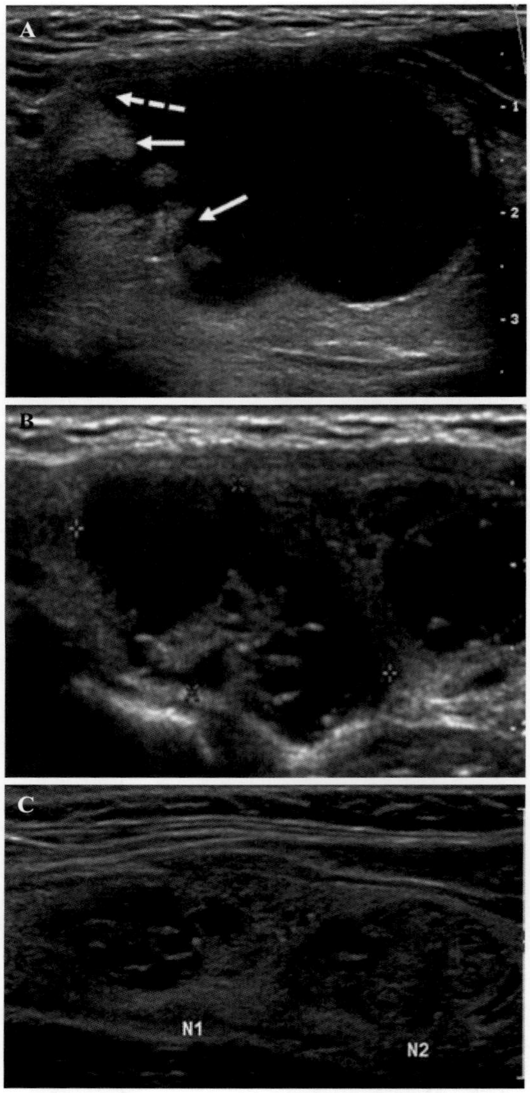

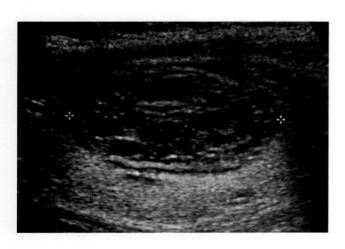

▲ 图 7-5　囊实性结节

A. 囊性为主的混合回声结节中软组织成分（实心箭）呈偏心性和结节状，与结节壁形成锐角（虚线箭）。该结节被证实为囊性乳头状甲状腺癌。B. 为典型的良性囊实性结节，其实性成分呈等回声，边缘光整，呈海绵状表现；C. 为典型的良性增生结节，图中显示相邻的两个结节（标记为 N_1 和 N_2），其实性成分，位于中央，边缘光整并具有向心性

◀ 图 7-6　海绵状结节

这种结节有散在小囊肿，称为海绵状表现，恶性风险低

这些线性强回声不应与微钙化相混淆，微钙化要小得多且呈针点状（图 7-7）。通常，在完全囊性和海绵状结节中可出现彗星尾征伪像，常表现为倒三角形平行线性强回声，由浓缩的胶质产生混淆伪像引起[31]（图 7-3D 和图 7-7B、图 7-7C）。但需要注意的是在良性和恶性结节中都可以出现胶质。如上所述，甲状腺癌很少以囊性为主，但这些囊性癌通常会伴有其他的可疑恶性征象，如叶状实性成分或钙化[28]（图 7-4）。

（三）钙化

钙化可存在于高达 30% 的结节中，可分为不同类型。微钙化表现细小点状强回声，小于 1mm，相较于甲状腺癌的灵敏度，其特异度更高（在一些研究中，可高达 96%）[32]。微钙化被认为是沙粒体的聚集，存在于约 40% 的乳头状甲状腺癌中，而在良性结节和桥本甲状腺炎中则非常少见[32]。与大钙化相比，微钙化体积非常小，不能充分反射声波而形成声影。微钙化最常见于伴有其他恶性特征如完全实性，低回声（常见）和边缘毛糙的结节，这有助于将它们与甲状腺结节中的其他非肿瘤和无声影点状强回声区分开来（图 7-7B）。超声医师们对钙化的认识非常一致[16]。粗大致密的钙化常常大于 2mm 并后方伴有声影（图 7-8），在良性或恶性结节中均可出现，常为营养不良性钙化，存在于纤维化和组织变性及坏死区域。然而，当粗钙化伴随有微钙化或粗钙化出现在低回声结节中心时，需要警惕恶性肿瘤的可能[15, 33]。最后钙化也可能出现在结节的边缘，并且可以是薄而规则的，通常称为"蛋壳样"钙化，这类钙化最常见于良性结节中，而在恶性肿瘤中不常见[32]（图 7-8C）。对于恶性肿瘤来说，其钙化通常是不规则或不连续的，特别是当结节中软组织成分中断其边缘钙化，表明该结节具有侵袭性（图 7-8D、E）。

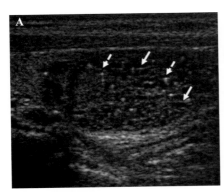
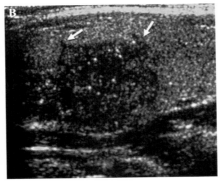
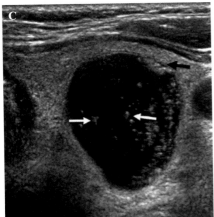

◀ 图 7-7　强回声
A. 结节内可见两种类型的强回声。一种是具有彗星尾征的短线状强回声（虚箭），而另一种是长线性强回声（实箭），与该海绵状结节中的小囊肿后壁反射有关。细针穿刺细胞学提示良性；B. 该结节伴有微钙化，表现为低回声实性结节内点状强回声，该结节边缘呈不规则锯齿状（箭）。细针穿刺细胞学检查提示乳头状甲状腺癌；C. 几乎完全囊性的结节伴多处彗星尾征（白箭），表现为倒三角形平行线性回声，由浓缩的胶质反射形成，该囊肿前壁可见边缘光滑等回声实性成分（黑箭）

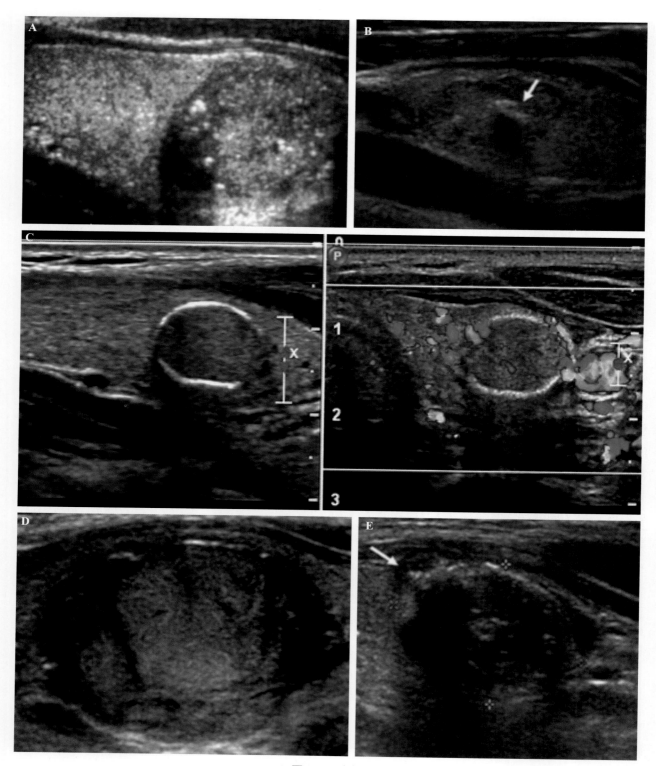

▲ 图 7-8 大钙化

A. 低回声结节同时伴微钙化及大钙化。大钙化由于能够完全反射声波，导致其后方为声影。细针穿刺细胞学检查提示乳头状甲状腺癌；B. 在该结节中心可见线性钙化（箭）。细针穿刺细胞学是良性的；C. 边界光整的"蛋壳样"钙化伴结节内有血流信号。细针穿刺细胞学提示甲状腺滤泡性乳头状癌；D. 钙化前缘连续性中断，表明其局部浸润周围甲状腺组织。细针穿刺细胞学提示甲状腺滤泡性乳头状癌；E. 伴有微钙化的低回声软组织突破周围钙化并向外延伸。细针穿刺细胞学检查提示乳头状甲状腺癌

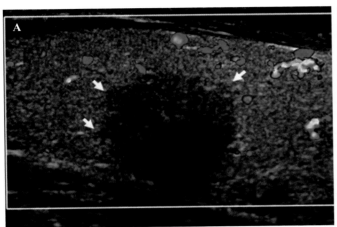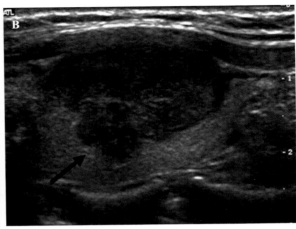

▲ 图 7-9 结节边缘

A. 低回声实性结节，边缘呈锯齿状、毛刺状（箭）并伸入邻近的甲状腺实质内。细针穿刺细胞学检查提示乳头状甲状腺癌；B. 低回声实性结节，边缘呈分叶状（箭）。细针穿刺细胞学检查提示乳头状甲状腺癌

（四）边缘

使用高频、高分辨率探头进行超声检查，可以详细评估甲状腺结节与周围实质的边界。结节的边缘可以被定义，是因为结节和甲状腺实质之间回声存在差异，或当结节与甲状腺实质回声相似时，它的边界可以界定结节。如果甲状腺实质表现为正常均匀的高回声时，那么低回声结节就非常容易识别，但如果甲状腺实质表现为回声不均，如桥本甲状腺炎，低回声结节的探测就可能很困难了。某些结节的边缘特征与甲状腺恶性肿瘤有关，如浸润性、毛刺状或锯齿状边缘以及小分叶边缘（图 7-7B 和图 7-9）应该考虑到是无包膜的侵袭性的甲状腺癌。然而，浸润性边缘与模糊的边界的区别很重要，因为许多小的增生性结节与相邻正常组织之间的界线不清楚，但这些结节并不是浸润性的，不认为是恶性生长模式[18]。同时超声医师间对结节边缘评估的差异很大[16]，此外，一些研究并没有区分界限不清和更具侵袭性边缘的特征关系，这可能解释了以往一些研究中结节边缘在恶性肿瘤中价值不大。

部分结节存有声晕，即围绕结节的低回声环，通常出现在等回声和高回声结节边缘。由于良性增生结节生长缓慢，当其膨胀生长时，推移和压迫周围血管，可能会产生一个薄的晕环，在彩色多普勒下可证实薄的晕环为结节周围血管，约有半数良性结节周围可见这种薄的晕环（图 7-10A、B）。然后晕环也可以是厚的，不规则和非血管，可能是围绕滤泡性肿瘤或者嗜酸细胞性肿瘤生长的纤维囊[11]，因此更需要我们注意（图 7-10C）。

在评估已知或潜在的甲状腺恶性肿瘤时，对甲状腺以外相邻软组织的有无侵犯的评估也非常重要。甲状腺被膜通常表现为围绕甲状腺的明亮白色线。当肿瘤生长突破甲状腺前后被膜时，超声可显示肿瘤向甲状腺外扩张。这时，肿瘤的边缘不清晰，并且中断了甲状腺被膜[34]（图 7-11）。很多研究已经证实，肿瘤很少向气管内生长。

（五）纵横比＞1型

有一系列报道称，甲状腺癌与横切面测量结节的前后径与横径比值（A/T）有关[6, 13, 18, 20]。这一发现与超声检查乳腺癌[13]的结果相同。前后径的不均衡性生长被认为是一种侵袭性生长模式，而不是正常组织内在的沿着平面生长。这一特征对甲状腺癌灵敏度可能不高，但它的特异度在82%～93%之间，

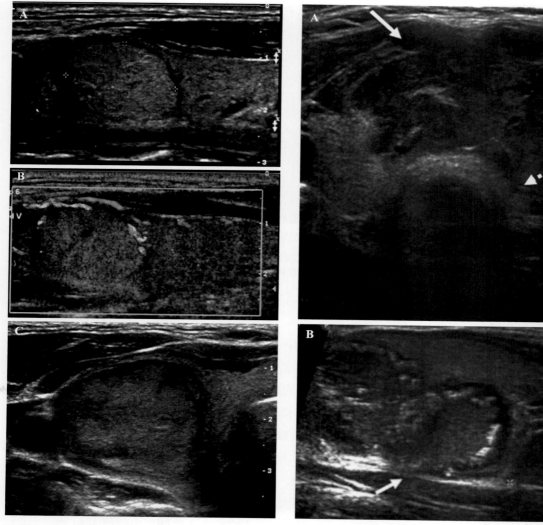

▲ 图 7-10　声晕

A. 等回声结节灰阶图像，周围有薄而规则的声晕。细胞学提示良性。B. 该结节的彩色多普勒图像，显示声晕与周围环状血流相吻合。C. 高回声结节伴有周围声晕，其声晕厚、不规则且不完整。组织学提示恶性

▲ 图 7-11　甲状腺外扩张

A. 间变型癌显示甲状腺明显向前扩张（实箭），肿瘤突破前被膜。其后方与相邻气管（虚箭）无明显分界，术中证实侵犯气管；B. 甲状腺纵切面图像显示钙化的甲状腺乳头状癌占据大部分叶，后被膜（箭）不连续，手术证实为甲状腺外侵犯。此外，中央区可见淋巴结转移（用电子测量游标标记）

尤其在＜1cm 的小肿瘤中更常见 [20, 35]。对于前后径比值的测量，在一些研究中发现，横切面和纵切面测量前后径的比值对于结节的良恶性的判断并没有显著差异 [35]。

（六）血流分布

彩色血流多普勒（CFD）可以显示甲状腺结节的血管特点。该成像通过检测血液运动引起的多普勒频移，从而显示出结节的血供区域，并可测量其血流的速度。高质量的 CFD 甲状腺成像需要特定的超声设备和图像设置，其能够灵敏地检测甲状腺内细小血管和低速血流。在血流探测上，能量多普勒（PD）成像技术比 CFD 技术更为灵敏，也被应用于结节血流的评估。因其与超声入射角无关，且受噪声的影响较小，能量多普勒在低速血流信号的探测上更为敏感 [11]。

一般来说，血流模式的分析一直是甲状腺结节最常被研究的多普勒特征。多普勒血流分级有几种类型（见第 3 章，多普勒超声）。利用多普勒，结节血流可分为无血流型（Ⅰ型）、周围型（Ⅱ型）、周围并结节内型（Ⅲ型）（图 7-12）。虽然早期的研究报告显示结节内血流丰富是一个不好的征象，但最近的一份研究分析了 1000 多个结节，和低回声、纵横比＞1 和非圆形边缘的灰阶特征意义不同，结节内血流丰富与甲状腺乳头状癌并没有明显的联系。此研究发现在 31% 的良性结节内可见血流，而在乳头状癌中观察到结节内血流为 17%。不同文献中对血流报道的差异可能与甲状腺癌的特殊类型有关。小的乳头状癌在 Moon 等报道中可能为乏血供[36]，而在滤泡癌中结节内常常可见血流信号[37]。

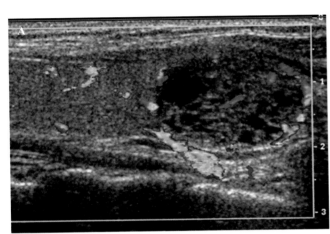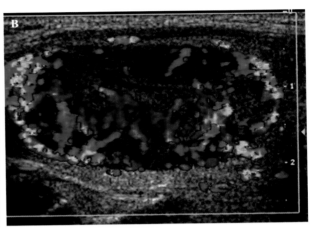

▲ 图 7-12　结节内血流

A. 海绵状结节，环状血流。细胞学提示良性；B. 低回声结节，其内血流丰富。细胞学提示良性

（七）颈部淋巴结

甲状腺癌的颈部淋巴结转移可能有多种不同表现，包括囊性变、微钙化、局限性高回声、周围血流丰富和圆形[30]（见第 8 章 "颈部淋巴结超声及分区"）。在 ATA[4, 38] 和 AACE[39, 40] 对甲状腺结节患者的评估指南中都指出，颈部淋巴结的超声评估应作为甲状腺结节的超声规范诊断的一部分。同时 AIUM 实践指南指出，所有颈部超声检查都应包括对侧颈区淋巴结的评估，对出现异常的淋巴结应进行存图，并报告异常淋巴结的位置、大小和异常征象[41]。由于甲状腺的存在，很难评估颈中央区或气管旁淋巴结。

三、甲状腺结节的超声表现

不能仅仅通过单个超声特征来决定 FNA，理由如下。第一，最近两项 Meta 分析结果显示，在研究超声特征和甲状腺癌相关性的大量文献报告中存在显著的差异性[42, 43]。部分原因可能是不同的研究者正确识别超声特征分类的水平相差甚远[18, 24]。实际上，微小钙化是最能提示甲状腺癌相关性的单个声像特征。但正确识别微小钙化与超声医师的熟练程度有关，如果经验较少的医师过度判读，则可能会导致不必要的 FNA 检查[42]。第二，对单个特征的关注是基于这些特征彼此独立的错误理论。例如，微小钙化基本上仅在低回声实性结节中才能发现。同样地，根据定义，边界不规则是用来描述结节与周围甲状腺组织交界处的回声特征，只有甲状腺组织是正常回声，才能发现低回声结节边界不规则的特征。针对不同特征之间的关联性，需要进一步提出超声诊断模式的概念，尤其是对于特征性结节的描述需要整合不同的单个特征。

目前，甲状腺结节风险分层的超声模式有几种，大部分是单中心研究，其共同特点是不同的操作者之间更具有可重复性[44-46]，并且受医师经验的影响更小[44]。同时，回顾性或前瞻性研究在不断验证这些分类模式，但也都是单中心研究。此外，过去两年中，有二次文献将这些分类方法应用于不同人群，大部分结果相似。然而，目前还没有能够普遍适用的分类系统，这给超声医师带来了不少困惑。下一段落将描述了当前临床实践中最广泛使用的超声模式分类系统。

乳腺影像报告和数据系统（BIRADS）根据癌症风险定义了乳腺图像分类。基于BIRADS概念，于2009年建立第一个甲状腺影像报告和数据系统（Thyroid Imaging Reporting and Data System，TIRADS）[46]。通过识别超声图像特征，TIRADS分类不仅可以识别需要FNA的结节，也可以识别那些恶性风险较低的不需要FNA的结节。Horvath等在2009年将TIRADS系统划分了6类：TIRADS 1类为正常甲状腺；TIRADS 2类为良性结节；TIRADS 3类很可能为良性结节；TIRADS 4类为可疑结节；TIRADS 5类很可能为恶性结节；TIRADS 6类是确诊恶性肿瘤的结节[46]。因此，其实只有4种性质的结节，通过这4种（TIRADS 2-5）结节的灰阶和多普勒超声特征，可以定义10种超声图像特征。

在一项纳入1097个结节的定性研究中，62个TIRADS 2分类的结节最终通过细胞学证实为良性，而对于TIRADS 3、4和5分类，FNA细胞学提示恶性的概率分别提高了3.4%、14%和87%。此外，研究者将TIRADS 4细分为4a和4b亚类，细胞学提示恶性风险分别为7%和27%。自应用以来，TIRADS分类系统适用于临床比较局限，主要是由于TIRADS 2-5类中的10种超声图像特征比较复杂。

2011年，韩国Kwak等更新了用于恶性肿瘤的风险分层的TIRADS，旨在建立实用的、简单的分类系统，并专注于指导FNA决策[47]。与BIRADS系统类似，研究者们强调了正确区分TIRADS 3和TIRADS 4类的重要性，因为前者建议动态监测，而后者建议活检。此外，更新的分类引入了4c亚类。该研究纳入1658个行FNA检查的>1cm的结节。多因素分析提示5个超声特征与恶性肿瘤相关：实性、低回声/极低回声、边界模糊/微分叶、微钙化和纵横比>1。进一步通过回归分析，癌症风险与可疑的超声特征数量呈指数增加。根据这些发现，研究者提出了一个新的TIRADS分类系统：TIRADS 3类，无可疑特征；TIRADS 4a类，一个可疑的特征；TIRADS 4b类，两个可疑的特征；TIRADS 4c类，三或四个可疑特征；TIRADS 5类，五个可疑特征。这个分类系统仍有局限：尽管研究者强调了每个特征提示恶性风险的OR值，但每个特征的权重却是相同的，其实，形态不规则或边缘微分叶，以及微钙化的特征比低回声、实性特征恶性风险更高。此外，TIRADS分类在本质上假设每个特征都可以独立于其他四个特征出现，因此，超声图像很可能仅发现单个可疑特征。比如，TIRADS 4a类仅需要一个可疑特征来定义，这当然可能是实性成分，但微分叶或不规则的边缘绝不可能定义为TIRADS 4a类结节，因为这些类型的边缘实际上总是出现在实性低回声或极低回声结节中，因此，总共存在三个特征，所有这些特征高度相关，然后这些特征定义了TIRADS 4c类结节。

随后，韩国甲状腺放射学会（Korean Society of Thyroid Radiology）试图修订最初的Kwak TIRADS系统。根据多中心回顾性研究得出的癌症预测的OR值，每个可疑超声特征具有不同的风险评分（表7-2）[48]。每个结节的总得分可以用来预测恶性肿瘤的风险。比如，低回声与极低回声的评分分别为2

分和 6 分。结节成分不参与风险评分。然而，这个方案不是通过超声图像特征进行分类，而是通过对单个超声特征的识别来分类，尚未被广泛采用。

表 7-2 超声图像模式和恶性风险预测（%）

ATA 2015 [4]	AACE/AME 2016 [40]	TIRADS Horvath 2009 [46]	K-TIRADS [48]	TIRADS Russ [45, 49]
良性 0%	低风险＜1%	2　0%	2　良性 　　囊肿＜1% 　　海绵状＜3%	2　0%
极低可疑＜3%				
低度可疑 5%～10%	中风险 5%～15%	4a　5%～10%	3　低度可疑特征 　　3%～15%	3　0.25%
中度可疑 10%～20%			4　中度可疑特征 　　15%～50%	4a　6%
高度可疑＞70%～90%	高风险 50%～90%	4b　10%～80% 5　＞80%	5　高度可疑特征 　　＞60%	4b　69% 5　约 100%

　　Russ 及其同事也发现了 5 种超声特征的恶性概率不同，并于 2013 年提出了第三个 TIRADS 分类系统，即所谓的法国系统 [45]（见表 7-2）。实性结节不再是高度可疑的超声特征。此外，只有极低回声，而非稍低回声才被纳入风险评估。高度可疑的超声特征包括：形状不规则、边界模糊、极低回声、微钙化，以及高硬度的弹性成像（如果有的话），但弹性成像不是该版 TIRADS 分类的必要条件。缺少上述高度可疑特征时，稍低回声归类为 TIRADS 4a 类。只有一到两个高度可疑的特征归类为 TIRADS 4b 类，但三个或更多的特征归类为 TIRADS 5 类。该系统对 4550 个结节（4.5% 的甲状腺癌发病率，经过超声引导穿刺活检）进行的为期两年的前瞻性研究中得到验证。此外，作者发现如果明确诊断为 TIRADS 2 和 3 分类的结节不进行活检，则 FNA 率将减少 34%[45]。

　　目前 2015 年美国甲状腺协会（ATA）成人甲状腺结节和分化型甲状腺癌患者管理指南，同样在探索一种更直接的、可重复的超声诊断模式，能够用于临床患者的超声检查 [4]。ATA 工作组认为以上 3 种 TIRADS 系统对于非放射科医师来说都很复杂，均未被广泛采用。ATA 指南提供了一个"图集"，提供了 15 个甲状腺结节的超声图像和 1 个可疑侧颈区淋巴结的超声图像（图 7-13）。这 16 个图像被分为 5 类明确的超声特征，分别有相应的恶性风险，用于评判结节是否需要观察或行 FNA，以及需要 FNA 检查的结节大小的临界值。每个分类模式都是来源于相关的分级文献支持。良性结节包括单纯性囊肿，除非用于治疗性引流，不推荐 FNA。极低度可疑结节（恶性风险＜3%）包括海绵状结节和囊实性的混合回声结节，没有其他可疑征象，如不规则边缘（边界不清，微分叶）、微钙化、纵横比＞1、中断性钙化（由周围软组织成分向外膨出引起）、甲状腺外侵犯征象以及超声发现可疑颈部淋巴结。低度可疑结节（恶性风险 5%～10%）包括等或高回声实性结节，或偏心实性的囊性结节，无其他高度可疑特征。对于中度可疑的边缘平滑、低回声实性结节，恶性风险增加 10%～20%。高度可疑的结节恶性风险最高（＞70%～90%），包括伴随着任何高度可疑的特征低回声实性结节或部分囊性结节中低回声实性成分伴随着任何高度可疑的特征的结节。颈部淋巴结首选超声检查，不管结节性质，对于可疑淋巴结均需要行 FNA。对于可疑恶性结节，推荐 FNA 的临界值大小为 1cm，需要 FNA 的结节大小随着恶性风险降低而增加，因此对于低度可疑结节观察就足够了（第 12 章，表 12-1）。

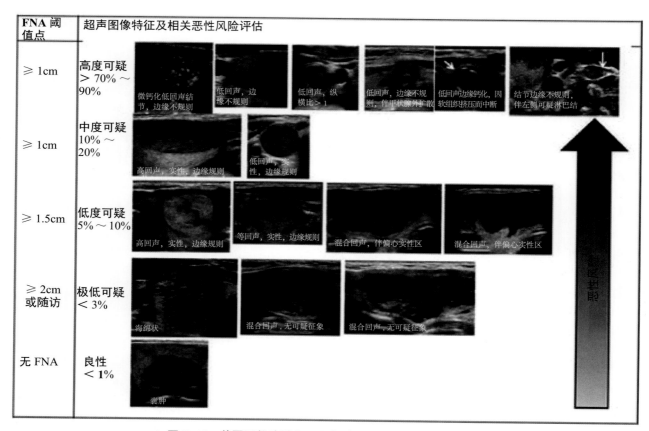

▲ 图 7-13　美国甲状腺学会 - 甲状腺结节声像图和相关恶性风险

Haugen BR 等 [4]。© 2016，Mary Ann Liebert，Inc. 版权所有

　　美国临床内分泌医师协会（American Association of Clinical Endocrinologists，AACE）与意大利医学内分泌协会（Italian Association Medici Endocrinologists，AME）合作，提出了一种最新的三分类模式，建议根据恶性风险来决定观察或 FNA，以及需要 FNA 结节的大小（图 7-14）[40]。低度可疑结节（恶性风险约 1%）包括海绵状结节和 50% 以上无可疑特征的囊性结节。可疑特征与 ATA 指南中基本相同，只有两处不同，一是只包括极低回声而非轻度的低回声，二是不包括中断边缘性钙化（由软组织膨出引起）。中度可疑结节（恶性风险 5% ～ 15%）包括轻度低回声和等回声实性结节，其边界光滑或不清，如有弹性成像，为质硬结节。高度可疑结节（恶性风险 50% ～ 90%）具有可疑特征之一即可确定。如表 7-2 所示，根据 AACE/AME 三分类系统，ATA 的 5 种类型的结节中有部分发生改变。

　　结节分类模式的缺点之一是不能对所有结节进行分类 [50]。因此，美国放射学会（ACR）致力于建立 ACR TIRADS 分类，他们使用计分制来评估结节特征，旨在用于结节的风险分层及分类从而指导结节 FNA 或观察。ACR 已经建立了不同结节的超声特征的准确描述，这些特征已被证实与良恶性相关，并且适用于所有甲状腺病病变。描述包括 6 个超声特征：成分、回声强度、纵横比、最大径、边界和钙化灶。每种分类都需要描述上述特征，并且每种分类的结节的超声特征已被明确定义和说明，便于标准化描述 [25]。这种分类系统要求评价者对每个结节的这 6 种特征进行评估和报告，而且每一种特征都需要评价恶性风险的单独分值，比如，在回声分类中，高回声或等回声结节为 1 分，低回声结节为 2

FNA阈值点	超声图像特征及相关恶性风险评估（%）		
>2cm并进行性增大	低风险 <1%		
>2cm	中度风险 5%～15%		
≥1cm	高风险 50%～90%		

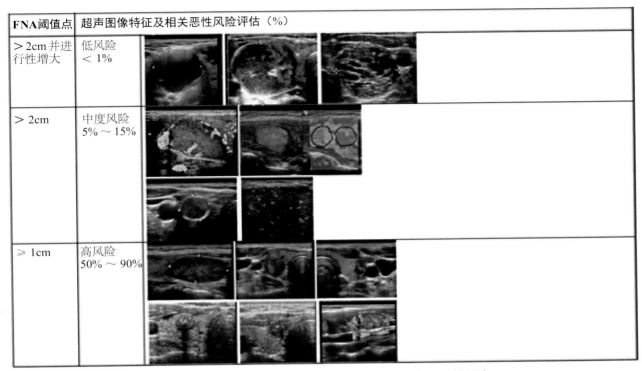

▲ 图 7-14　**AACE/AME** 甲状腺结节超声特征及相关恶性风险

分，极低回声结节为 3 分，所有 6 个特征的分数加起来，以确定总的 TIRADS 分级，即 1 到 5 级。对于每个级别，给出建议 FNA 的结节大小临界值。ACR TIRADS 目的是建立一种标准的结节特征的评估和报告方法，该方法在不同水平的超声医师中能够重复使用，并能够在将来对每个特征的评分继续进行细化。就目前而言，该方案仍需进一步验证。

四、结论

在过去的 20 年里，随着恶性肿瘤和良性肿瘤相关的影像学特征研究的进展以及由于观察者之间差异造成的局限性在缩小，甲状腺结节超声在 FNA 决策中的应用也发生了变化。目前的趋势是，首先识别结节的单个超声特征，然后根据超声图像特征对结节进行分类，其中包括 TIRADS 分类。通过超声图像特征分类的优点是增加观察者的可靠性、诊断结果的标准性。然而，几种分类系统均未经过多中心前瞻性验证，临床采用的分类系统尚未达成共识，目前一般采用高风险、低风险的分类方式。分类的差别主要是根据结节的超声图像特征来判别。将来仍需要有前瞻性研究验证上述观点，并优化超声成像，以用于甲状腺结节的风险评估。

参 考 文 献

[1] Mazzaferri EL. Management of a solitary thyroid nodule. N Engl J Med. 1993;328(8):553–9.

[2] Davies L, Welch HG. Current thyroid cancer trends in the United States. JAMA Otolaryngol Head Neck Surg. 2014;140(4):317–22.

[3] Brito JP, Davies L. Is there really an increased incidence of thyroid cancer? Curr Opin Endocrinol Diabetes Obes. 2014;21(5):405–8.

[4] Haugen BR, Alexander EK, Bible KC, Doherty GM, Mandel SJ, Nikiforov YE, et al. 2015 American Thyroid Association management guidelines for adult patients with thyroid nodules and differentiated thyroid cancer: the American Thyroid Association guidelines task force on thyroid nodules and differentiated thyroid cancer. Thyroid. 2016;26(1):1–133.

[5] Langer JE, Mandel SJ. Thyroid nodule sonography: assessment for risk of malignancy. Imaging Med. 2011;3: 513–24.

[6] Cappelli C, Pirola I, Cumetti D, Micheletti L, Tironi A, Gandossi E, et al. Is the anteroposterior and transverse diameter ratio of nonpalpable thyroid nodules a sonographic criteria for recommending fine–needle aspiration cytology? Clin Endocrinol. 2005;63(6):689–93.

[7] Papini E, Guglielmi R, Bianchini A, Crescenzi A, Taccogna S, Nardi F, et al. Risk of malignancy in nonpalpable thyroid nodules: predictive value of ultrasound and color–Doppler features. J Clin Endocrinol Metab. 2002;87(5): 1941–6.

[8] Rago T, Vitti P, Chiovato L, Mazzeo S, De Liperi A, Miccoli P, et al. Role of conventional ultrasonography and color flow–Doppler sonography in predicting malignancy in 'cold' thyroid nodules. Eur J Endocrinol. 1998;138(1): 41–6.

[9] Takashima S, Fukuda H, Nomura N, Kishimoto H, Kim T, Kobayashi T. Thyroid nodules: re–evaluation with ultrasound. J Clin Ultrasound. 1995;23(3):179–84.

[10] Brkljacic B, Cuk V, Tomic–Brzac H, Bence–Zigman Z, Delic–Brkljacic D, Drinkovic I. Ultrasonic evaluation of benign and malignant nodules in echographically multinodular thyroids. J Clin Ultrasound. 1994;22(2): 71–6.

[11] Cerbone G, Spiezia S, Colao A, Di Sarno A, Assanti AP, Lucci R, et al. Power Doppler improves the diagnostic accuracy of color Doppler ultrasonography in cold thyroid nodules: follow–up results. Horm Res. 1999; 52(1):19–24.

[12] Leenhardt L, Hejblum G, Franc B, Fediaevsky LD, Delbot T, Le Guillouzic D, et al. Indications and limits of ultrasound–guided cytology in the management of nonpalpable thyroid nodules. J Clin Endocrinol Metab. 1999;84(1):24–8.

[13] Kim EK, Park CS, Chung WY, Oh KK, Kim DI, Lee JT, et al. New sonographic criteria for recommending fine–needle aspiration biopsy of nonpalpable solid nodules of the thyroid. AJR Am J Roentgenol. 2002;178(3):687–91.

[14] Nam–Goong IS, Kim HY, Gong G, Lee HK, Hong SJ, Kim WB, et al. Ultrasonography–guided fine–needle aspiration of thyroid incidentaloma: correlation with pathological findings. Clin Endocrinol. 2004;60(1):21–8.

[15] Frates MC, Benson CB, Doubilet PM, Kunreuther E, Contreras M, Cibas ES, et al. Prevalence and distribution of carcinoma in patients with solitary and multiple thyroid nodules on sonography. J Clin Endocrinol Metab. 2006;91(9):3411–7.

[16] Wienke JR, Chong WK, Fielding JR, Zou KH, Mittelstaedt CA. Sonographic features of benign thyroid nodules: interobserver reliability and overlap with malignancy. J Ultrasound Med. 2003;22(10):1027–31.

[17] Kovacevic O, Skurla MS. Sonographic diagnosis of thyroid nodules: correlation with the results of sonographically guided fine–needle aspiration biopsy. J Clin Ultrasound. 2007;35(2):63–7.

[18] Moon WJ, Jung SL, Lee JH, Na DG, Baek JH, Lee YH, et al. Benign and malignant thyroid nodules: US differentiation––multicenter retrospective study. Radiology. 2008;247(3):762–70.

[19] Bonavita JA, Mayo J, Babb J, Bennett G, Oweity T, Macari M, et al. Pattern recognition of benign nodules at ultrasound of the thyroid: which nodules can be left alone? AJR Am J Roentgenol. 2009;193(1):207–13.

[20] Ahn SS, Kim EK, Kang DR, Lim SK, Kwak JY, Kim MJ. Biopsy of thyroid nodules: comparison of three sets of guidelines. AJR Am J Roentgenol. 2010;194(1):31–7.

[21] Frates MC, Benson CB, Charboneau JW, Cibas ES, Clark OH, Coleman BG, et al. Management of thyroid nodules detected at US: Society of Radiologists in ultrasound consensus conference statement. Radiology. 2005;237(3): 794–800.

[22] Jeh SK, Jung SL, Kim BS, Lee YS. Evaluating the degree of conformity of papillary carcinoma and follicular carcinoma to the reported ultrasonographic findings of malignant thyroid tumor. Korean J Radiol. 2007;8(3): 192–7.

[23] Kim DS, Kim JH, Na DG, Park SH, Kim E, Chang KH, et al. Sonographic features of follicular variant papillary thyroid carcinomas in comparison with conventional papillary thyroid carcinomas. J Ultrasound Med. 2009; 28(12):1685–92.

[24] Choi SH, Kim EK, Kwak JY, Kim MJ, Son EJ. Interobserver and intraobserver variations in ultrasound assessment of thyroid nodules. Thyroid. 2010;20(2):167–72.

[25] Grant EG, Tessler FN, Hoang JK, Langer JE, Beland MD, Berland LL, et al. Thyroid ultrasound reporting lexicon: white paper of the ACR Thyroid Imaging,

Reporting and Data System (TIRADS) Committee. J Am Coll Radiol. 2015;12(12 Pt A):1272–9.

[26] Alexander EK, Hurwitz S, Heering JP, Benson CB, Frates MC, Doubilet PM, et al. Natural history of benign solid and cystic thyroid nodules. Ann Intern Med. 2003; 138(4):315–8.

[27] Malhi H, Beland MD, Cen SY, Allgood E, Daley K, Martin SE, et al. Echogenic foci in thyroid nodules: significance of posterior acoustic artifacts. AJR Am J Roentgenol. 2014;203(6):1310–6.

[28] Henrichsen TL, Reading CC, Charboneau JW, Donovan DJ, Sebo TJ, Hay ID. Cystic change in thyroid carcinoma: prevalence and estimated volume in 360 carcinomas. J Clin Ultrasound. 2010;38(7):361–6.

[29] Kim DW, Lee EJ, In HS, Kim SJ. Sonographic differentiation of partially cystic thyroid nodules: a prospective study. AJNR Am J Neuroradiol. 2010;31(10): 1961–6.

[30] Langer JE, Mandel SJ. Sonographic imaging of cervical lymph nodes in patients with thyroid cancer. Neuroimaging Clin N Am. 2008;18(3):479–89. vii–viii.

[31] Ahuja A, Chick W, King W, Metreweli C. Clinical significance of the comet–tail artifact in thyroid ultrasound. J Clin Ultrasound. 1996;24(3):129–33.

[32] Taki S, Terahata S, Yamashita R, Kinuya K, Nobata K, Kakuda K, et al. Thyroid calcifications: sonographic patterns and incidence of cancer. Clin Imaging. 2004; 28(5):368–71.

[33] Reading CC, Charboneau JW, Hay ID, Sebo TJ. Sonography of thyroid nodules: a "classic pattern" diagnostic approach. Ultrasound Q. 2005;21(3):157–65.

[34] Ito Y, Kobayashi K, Tomoda C, Uruno T, Takamura Y, Miya A, et al. Ill–defined edge on ultrasonographic examination can be a marker of aggressive characteristic of papillary thyroid microcarcinoma. World J Surg. 2005;29(8):1007–11; discussion 11–2.

[35] Moon HJ, Kwak JY, Kim EK, Kim MJ. A taller–than–wide shape in thyroid nodules in transverse and longitudinal ultrasonographic planes and the prediction of malignancy. Thyroid. 2011;21(11):1249–53.

[36] Moon HJ, Kwak JY, Kim MJ, Son EJ, Kim EK. Can vascularity at power Doppler US help predict thyroid malignancy? Radiology. 2010;255(1):260–9.

[37] Messuti I, Corvisieri S, Bardesono F, Rapa I, Giorcelli J, Pellerito R, et al. Impact of pregnancy on prognosis of differentiated thyroid cancer: clinical and molecular features. Eur J Endocrinol. 2014;170(5):659–66.

[38] Cooper DS, Doherty GM, Haugen BR, Kloos RT, Lee SL, Mandel SJ, et al. Revised American Thyroid Association management guidelines for patients with thyroid nodules and differentiated thyroid cancer. Thyroid. 2009;19(11):1167–214.

[39] Gharib H, Papini E, Paschke R, Duick DS, Valcavi R, Hegedus L, et al. American Association of Clinical Endocrinologists, Associazione Medici Endocrinologi,

and European Thyroid Association medical guidelines for clinical practice for the diagnosis and management of thyroid nodules: executive summary of recommendations. Endocr Pract. 2010;16(3):468–75.

[40] Gharib H, Papini E, Garber JR, Duick DS, Harrell RM, Hegedus L, et al. American Association of Clinical Endocrinologists, American College of Endocrinology, and Associazione Medici Endocrinologi medical guidelines for clinical practice for the diagnosis and management of thyroid nodules–2016 update. Endocr Pract. 2016;22(5):622–39.

[41] AIUM practice guideline for the performance of ultrasound examinations of the head and neck. J Ultrasound Med. 2014;33(2):366–82.

[42] Brito JP, Gionfriddo MR, Al Nofal A, Boehmer KR, Leppin AL, Reading C, et al. The accuracy of thyroid nodule ultrasound to predict thyroid cancer: systematic review and meta–analysis. J Clin Endocrinol Metab. 2014;99(4):1253–63.

[43] Remonti LR, Kramer CK, Leitao CB, Pinto LC, Gross JL. Thyroid ultrasound features and risk of carcinoma: a systematic review and meta–analysis of observational studies. Thyroid. 2015;25(5):538–50.

[44] Ko SY, Kim EK, Moon HJ, Yoon JH, Kim HY, Kwak JY. Application of thyroid imaging reporting and data system in the ultrasound assessment of thyroid nodules according to physician experience. Ultrasound Q. 2016;32(2):126–31.

[45] Russ G, Royer B, Bigorgne C, Rouxel A, Bienvenu–Perrard M, Leenhardt L. Prospective evaluation of thyroid imaging reporting and data system on 4550 nodules with and without elastography. Eur J Endocrinol. 2013;168(5):649–55.

[46] Horvath E, Majlis S, Rossi R, Franco C, Niedmann JP, Castro A, et al. An ultrasonogram reporting system for thyroid nodules stratifying cancer risk for clinical management. J Clin Endocrinol Metab. 2009;94(5): 1748–51.

[47] Kwak JY, Han KH, Yoon JH, Moon HJ, Son EJ, Park SH, et al. Thyroid imaging reporting and data system for US features of nodules: a step in establishing better stratification of cancer risk. Radiology. 2011;260(3): 892–9.

[48] Kwak JY, Jung I, Baek JH, Baek SM, Choi N, Choi YJ, et al. Image reporting and characterization system for ultrasound features of thyroid nodules: multicentric Korean retrospective study. Korean J Radiol. 2013; 14(1):110–7.

[49] Russ G. Risk stratification of thyroid nodules on ultrasonography with the French TI–RADS: description and reflections. Ultrasonography. 2016;35(1):25–38.

[50] Yoon JH, Lee HS, Kim EK, Moon HJ, Kwak JY. Malignancy risk stratification of thyroid nodules: comparison between the thyroid imaging reporting and data system and the 2014 American Thyroid Association management guidelines. Radiology. 2016;278(3):917–24.

第8章　颈部淋巴结超声及分区

Ultrasound and Mapping of Neck Lymph Nodes

Catherine F. Sinclair，Dipti Kamani，Gregory W. Randolph，Barry Sacks，H. Jack Baskin Sr.　著

一、概述

过去的 10 年中，超声在甲状腺癌的治疗和后期随访的应用价值越来越受到重视，《2015 美国甲状腺协会成人甲状腺结节和甲状腺癌诊疗指南》特别指出了超声作为甲状腺结节首选检查方法的重要性 [1]。颈部超声已成为甲状腺癌初次手术患者术前评估、手术路径的选择以及术后随访的重要手段。超声能够鉴别颈部淋巴结的良恶性，这对于甲状腺癌患者术前手术区域的确定以及术后复发监测尤为重要。本章节将从以下四个方面来阐述。

1. 颈部淋巴结的外科分区。

2. 良恶性颈部淋巴结的超声特征及超声引导下颈部淋巴结细针穿刺细胞学检查（USGFNA）。

3. 术前超声评估甲状腺癌颈部情况。

4. 术后通过超声、甲状腺球蛋白和（或）其他检查手段联合监测甲状腺癌残留、复发或转移的情况。

二、颈部淋巴结的外科分区

人体的颈部可看作一个大的三维立体结构，甲状腺癌的淋巴结转移灶常累及在颈部的特定区域。基于这个特点，也为了方便临床医师之间的相互沟通，将颈部淋巴结分为 6 个水平或称为 6 个组（图 8-1），这对于甲状腺结节患者术前手术方案的制定具有重要的应用价值。

Ⅰ 区：包括颏下和下颌下淋巴结，由二腹肌前腹与后腹围绕，上界为下颌骨，下界为舌骨。Ⅱ～Ⅳ区淋巴结，后界是胸锁乳突肌的后缘，前界是喉复合体，Ⅱ 区（颈内静脉淋巴结上组）从颅底和脊髓副神经上方延伸至舌骨下缘，进一步细分为脊髓副神经以下的 Ⅱ A 和脊髓副神经以上的 Ⅱ B。Ⅲ 区（颈内静脉淋巴结中组）从舌骨水平至环状软骨。Ⅳ 区（颈内静脉淋巴结下组）从环状软骨向下延伸至锁骨。Ⅴ 区淋巴结是一个三角区，其前界为胸锁乳突肌（sternocleidomastoid muscle，SCM）后缘，后界为斜方肌前缘。又分为环状软骨水平以上 Ⅴ A 区和环状软骨水平以下 Ⅴ B 区（锁骨上区）。Ⅵ 区淋巴结（中央区淋巴结）从舌骨水平延伸到锁骨，由 4 个亚区组成：①喉前（Delphian 淋巴结群）；

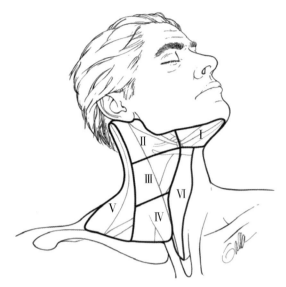

▲ 图 8-1　颈部淋巴结外科分区

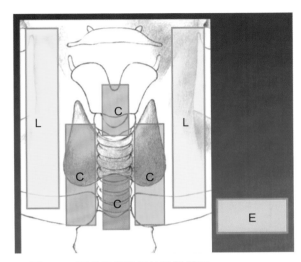

▲ 图 8-2　甲状腺癌淋巴结放射学图

侧颈区（L）表示颈外侧区淋巴结群，中央区（C）表示颈中央区淋巴结群。标记为 E 的区域表示异位淋巴结群

②主支气管前；③左主支气管旁；④右主支气管旁。Ⅶ区，上纵隔淋巴结群，在 ATA[2] 中认为位于颈部解剖低位中央区 [2]。通常标准的甲状腺乳头状癌淋巴结清扫术不包括 Ⅰ、ⅡB 和 Ⅴ区，因为这些区域出现转移的概率不高。但当患者颈部有大量的转移性淋巴结，这些区域可能也需要清扫。除了上述淋巴结分区外，已经发表了的针对颈部淋巴结的分类体系还包括国际癌症控制联盟（UICC）分类、美国头颈部协会（AHNS）分类、日本分类和隔室分类（德国分类）[3-6]。Cunnane 等最近发表了一个针对甲状腺疾病、多学科、经临床验证的淋巴结分类体系，将颈部分为数个独立的、分界清晰的淋巴结区 [7]。原发性和复发性淋巴结转移的分布存在一定差异，最近一项研究绘制了 PTC 中淋巴结的分布，提出淋巴结首次转移集中在颈部中央区，而相反地复发性淋巴结转移更集中在侧颈区 [8]（图 8-2）。同样有研究报道指出，有 10% 的复发性淋巴结转移灶位于颈中部和颈外侧区域之外，如咽后、舌下、皮下、腋窝和胸壁。因此，对于转移性淋巴结复发的患者，应进行多层面、多角度的检查 [8]。

　　淋巴结亚群可以进一步被分为侧颈区（Ⅱ～Ⅴ区）和中央颈区（Ⅵ ± Ⅶ区），与当前流行的甲状腺乳头状癌的淋巴结外科治疗中的"淋巴结区域清扫"观念相符。甲状腺癌的颈外侧区清扫一般包括Ⅱ、Ⅲ、Ⅳ区淋巴结以及包括喉前、气管前和至少一侧气管旁区域的中央区（图 8-3）。值得注意的是，在侵袭性甲状腺癌亚型的患者中，可能会出现已知颈部区域之外的淋巴结转移。但这基本上适用于绝大多数分化良好的淋巴结转移。

三、良性与恶性淋巴结的超声特征

　　正常颈部包含了约 300 个淋巴结。良性淋巴结通常呈扁平或略椭圆形，短径多＜ 0.5cm。淋巴结肿大有多种原因，如感染、炎症、过敏和恶性肿瘤等，如Ⅰ区和Ⅱ区淋巴结肿大常由于上呼吸道感染或炎症所致。因此，淋巴结的大小对良恶性的鉴别诊断价值不大，须利用除大小之外的其他超声特征来

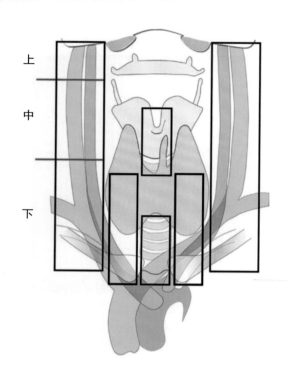

◀ 图 8-3 "淋巴结区域性清扫术"

侧颈区淋巴结清扫分为上（Ⅱ区淋巴结）、中（Ⅲ区淋巴结）和下（Ⅳ区淋巴结）。中央区淋巴结清扫包含了气管前区、喉前区和至少一侧的气管旁区域

鉴别良性增生性淋巴结和恶性淋巴结。尽管淋巴结肿大应该且值得被重视，但仍需要利用其他超声特征来识别恶性肿瘤的可能性，如形态、淋巴门结构、钙化、囊性变以及血流分布情况等。

淋巴结大小测量的是长径和短径，这与甲状腺结节测量纵径、横径、前后径的方法不同。甲状腺结节长径一般位于纵切面，但淋巴结的长径常处于斜切面。淋巴结也可通过两个平面进行测量：首先将超声探头置于横切面或纵切面，测量淋巴结的最大直径并将其定义为"长径"。继而测量垂直于该平面的最大直径，并定为"短径"，最后计算长 / 短比[9]。良性淋巴结形态较扁平，长 / 短比 > 2，如炎性或增生性的淋巴结肿大，形态较扁平，长 / 短比 > 2。恶性淋巴结形状较圆，长 / 短比 < 2。Steinkamp 等报道了长 / 短比鉴别诊断颈部良恶性淋巴结临界值为 2，准确度达 95%[9]。而 Leboulleux 随后发现该临界值只有 46% 的灵敏度和 64% 的特异度[10]。

正常的淋巴结结构由中央高回声的淋巴门和周边低回声的皮质组成，淋巴门结构是由脂肪组织和血管构成。老年患者中，淋巴结中淋巴门的存在尤为明显。但对于颈部恶性淋巴结，无论是甲状腺癌转移还是来自其他部位（如鳞状细胞癌），或淋巴瘤，都很少发现有淋巴门结构，这被认为是肿瘤侵袭性阻断淋巴回流所致。据报道，良性淋巴结中并不是所有都能显示淋巴门，无淋巴门对于确定恶性肿瘤的特异性仅为 29%[10, 11]。因此，超声发现淋巴结内有淋巴门常提示良性，但未见淋巴门并非高度可疑恶性。然而对结节性甲状腺肿患者或有甲状腺癌病史的患者进行超声检查时，发现明显肿大淋巴结、圆形（长 / 短比 < 2）、无淋巴门，则需进一步评估该淋巴结性质（图 8-4、图 8-5、图 8-6、图 8-7 和图 8-8）。

淋巴结超声发现以下情况时，都应高度怀疑恶性[12]（表 8-1）。淋巴结内发现有任何钙化，不管是微钙化还是不规则钙化伴声影，都强烈提示恶性（灵敏度 46%，特异度 100%）[9]。淋巴结内囊性坏死，通常表现为后方回声增强，是恶性肿瘤的另一高度特异性征象（亦见于淋巴结结核）（图 8-9 至图 8-21）。

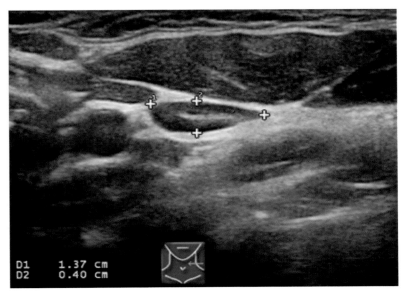

◀ 图 8-4　良性淋巴结

正常颈部有大量的淋巴结，多能在超声下显示。上图为良性淋巴结（游标所示），长椭圆形，长 / 短比＞ 2

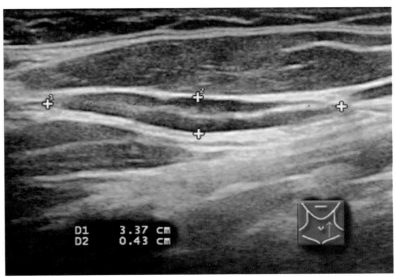

◀ 图 8-5　良性淋巴结的纵切面

图 8-5 为图 8-4 中同一个淋巴结纵切面图像。虽然长达 3cm，但其明显为良性，因为长 / 短比＞＞ 2，且中央淋巴门结构清晰可见

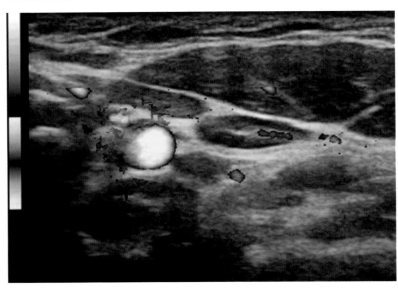

◀ 图 8-6　淋巴结能量多普勒显像

同一个淋巴结能量多普勒显示淋巴结门内可见细小血管，注意该淋巴结周围没有血流信号

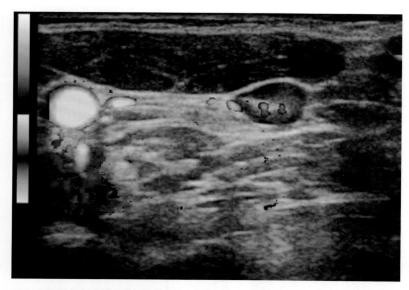

◀图 8-7　良性淋巴结横切面图像
该淋巴结略圆，长/短比＜2，有淋巴门结构，且淋巴门内可见血流信号

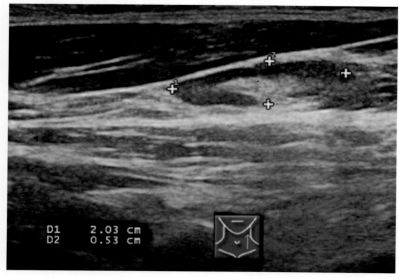

◀图 8-8　同一个淋巴结纵切面图像
同一个淋巴结纵切面图像，长/短比＞2，并可见宽大的淋巴门

表 8-1　可疑恶性淋巴结超声特征的灵敏度及特异度

特征表现	灵敏度（%）	特异度（%）
短径＞0.5cm	61	96
长径＞1cm	68	75
长短比＜2	46	64
高回声淋巴门缺失	100	29
低回声改变	39	18
点状高回声（钙化）	46	100
囊性变	11	100
周围血流信号紊乱	86	82

数据引自 Leboulleux 等研究报道 [10]

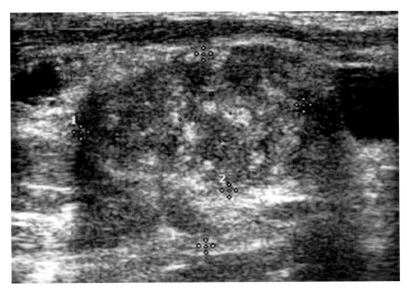

◀ 图 8-9　淋巴结伴簇状钙化
该淋巴结（游标所示）回声明显不均，伴簇状钙化，提示甲状腺乳头状癌转移

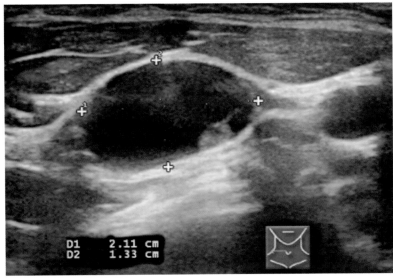

◀ 图 8-10　淋巴结内囊性变
右颈部淋巴结，圆形，直径为 2.1cm，呈囊性结构（囊性成分大于 90%），后方回声增强。淋巴结内囊性变常见于甲状腺乳头状癌或口咽癌的淋巴结转移，偶可见于淋巴结结核

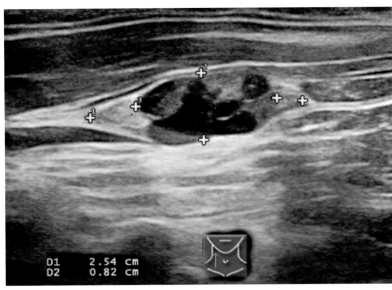

◀ 图 8-11　淋巴结内囊性变
该淋巴结回声不均，其内有多个囊性坏死区。因其后方回声不均匀性增强，首先应怀疑淋巴结内囊性变

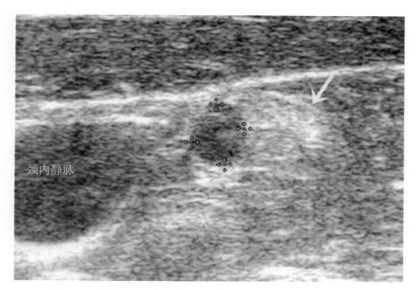

颈内静脉

◀ 图 8-12　转移性淋巴结
该转移性淋巴结大小不到 1cm，其内侧有呈低回声的囊性坏死区（游标所示），后方回声增强。外侧呈高回声实性（箭）。超声引导下对低回声行 FNA 检查，细胞学结果提示阴性，但穿刺洗脱液 Tg 水平增高，这种情况在囊性坏死淋巴结中并不少见

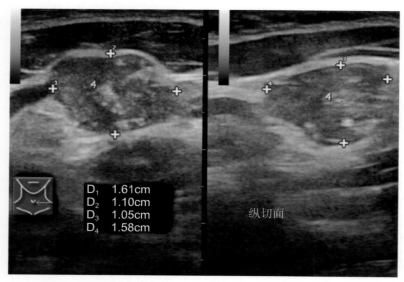

D₁	1.61cm
D₂	1.10cm
D₃	1.05cm
D₄	1.58cm

纵切面

◀ 图 8-13　Ⅳ区恶性淋巴结
位于胸锁乳突肌（SCM）深方的Ⅳ区淋巴结，有多个高度提示恶性肿瘤的征象，如圆形和微钙化

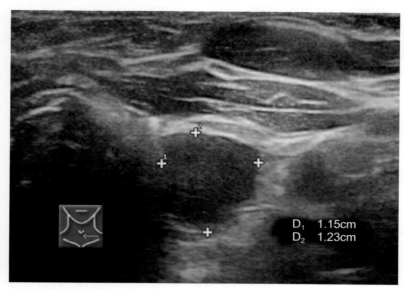

D₁	1.15cm
D₂	1.23cm

◀ 图 8-14　中央Ⅵ区气管旁淋巴结
圆形，淋巴门缺失

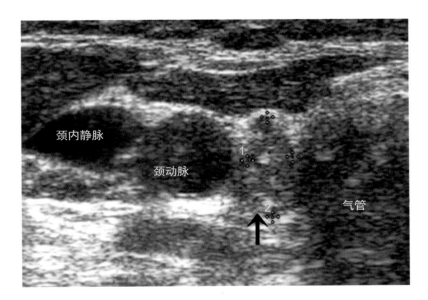

◀ 图 8-15　甲状腺切除术后淋巴结超声

54 岁女性，甲状腺切除术后 36 年，超声显示右侧中央区气管旁淋巴结（箭），长 / 短比＜ 2，伴有多发钙化，提示恶性

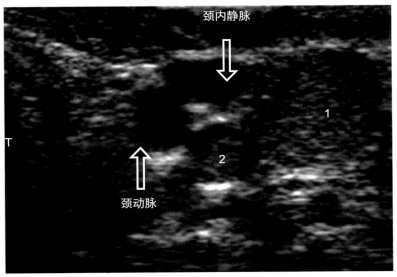

◀ 图 8-16　左侧颈部可见两个淋巴结，大小分别为 1cm（1）和 0.5cm（2），均为圆形，无淋巴门。术中证实均是甲状腺乳头状癌转移

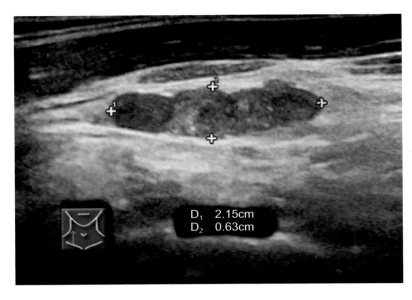

◀ 图 8-17　异常淋巴结

该淋巴结长约 2.5cm，尽管长 / 短比＞ 2，但其结构明显异常，形状不规则，伴有微钙化，淋巴门缺失。图 8-23 多普勒成像显示该淋巴结周围血流信号紊乱

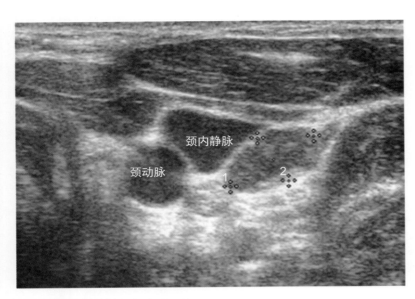

颈内静脉

颈动脉

◀ 图 8-18　可疑恶性淋巴结
该淋巴结（游标所示）为可疑恶性，长 /
短比等于 2，未见淋巴门。手术证实为甲
状腺乳头状癌转移

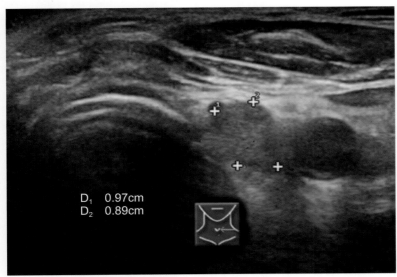

D₁　0.97cm
D₂　0.89cm

◀ 图 8-19　淋巴结转移（游标所示）位
于左侧中央区，长 / 短比＜ 1，无淋巴门

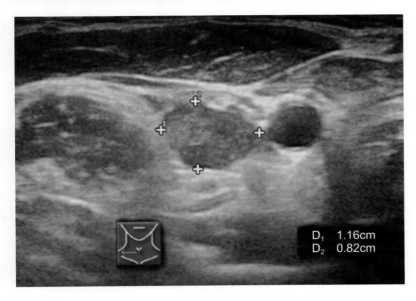

D₁　1.16cm
D₂　0.82cm

◀ 图 8-20　右侧 Ⅳ 区淋巴结，圆形（长
短比＞ 2），无淋巴门，有可疑微小钙化。
FNA 活检示甲状腺乳头状癌

利用彩色或能量多普勒评价淋巴结血流分布情况，有助于恶性淋巴结风险评估。能量多普勒观察小动脉血流信号较彩色多普勒更为敏感，是观察淋巴结的首选方法。为了保证对小血流有足够灵敏度，脉冲重复频率（PRF）应设置小于1000，并使用低壁滤波器。良性淋巴结通常仅显示位于中央淋巴门区域的血流信号，而恶性淋巴结血流受阻，血管聚集在淋巴结周围，可见位于淋巴结周围皮质混杂的血流信号[13, 14]，该特异度仅为82%，反应性淋巴结也可能有相同表现。但该特征是否具有"相对最佳的灵敏度和特异度"[10]，仍需要进一步评估（图8-22至图8-26）。

颈内静脉紧贴颈动脉，由于淋巴结转移常靠近颈静脉或位于颈动脉鞘内，因此任何颈静脉相对颈动脉的移位都强烈提示可能有恶性转移。检查过程中应仔细观察整个血管，特别应注意动静脉分叉的区域。在多个平面上移动超声探头有助于可疑淋巴结的发现。

恶性淋巴结除了引起颈内静脉移位外，还会压迫静脉，导致局部血流受阻。彩色多普勒和能量多普勒超声均可显示颈静脉血流受阻。良性淋巴结，除非明显肿大，否则很少会引起颈静脉移位或血流受阻（图8-27至图8-33）。

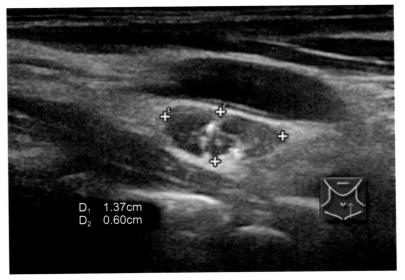

◀ 图8-21　位于颈动脉后方的淋巴结，尽管长/短比＞2，但中央有多发微钙化，仍被怀疑恶性。组织活检却提示为肉样瘤病

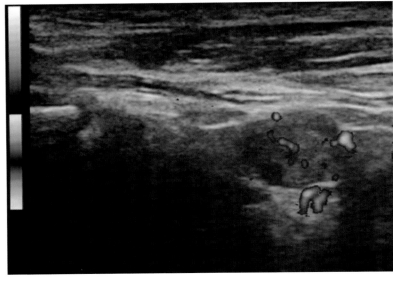

◀ 图8-22　能量多普勒超声显示淋巴结周围血流信号，但无正常门样血流

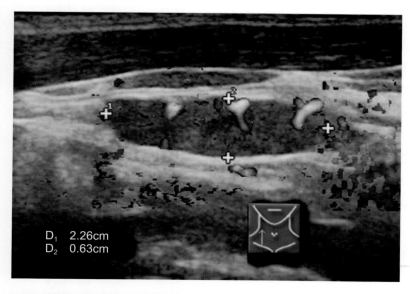

◀ 图 8-23 能量多普勒超声显示淋巴结（同图 8-17）周围血流信号杂乱

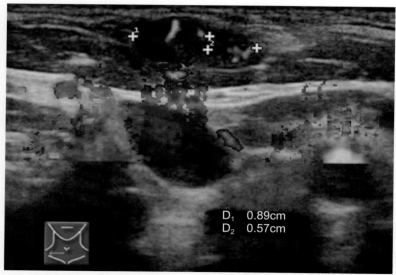

◀ 图 8-24 软组织转移灶位于 SCM 表面。血流信号异常提示恶性肿瘤，经细针穿刺细胞学和 Tg 含量检测加以证实

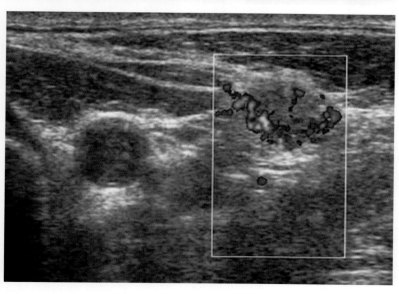

◀ 图 8-25 彩色多普勒超声显示恶性的淋巴结血流信号。细针洗脱液高 Tg 证实恶性

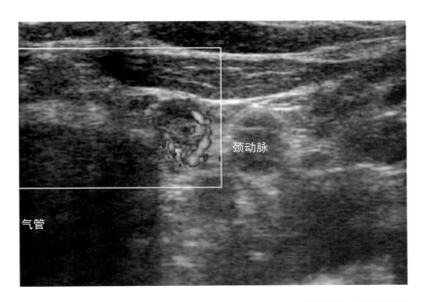

◀ 图 8-26　彩色多普勒超声显示恶性的淋巴结周围血流信号。FNA 细胞学提示恶性，且细针洗脱液 Tg > 10 000

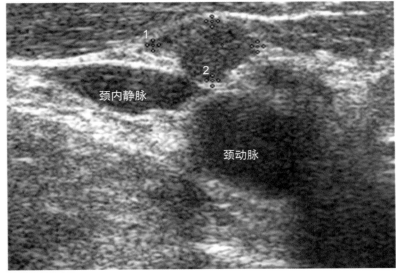

◀ 图 8-27　该小圆形淋巴结（游标所示）横切面，显示其无淋巴门，邻近大血管

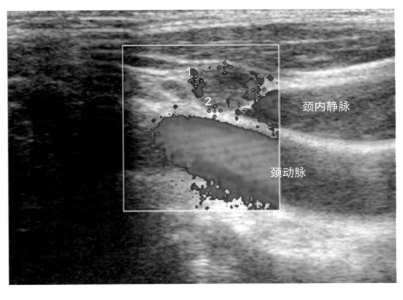

◀ 图 8-28　同一淋巴结（游标所示）纵切面，显示其压迫颈内静脉至颈动脉。超声引导下 FNA 证实恶性转移

127

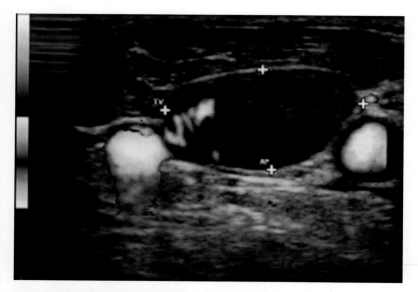

◀ 图 8-29　该淋巴结（游标所示）长 **1.7cm** 分隔开颈动、静脉。其位置和形状（长短比 **< 2**）强烈提示恶性转移，经超声引导下 **FNA** 证实

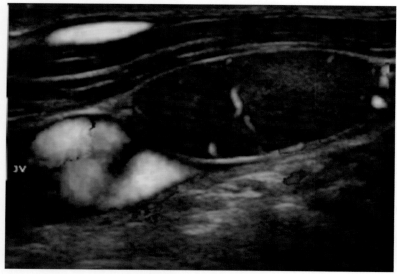

◀ 图 8-30　该淋巴结长 **2.6cm** 压迫颈静脉，阻碍血流。当判断血管是否受压时，一定要轻拿探头

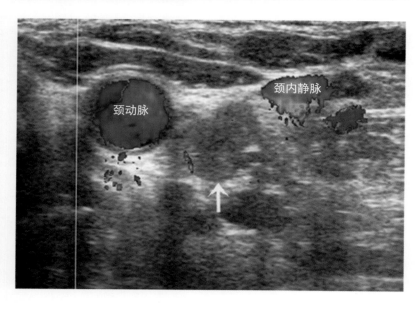

◀ 图 8-31　因颈动、静脉被隔开而发现不规则的圆形淋巴结（箭）。**3** 点钟方向有钙化灶，强烈提示恶性转移，但术前仍需超声引导行 **FNA**

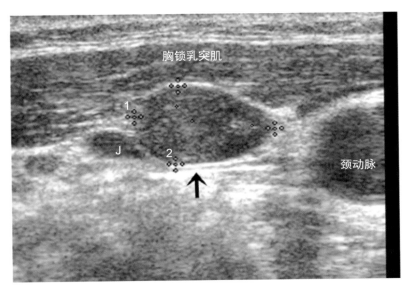

◀ 图 8-32 右侧颈部淋巴结转移（游标所示）横切图，位于颈动脉外侧、胸锁乳突肌深方，并明显压迫深方颈静脉（J），长/短比≤1，无淋巴门。超声引导下 FNA 细胞学检查提示恶性，细针洗脱液中 Tg 升高

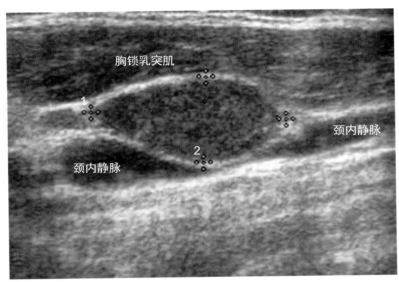

◀ 图 8-33 同一淋巴结纵切面，显示颈内静脉部分受压

　　有助于区分甲状腺结节良恶性的超声特征并不完全适用于淋巴结良恶性的鉴别诊断。淋巴结形态不规则高度提示恶性，但淋巴结转移除非相当大，否则其形态仍可规则。正常淋巴结和恶性淋巴结回声通常都较甲状腺回声低，只是低的程度不同而已。近期研究发现，弥漫性回声增强对甲状腺癌转移有很强的预测价值，尤其是对于小淋巴结[11]。形态不规则的淋巴结可能恶性，但也见于炎症（如桥本甲状腺炎）或放疗患者。

　　综上所述，淋巴结大小和形态的改变值得被关注，但缺乏一定特异性。其他的超声特征如钙化或囊性变具有高度的特异性，需要结合临床情况进一步判断。单一表现如淋巴结肿大、呈圆形或超声下未见淋巴门并不足以作为行细针穿刺活检的特异性指标[10]。然而，若合并典型征象则大大增加了恶性的可能性。关于是观察随访还是进行活检需要结合超声和临床特征一起来决定。

四、超声引导下淋巴结 FNA

由于恶性淋巴结不一定会表现出明显恶性超声征象，良性和恶性淋巴结的部分声像图特征存在着重叠，因此，在制定手术方案之前，对于可疑的淋巴结须行超声引导下 FNA 以明确诊断。《2015 美国甲状腺协会（ATA）成人甲状腺结节和甲状腺癌诊疗指南》指出，如果超声检查可疑淋巴结的最小直径大于 8～10mm，应行超声引导下 FNA，明确诊断后再决定其手术方式[1]。

超声引导下的淋巴结 FNA 与超声引导下甲状腺结节 FNA 类似，需要针吸涂片并送细胞学检查。如果淋巴结超声表现为整体结构异常，可将针尖穿透淋巴结来获取 FNA 标本。如果淋巴结有部分结构正常，仅部分超声表现可疑，针尖则指向淋巴结可疑部位进行穿刺[10]。

淋巴结细胞学结果有时难以解读[15]。但是分化型甲状腺癌（DTC）淋巴结转移有甲状腺球蛋白（Tg），可检测 Tg 水平并作为组织标志物。涂片完成后，用 1ml 生理盐水冲洗活检针，洗脱液进行 Tg 分析[16, 17]。细针上的物质被稀释 100～1000 倍；因此，当洗脱液中 Tg > 10 可认为是恶性淋巴结的阳性指标。由于细胞内 Tg 与循环抗 TgAB 无关，血清抗 TgAB 阳性不影响不干扰淋巴结 Tg 测量[18]。无论是细胞学检查结果呈阳性，还是洗脱液发现 Tg，都证实淋巴结恶性，Lee 等报道了这些标准在检测转移性甲状腺癌时 100% 的灵敏度和特异度[19]。对于囊性淋巴结，细胞学检查可能仅提示无上皮细胞，有巨噬细胞，但 FNA-Tg 洗脱液比细胞学检测淋巴结转移更敏感[20]（图 8-10）。如果怀疑甲状腺髓样癌，降钙素可作为组织特异性标志物。2015ATA 指南指出，针吸甲状腺球蛋白（Tg）洗脱液评估可疑的颈部淋巴结适用于一部分患者，但对中央区淋巴结特别是甲状腺腺体完整的患者穿刺有困难。

五、术前超声及外科处理

PTC 是以多发淋巴结转移为特征的疾病。据报道，12%～80% 的 PTC 患者存在淋巴结转移，大多数淋巴结转移在显微镜下都可见。临床淋巴结阳性在 PTC 患者中占 35%，主要指：①术前体格检查发现阳性淋巴结；②影像学检查发现阳性淋巴结；③术中外科医师发现阳性淋巴结[21-23]。PTC 患者淋巴结转移的主要预后意义在于复发风险而非生存期。对少量淋巴结转移的患者，不管是否进行淋巴结清扫或给予 RAI，局部区域复发率均为 2%～6%[24-36]。ATA 针对甲状腺淋巴结的手术提出，对于病理学证实颈部淋巴结转移（pN1）的患者，不同临床分期的局部复发率的中位风险有显著差异，cN0 的患者有 2%（0%～9%）的复发风险，cN1 的患者有 22%（10%～42%）的复发风险[37]。因此，显微镜下可见淋巴结转移几乎没有任何临床意义，只有肉眼可见的淋巴结转移才能指导手术以降低淋巴结复发风险。此外，ATA 还提出 pN1 患者局部复发的风险与阳性淋巴结的数目有关，< 5 个（4%，3%～8%），> 5 个（19%，7%～21%）[37]。体格检查对病理性淋巴结病的检测敏感性低至 15%～30%[5, 38-46]。因此，超声检查甲状腺癌患者是否有淋巴结转移有重要意义[47]。2015 年 ATA 指南建议，在已知或者怀疑有甲状腺结节的患者中同时行甲状腺和颈部淋巴结超声检查（建议 6），且所有将行甲状腺切除术的患者术前应做颈部淋巴结的超声（中央区和侧颈区）[1]。PTC 患者术前超声检测到转移淋巴结，即使做了治疗性颈淋巴结清扫以及 RAI 消融，较 cN0 或 pN1a 患者仍有更高的复发风险（> 20%）[48, 49]。最近的一项研究对术前是否行颈部超声的患者进行比较，发现进行超声检查的患者行侧颈区淋巴结清扫术的概率更高（P < 0.001）且对治疗的反应更好（P=0.005），术后无明显病变的可能性更大，发生生化或结

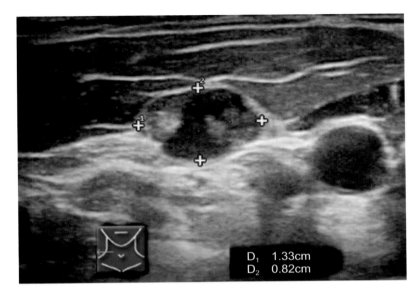

◀ 图 8-34 术前超声检查发现甲状腺右叶结节（**N**），右侧颈Ⅲ区有异常淋巴结，长 / 短比 < **2**，淋巴门消失，有钙化灶

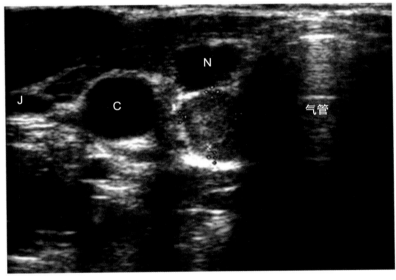

◀ 图 8-35 甲状腺结节（**N**）患者，**FNA** 证实为甲状腺乳头状癌，术前超声检查发现可疑淋巴结（游标所示），紧邻甲状腺下极。中央区淋巴结清扫术中证实此淋巴结为甲状腺乳头状癌转移

构上的不完全转归或二次淋巴结清扫的可能性更小，术前超声组复发率也更小[47]。因此，所有 PTC 患者术前都应进行可靠的淋巴结影像学检查并阐明宏观淋巴结转移的分布情况（图 8-34，图 8-35）。

术前超声与颈部中央区

术前超声对中央区转移性淋巴结的灵敏度明显低于侧颈区。大多数研究显示，颈部中央区的超声灵敏度在 10% ～ 26%，部分是因为即便肉眼可见的淋巴结转移也可能被甲状腺掩盖[11, 50, 51]。术前行中央区淋巴结的 FNA，假如穿刺针穿过甲状腺腺体，则有可能与甲状腺的肿瘤混淆引起假阳性结果或者在洗脱液中测到 Tg。尽管如此，仍建议在侧颈区超声检查时也充分检查中央区。当甲状腺未切除时，70% ～ 90% 的中央区转移淋巴结无法用超声检测到，因此，在甲状腺切除术前超声检查阴性，不能完全排除中央区淋巴结无转移。

增强 CT 扫描可以提高中央区淋巴结转移的检出率。在最近的一项研究中，超声发现 PTC 患者中央区淋巴结转移的灵敏度为 26%，而联合超声和增强 CT 扫描灵敏度可以提高到 54%，阴性预测值为 75%。研究发现，CT 扫描总体上提高了中央区临床转移淋巴结的检出率，同时，它也确定了需要清扫的淋巴结区并适当扩大淋巴结清扫范围，这在仅做超声检查的 25% 的 PTC 患者中都被忽略了[50]。在 CT 增强扫描中使用碘造影剂对术后的 ^{131}I 治疗影响很小，不应将其视为 CT 扫描的禁忌证。通过术前对转移淋巴结进行准确定位来制定手术方案相比于延期的放射性碘治疗对肿瘤结果的影响更显著[52]。2015 年 ATA 指南推荐术前行增强 CT 和 MRI 检查可作为超声的辅助工作来判断是否有转移的淋巴结，包括侵袭性肿瘤或者临床多发或肿大淋巴结受累（建议 33）[1]。

六、术后超声及外科处理

除了术前筛查和定位淋巴结外，超声在甲状腺癌患者术后监测中也起着重要作用。甲状腺癌可发生在任何年龄，甚至在很年轻的时候，而且多年后会复发，因此，必须对患者进行终生监测。如何以经济有效的方式实现这一目标一直是一个挑战。直到 20 世纪 90 年代，唯一可用的诊断工具是在停用甲状腺激素替代治疗后进行的 ^{131}I 全身扫描（whole-body scan，WBS）。但 WBS 对残余、复发或转移性甲状腺癌的早期检测灵敏度较差。这在许多甲状腺球蛋白（Tg）升高但诊断扫描阴性的患者中很明显，他们接受了 ^{131}I 治疗，并且在治疗后 CT 扫描阳性[53-55]。Park 等还发现，用于 WBS 的 ^{131}I 剂量可阻碍转移性病变中对于碘的摄取，并干扰随后的 ^{131}I 治疗剂量[56]。WBS 费用高、灵敏度差，还有眩晕的并发症，使得它不是一项在甲状腺癌随访中令人满意的检查。

在过去的几十年中，两种有助于早期发现复发性甲状腺癌的技术被广泛应用。第一种是 Tg 分析，具有灵敏、可靠、可重复的特点，它从生物化学角度发现癌症复发的早期迹象。第二种是在术后进行颈部高分辨率超声检查，以确定是否有早期淋巴结转移的复发。这些新的工具，特别是颈部超声和超声引导下的可疑淋巴结 FNA，大大提高了这些患者癌症监测的灵敏度。

对甲状腺癌术后患者进行颈部体格检查，对于早期复发诊断帮助不太。即使淋巴结肿大，甚至直径达到几厘米，触诊也很难发现，这是因为术后瘢痕组织形成以及转移性淋巴结多位于胸锁乳突肌下深方而影响的。对于癌症复发和淋巴结转移的早期发现和定位，高分辨率超声已被证明是一种非常有效的检查手段。Frasoldati 等对 494 名有低风险、分化良好的甲状腺癌病史的患者进行研究，每个患者术后均行 WBS、甲状腺球蛋白（Tg）激发试验和超声检查，结果发现其中有 51 名患者复发[57]，其中 WBS 检查阳性 23 例（45%），刺激甲状腺球蛋白（Tg）检查阳性 34 例（67%），超声引导下 FNA 检查阳性 48 例（94%）。由于甲状腺癌通常首先转移到颈部，即使出现其他地方转移也常常同时累及颈部淋巴结，因此，颈部超声已被证明是最敏感的检查方法，可用于复发病变早期发现和定位，甚至在血清 Tg 升高之前。在儿科患者中，一项应用超声检查分化型甲状腺癌患儿局部复发的研究表明，超声检测的灵敏度为 85.7%，特异度为 89.4%，阴性预测值为 94.4%，阳性预测值为 75%，即使 Tg 激发试验和 US 的结果均为阳性，还有 17.3% 的患者两项检查结果不一致[58]。关于术后颈部超声检查的频率选择，最近的一项研究表明，在非刺激性 Tg < 1.0ng/ml 的 ATA 中度风险患者和治疗后无可疑发现的颈部超声患者中，随访期间频繁的 US 筛查更容易识别假阳性异常，而不是临床意义上的结构性异常[59]。ATA 指南建议在术后 6 ~ 12 个月进行甲状腺床、颈部中央区和侧颈区淋巴结的颈部超声检查，然后根据患者复发的风险和 Tg 状态定期进行检查（建议 65）。

淋巴结的识别和评估应采用 10 ～ 15MHz 传感器高分辨率超声，并用多普勒超声来评估其血流特点。对于已接受甲状腺切除术的患者，进行颈部超声检查时，还应观察靠近气管的颈动脉和颈静脉有无移位（图 8-36）。为了了解术后颈部的超声表现，应先观察良性甲状腺疾病患者在甲状腺切除术后的颈部特征。这有助于熟悉颈部结构和术后颈部解剖结构的改变，同时无须担心甲状腺癌复发的可能性。甲状腺切除术后，甲状腺床上充满了不同数量的高回声结缔组织，超声显示为高回声（密集）。这在区分甲状腺床复发或转移性淋巴结（通常表现为暗色或低回声）方面很有用。同时也可在超声引导下行 FNA 细胞学检查和 Tg 洗脱液检查来对病变进行辨别。

对于是否需要再次手术，临床上一定要有确切的复发证据支持。一旦通过超声发现复发灶，应进行 CT 扫描或 MRI 立体定位成像，并结合超声，以便制定全面的再次手术方案。此外，再次手术是一项多学科决策，需要内分泌医师、外科医师和患者之间进行详细沟通和讨论。由于解剖结构改变、瘢痕形成和癌症自然史的改变所带来的技术挑战，再次手术的并发症发生率更高，特别是单侧或双侧声带麻痹（vocal cord paralysis，VCP）和永久性甲状腺功能减退。图 8-37 和图 8-38 说明通过一个全面的中央区和侧颈区的颈部超声检查，方便术前描绘异常淋巴结分布情况以及术中可能切除的大体解剖标本。

在没有其他治疗及 TSH 抑制的情况下复发的小结节依然可能保持稳定，再次手术时必须有清晰及明确的目的[60]。为此，2015ATA 指南建议，最小直径小于 8 ～ 10mm 的可疑淋巴结不进行活检，如果出现淋巴结增大或淋巴结威胁到重要结构，应考虑使用 FNA 或其他干预措施（建议 65C）。

复发性甲状腺癌的手术应格外小心，并需要一定的专业知识才能获得良好的肿瘤学和外科学结果[60, 61]。术中神经监测有助于降低再次手术相关的 VCP 发生率[62, 63]。最近一个三方医学中心进行的一项包含 181 名再次手术患者的研究报告指出，随访 3 个半年后，所有患者中均未出现永久性或暂时性 VCP，其中 9% 出现暂时性低钙血症及 4.2% 出现永久性低钙血症，5% 出现颈部淋巴结复发转移，生化完全转归率为 58%[64]。

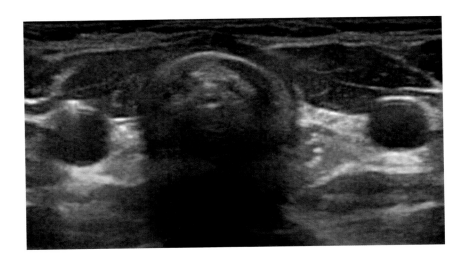

◀ 图 8-36　甲状腺全切术后 1 年的甲状腺超声

注意右侧颈动脉内侧与气管之间为瘢痕组织回声。左甲状腺床含有食管，食管从气管后方突出，前方有瘢痕组织回声

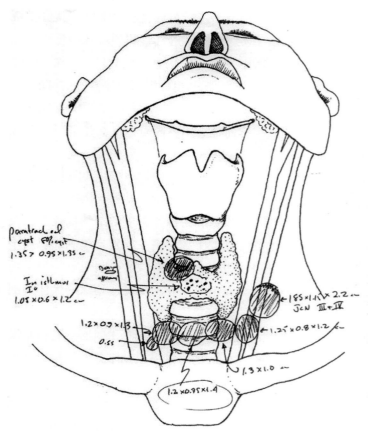

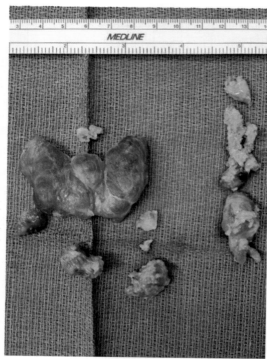

▲ 图 8-37　根据术前超声和增强 CT 绘制的手术病变的示意图。手术标本如图 8-38 所示

▲ 图 8-38　手术标本的照片，包括患者的甲状腺、中央区和侧颈区，其术前成像如图 8-37 所示

参 考 文 献

[1] Haugen BR, et al. 2015 American Thyroid Association management guidelines for adult patients with thyroid nodules and differentiated thyroid cancer: the American Thyroid Association guidelines task force on thyroid nodules and differentiated thyroid cancer. Thyroid. 2016; 26(1):1–133.

[2] Carty SE, et al. Consensus statement on the terminology and classification of central neck dissection for thyroid cancer. Thyroid. 2009;19(11):1153–8.

[3] Wittekind C, et al. TNM supplement: a commentary on uniform use. New York: Wiley–Liss; 2002.

[4] Robbins KT, et al. Consensus statement on the classification and terminology of neck dissection. Arch Otolaryngol Head Neck Surg. 2008;134(5):536–8.

[5] Qubain SW, et al. Distribution of lymph node micrometastasis in pN0 well–differentiated thyroid carcinoma. Surgery. 2002;131(3):249–56.

[6] Dralle H, et al. Compartment–oriented microdissection of regional lymph nodes in medullary thyroid carcinoma.

Surg Today. 1994;24(2):112–21.

[7] Cunnane M, et al. A novel thyroid cancer nodal map classification system to facilitate nodal localization and surgical management. Laryngoscope. 2016. [Epub ahead of print].

[8] Goyal N, et al. Mapping the distribution of nodal metastases in papillary thyroid carcinoma: where exactly are the nodes? Laryngoscope. 2017;127(8):1959–1964. (accepted Jan 2017).

[9] Steinkamp HJ, Cornehl M, Hosten N, et al. Cervical lymphadenopathy: ratio of long– to short–axis diameter as a predictor of malignancy. Br J Radiol. 1995;68(3): 266–70.

[10] Leboulleux S, et al. Ultrasound criteria of malignancy for cervical lymph nodes in patients followed up for differentiated thyroid cancer. J Clin Endocrinol Metab. 2007;92(9):3590–4.

[11] Lee YJ, et al. Pre–operative ultrasound diagnosis of nodal metastasis in papillary thyroid carcinoma patients

according to nodal compartment. Ultrasound Med Biol. 2015;41(5):1294–300.

[12] Ahuja A, et al. Lymph node hilus: gray scale and power Doppler sonography of cervical nodes. J Ultrasound Med. 2001;20(9):987–92; quiz 994.

[13] Ahuja AT, et al. Power Doppler sonography of metastatic nodes from papillary carcinoma of the thyroid. Clin Radiol. 2001;56(4):284–8.

[14] Ahuja A, Ying M. An overview of neck node sonography. Investig Radiol. 2002;37(6):333–42.

[15] Bellantone R, et al. Management of cystic or predominantly cystic thyroid nodules: the role of ultrasound–guided fine–needle aspiration biopsy. Thyroid. 2004;14(1):43–7.

[16] Frasoldati A, et al. Role of thyroglobulin measurement in fine–needle aspiration biopsies of cervical lymph nodes in patients with differentiated thyroid cancer. Thyroid. 1999;9(2):105–11.

[17] Pacini F, et al. Detection of thyroglobulin in fine needle aspirates of nonthyroidal neck masses: a clue to the diagnosis of metastatic differentiated thyroid cancer. J Clin Endocrinol Metab. 1992;74(6):1401–4.

[18] Baskin HJ. Detection of recurrent papillary thyroid carcinoma by thyroglobulin assessment in the needle washout after fine–needle aspiration of suspicious lymph nodes. Thyroid. 2004;14(11):959–63.

[19] Lee MJ, et al. Fine–needle biopsy of cervical lymph nodes in patients with thyroid cancer: a prospective comparison of cytopathologic and tissue marker analysis. Radiology. 1993;187(3):851–4.

[20] Cignarelli M, et al. Diagnostic utility of thyroglobulin detection in fine–needle aspiration of cervical cystic metastatic lymph nodes from papillary thyroid cancer with negative cytology. Thyroid. 2003;13(12):1163–7.

[21] Gemsenjager E, et al. Lymph node surgery in papillary thyroid carcinoma. J Am Coll Surg. 2003;197(2):182–90.

[22] Bardet S, et al. Macroscopic lymph–node involvement and neck dissection predict lymph–node recurrence in papillary thyroid carcinoma. Eur J Endocrinol. 2008;158(4):551–60.

[23] Cranshaw IM, Carnaille B. Micrometastases in thyroid cancer. An important finding? Surg Oncol. 2008;17(3):253–8.

[24] Yamashita H, et al. Extracapsular invasion of lymph node metastasis. A good indicator of disease recurrence and poor prognosis in patients with thyroid microcarcinoma. Cancer. 1999;86(5):842–9.

[25] Baudin E, et al. Microcarcinoma of the thyroid gland: the Gustave–Roussy institute experience. Cancer. 1998;83(3):553–9.

[26] Chow SM, et al. Papillary microcarcinoma of the thyroid-prognostic significance of lymph node metastasis and multifocality. Cancer. 2003;98(1):31–40.

[27] Ito Y, et al. An observation trial without surgical treatment in patients with papillary microcarcinoma of the thyroid. Thyroid. 2003;13(4):381–7.

[28] Wada N, et al. Lymph node metastasis from 259 papillary thyroid microcarcinomas: frequency, pattern of occurrence and recurrence, and optimal strategy for neck dissection. Ann Surg. 2003;237(3):399–407.

[29] Roti E, et al. Clinical and histological characteristics of papillary thyroid microcarcinoma: results of a retrospective study in 243 patients. J Clin Endocrinol Metab. 2006;91(6):2171–8.

[30] Hay ID. Management of patients with low–risk papillary thyroid carcinoma. Endocr Pract. 2007;13(5):521–33.

[31] Mazzaferri EL. Management of low–risk differentiated thyroid cancer. Endocr Pract. 2007;13(5):498–512.

[32] Hay ID, et al. Papillary thyroid microcarcinoma: a study of 900 cases observed in a 60–year period. Surgery. 2008;144(6):980–7; discussion 987–8.

[33] Noguchi S, et al. Papillary microcarcinoma. World J Surg. 2008;32(5):747–53.

[34] Giordano D, et al. Treatment and prognostic factors of papillary thyroid microcarcinoma. Clin Otolaryngol. 2010;35(2):118–24.

[35] So YK, et al. Subclinical lymph node metastasis in papillary thyroid microcarcinoma: a study of 551 resections. Surgery. 2010;148(3):526–31.

[36] Zetoune T, et al. Prophylactic central neck dissection and local recurrence in papillary thyroid cancer: a meta–analysis. Ann Surg Oncol. 2010;17(12):3287–93.

[37] Randolph GW, et al. The prognostic significance of nodal metastases from papillary thyroid carcinoma can be stratified based on the size and number of metastatic lymph nodes, as well as the presence of extranodal extension. Thyroid. 2012;22(11):1144–52.

[38] Noguchi M, et al. Indications for bilateral neck dissection in well–differentiated carcinoma of the thyroid. Jpn J Surg. 1987;17(6):439–44.

[39] Noguchi S, Murakami N. The value of lymph–node dissection in patients with differentiated thyroid cancer. Surg Clin North Am. 1987;67(2):251–61.

[40] Mirallie E, et al. Localization of cervical node metastasis of papillary thyroid carcinoma. World J Surg. 1999;23(9):970–3. discussion 973–4.

[41] Wang TS, et al. Incidence of metastatic well–differentiated thyroid cancer in cervical lymph nodes. Arch Otolaryngol Head Neck Surg. 2004;130(1):110–3.

[42] Triponez F, et al. Hook needle–guided excision of recurrent differentiated thyroid cancer in previously operated neck compartments: a safe technique for small, nonpalpable recurrent disease. J Clin Endocrinol Metab. 2006;91(12):4943–7.

[43] Ito Y, et al. Risk factors for recurrence to the lymph node in papillary thyroid carcinoma patients without preoperatively detectable lateral node metastasis: validity of prophylactic modified radical neck dissection. World J

Surg. 2007;31(11):2085–91.

[44] Lee SK, et al. Sentinel lymph node biopsy in papillary thyroid cancer: comparison study of blue dye method and combined radioisotope and blue dye method in papillary thyroid cancer. Eur J Surg Oncol. 2009;35(9):974–9.

[45] Lim YC, et al. Central lymph node metastases in unilateral papillary thyroid microcarcinoma. Br J Surg. 2009; 96(3):253–7.

[46] Ross DS, et al. Recurrence after treatment of microp–apillary thyroid cancer. Thyroid. 2009;19(10):1043–8.

[47] Wang LY, et al. Preoperative neck ultrasound in clinical node–negative differentiated thyroid cancer. J Clin Endocrinol Metab. 2014;99(10):3686–93.

[48] Moreno MA, et al. Preoperative lateral neck ultrasonography as a long–term outcome predictor in papillary thyroid cancer. Arch Otolaryngol Head Neck Surg. 2011;137(2):157–62.

[49] Ito Y, et al. Clinical significance of metastasis to the central compartment from papillary microcarcinoma of the thyroid. World J Surg. 2006;30(1):91–9.

[50] Lesnik D, et al. Papillary thyroid carcinoma nodal surgery directed by a preoperative radiographic map utilizing CT scan and ultrasound in all primary and reoperative patients. Head Neck. 2014;36(2):191–202.

[51] Ito Y, et al. Preoperative ultrasonographic examination for lymph node metastasis: usefulness when designing lymph node dissection for papillary microcarcinoma of the thyroid. World J Surg. 2004;28(5):498–501.

[52] Caparevic Z, et al. Psychological evaluation of patients with a nodular goiter before and after surgical treatment. Med Pregl. 2002;55(9–10):401–5.

[53] Pineda JD, et al. Iodine–131 therapy for thyroid cancer patients with elevated thyroglobulin and negative diagnostic scan. J Clin Endocrinol Metab. 1995;80(5):1488–92.

[54] Schumm–Draeger PM, Encke A, Usadel KH. Optimal recurrence prevention of iodine deficiency related goiter after thyroid gland operation. A prospective clinical study. Internist. 2003;44(4):420–6. 429–32.

[55] Menendez Torre E, et al. Prognostic value of thyroglobulin serum levels and 131I whole–body scan after initial treatment of low–risk differentiated thyroid cancer. Thyroid. 2004;14(4):301–6.

[56] Park HM, et al. Influence of diagnostic radioiodines on the uptake of ablative dose of iodine–131. Thyroid. 1994;4(1):49–54.

[57] Frasoldati A, et al. Diagnosis of neck recurrences in patients with differentiated thyroid carcinoma. Cancer. 2003;97(1):90–6.

[58] Vali R, et al. The role of ultrasound in the follow–up of children with differentiated thyroid cancer. Pediatr Radiol. 2015;45(7):1039–45.

[59] Peiling Yang S, et al. Frequent screening with serial neck ultrasound is more likely to identify false–positive abnormalities than clinically significant disease in the surveillance of intermediate risk papillary thyroid cancer patients without suspicious findings on follow–up ultrasound evaluation. J Clin Endocrinol Metab. 2015; 100(4):1561–7.

[60] Phelan E, et al. Neural monitored revision thyroid cancer surgery: surgical safety and thyroglobulin response. Otolaryngol Head Neck Surg. 2013;149(1):47–52.

[61] Salari B, et al. Revision neural monitored surgery for recurrent thyroid cancer: safety and thyroglobulin response. Laryngoscope. 2016;126(4):1020–5.

[62] Chuang YC, Huang SM. Protective effect of intraoperative nerve monitoring against recurrent laryngeal nerve injury during re–exploration of the thyroid. World J Surg Oncol. 2013;11:94.

[63] Chan WF, Lang BH, Lo CY. The role of intraoperative neuromonitoring of recurrent laryngeal nerve during thyroidectomy: a comparative study on 1000 nerves at risk. Surgery. 2006;140(6):866–72; discussion 872–3.

[64] Amin MR. Thyrohyoid approach for vocal fold augmentation. Ann Otol Rhinol Laryngol. 2006;115(9):699–702.

第 9 章 甲状旁腺超声检查

Ultrasonography of the Parathyroid Glands

Dev Abraham　著

一、概述

原发性甲状旁腺功能亢进症（PHPT）是一种常见的内分泌疾病，在美国每年约有 100 000 名新增患者[1]。常规检测中，多通道分析仪的广泛应用导致发病率的逐渐上升，1970 年以来，很多亚临床疾病患者被早期发现[2]。这种先进的多通道分析仪以及生物化学筛查也改变了美国 PHPT 的疾病干预方式。大多数患者在症状出现或者终末器官损害之前均表现良好，因为在这些病例中，有 85% 的病例是由孤立性甲状旁腺腺瘤引起。颈部超声检查（US）已成为大多数内分泌科和外科临床工作中的一个重要检查手段，它还可以用于甲状旁腺腺瘤的定位，以便进行微创手术，这种手术可以在门诊进行，缩短了住院和康复时间[1]。

二、历史回顾

甲状旁腺是人体最后被发现的器官。在解剖印度犀牛的时候，Sir Richard Owens 首次对此腺体进行了描述[3]。IvarSandstrom 作为一个医学生，也描述了其他动物和人类的甲状旁腺[4]。人类第一例甲状旁腺手术是由 Felix Mandl 医师在一名维也纳电车售票员 Albert Gahn 身上实施的。美国第一例甲状旁腺切除术由芝加哥库克县医院的 E. J. Lewis 实行[5]。而在 Charles Martell 上尉的病例中，他进行 7 次手术才能被治愈，因为腺瘤异位导致其多次手术失败[6]。20 世纪 90 年代，人们偶然观察到由于甲状旁腺内含有丰富的线粒体，甲状旁腺肿瘤可以吸收同位素锝 99m 甲氧基异丁基异腈（^{99}Tc–MIBI），这促使了术前定位概念的形成以及微创手术的出现[7]。

三、甲状旁腺的外科解剖和胚胎发育

正常甲状旁腺的大小、重量和位置变化较大，直径 4 ～ 5mm，重 20 ～ 40mg[8]。1877 年，Ivar Sandstrom 在其具有里程碑意义的出版物中对这种大小的多样性进行了详细地描述[4]。在不了解甲状旁腺相关疾病的情况下，他已经很好地描述了甲状旁腺腺瘤及不对称性增生。甲状旁腺在解剖学上有着独立于甲状腺的血供，并包裹在纤维脂肪囊垫中[9]，因此甲状旁腺的血液供应与其邻近的甲状腺不同（图 9–1）。

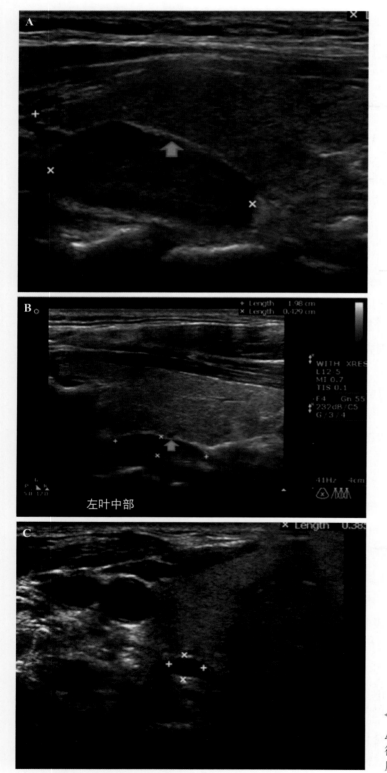

◀ 图 9–1　上甲状旁腺腺瘤纵切面：压痕征

A. 上甲状旁腺腺瘤，头尾位视角，标注处为压痕征；B. 上甲状旁腺腺瘤，呈长铅笔形，标注处为压痕征；C. 上甲状腺旁腺小腺瘤

在多普勒超声检查甲状旁腺腺瘤时，这种血供被称为极性血管或蒂（图 9-2）。甲状旁腺解剖位置独特的变化性使其定位以及随后的手术具有挑战性。上甲状旁腺多位于甲状腺叶的上后部而下甲状旁腺则多位于甲状腺的下极（图 9-2 和图 9-3）。

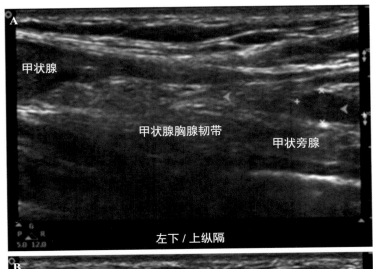

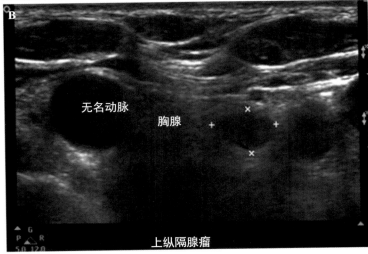

◀ 图 9-2　位于胸腺韧带近端和胸腺内的甲状旁腺腺瘤

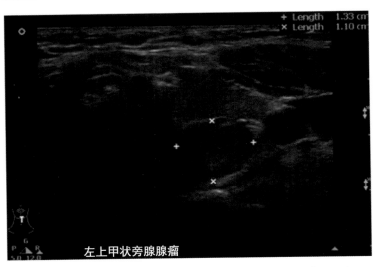

◀ 图 9-3　横切面的上甲状旁腺腺瘤

由于甲状旁腺比较小，现有的超声技术很难观察到正常的甲状旁腺。除此之外，中央区淋巴结的存在又使得从甲状腺外组织中分离出甲状旁腺变得更加困难。因此，特定的病例在手术干预或者乙醇消融之前，需要用细针穿刺活检来明确甲状旁腺腺体。深入了解甲状旁腺典型位置和解剖变异是成功辨别甲状旁腺组织以及明确和切除甲状旁腺瘤或增生的基础。

甲状旁腺腺瘤的超声表现

甲状腺外组织且位于甲状腺后部，均匀低回声。

分割线，甲状腺腺瘤无此征象，多普勒超声可见明显的血管带或极性血管形态可随解剖平面发生改变。压痕征，上、下甲状旁腺挤压甲状腺后被膜形成。

一项尸检报道 91% 的受试者有 4 个腺体，5% 的受试者有 3 个腺体，4% 的受试者有 5 个腺体 [6]；多个腺体十分罕见，仅存在于不到 5% 的个体中 [10]。由于甲状旁腺的胚胎起源于第三和第四咽囊，并最终迁移到下颈部，因此它们的位置差别很大。上组的甲状旁腺来源于第四咽囊，沿着后鳃体尾侧迁移，后者可分化成甲状腺滤泡旁细胞（或称 C 细胞）。通常上甲状旁腺位于甲状腺叶后部的中上三分之一处，其位置相对固定。上甲状旁腺异位常见于咽后壁和气管食管沟，然而，由于它们与 C 细胞的独特发育关系，它们也更有可能位于甲状腺叶的上后部。下甲状旁腺和胸腺共同起源于第三咽囊，它们一起向下颈部迁移。44% 的下旁腺位于距甲状腺下极不足 1cm 的位置，17% 靠近甲状腺下缘，26% 沿着甲状腺胸腺韧带分布于胸腺的上部（图 9-2），2% 位于胸腺内 [8-10]。异位下甲状旁腺可位于颈动脉分叉、颈动脉鞘、甲状腺内和咽后壁。据文献报道的异位甲状旁腺的发生率为 5%～39.3%，这种差异是由于观察者之间缺少对异位的评判标准。希腊一项涉及 942 例尸体的尸检报告显示：5% 的尸体有额外的腺体，2% 位于甲状腺内，6% 位于纵隔，大多数腺体位于甲状腺附近 [11]。相比之下，在某些手术中（包括四个因慢性肾衰竭引起继发性甲状腺旁腺功能亢进的腺体手术），亦有 39.3% 的腺体被报告为 "异位腺体" [12]。由于甲状旁腺位置的这种多变性，准确定位尤为重要，这也是确保微创甲状旁腺手术成功的关键。

四、原发性甲状旁腺功能亢进的流行病学

发达国家中，原发性甲状旁腺功能亢进（PHPT）的患者主要是在每年的体检中被偶然发现，表现为正常无症状的或轻度高钙血症。PHPT 发病率的增高可追溯到 20 世纪 70 年代多通道分析的发展和广泛应用 [2]。美国一项涉及 350 万人的研究显示，PHPT 的发病率为 34～124/10 万人年。与年龄相关的发病率上升，其中黑人的发病率最高，白人其次，拉丁裔和亚洲少数民族裔发病率最低。同时 PHPT 在女性中的发病率约为男性的 3 倍多 [13]。1999—2008 年，加利福尼亚州 PHPT 的手术数量增长了 177% [14]。

PHPT 患者典型的终末器官损害是由于骨皮质部位的骨质丢失和肾结石形成。骨小梁（脊柱）相对保留，而以骨皮质位置如股骨颈和超远端桡骨的骨质流失为代价 [15]。

由于医师和患者的意识不断提高以及由于血钙正常的患者主动进行 PTH 检测，"正常血钙的" 甲状旁腺功能亢进的诊断呈现一种新的趋势。在进行随机研究之前，仔细评估此类患者的终末器官损伤并选择性实施手术治疗是合理的。

五、定位研究

　　甲状旁腺的超声检测不应作为 PHPT 的诊断手段。它的应用应严格限定在以定位为目的的研究。同时在进行任何类型的定位研究之前，应对每个患者进行适当的生化检测并确定手术指征。

　　⁹⁹Tc–MIBI（功能研究）和超声（解剖学研究）是应用最为广泛的两种定位异常甲状旁腺的手段。这两种方法有各自的优势和缺点，但都同样有效[16]。大多数基于同位素的研究倾向于定位病变在"哪一侧"，而超声则更能提供更精确的定位信息。对于内分泌医师，利用超声技术检测可疑甲状旁腺腺瘤具有一定优势，其中最重要的包括已被验证的安全性、超声设备容易掌握、几乎没有电离辐射、检测周期较短以及潜在的成本节约。使用超声进行甲状旁腺定位的局限性在于操作者及其经验的不同。

六、PHPT 的超声检查技术

　　合适的检查体位对增大的甲状旁腺显示至关重要。患者应平躺在坚硬的平台上，在躯干上后部和肩部下方放置一个或两个枕头，以使颈部充分伸展。头部可用折叠的毛巾支撑，以增强患者的舒适度。强直性脊柱炎等颈椎疾病患者的颈部伸展受限而无法进行充分的显露。

　　将线阵探头（探头深度为 3～5cm），涂上适量的耦合剂扫查颈前部，定位甲状腺。利用连续的轴位扫查方式详细检查颈部结构。大多数临床医师会使用变频探头（5～15MHz）来扫查甲状腺。甲状旁腺超声检查不需要特殊设备。使用低频探头可以更有效地显示颈部较深的结构。甲状腺后被膜和甲状腺叶的尾侧区是甲状旁腺常见扫查区域，经常在此区域寻找有无肿大的甲状旁腺。由于甲状旁腺腺瘤具有一定的移动性，肿瘤可能不易被发现，尤其是位于气管食管沟内的上旁腺腺瘤或胸廓内的下旁腺腺瘤。让患者咳嗽、施压、转动头部到另一侧或深呼吸，都更有利于活动性腺瘤的显示（图 9-4）。

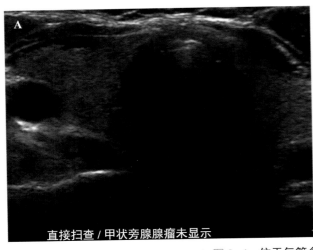
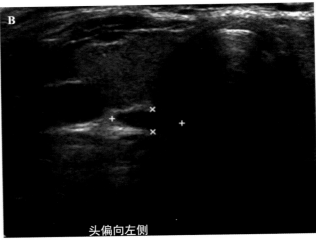

▲ 图 9-4　位于气管食管沟的右上活动性腺瘤

七、多发性内分泌腺瘤综合征和慢性肾衰竭患者的超声评价

（一）多发性内分泌腺瘤

多发性内分泌腺瘤 1 型和 2a 型中可出现原发性甲状旁腺功能亢进。在这些综合征中，累及多个腺体非常多见，即使定位检查显示单侧异常，但在手术中对所有腺体进行检查也是很有必要的。所以，此时超声或 99Tc-MIBI 的定位诊断价值不大。然而，对手术失败的多发性内分泌腺瘤患者进行超声评估是有价值的。

（二）肾衰竭

肾衰竭患者中，所有甲状旁腺都会受到不同程度的影响。手术干预前应该检查所有腺体，此时定位检查的价值十分有限。但是在终末期肾病（ESRD）患者由于并发症而不能耐受手术需要无水乙醇（ETOH）消融治疗时，超声检查也是非常有应用价值的。

八、甲状旁腺腺瘤的超声表现

现今的超声技术无法看到正常或未增大的甲状旁腺。在血钙正常或轻度高钙血症的个体中，甲状旁腺典型位置上可能存在超声检测不出的微小腺瘤。超声检查不能用于 PHPT 的诊断，严格意义上它只是一个定位工具。以下是甲状旁腺腺瘤的特有超声征象。

（一）甲状腺外位置及压痕征

绝大多数甲状旁腺腺瘤位于甲状腺深部被膜外[10-12]。这些病变的位置与甲状腺被膜密切相关[17]。在高钙血症的临床背景下，沿着甲状腺深部可见的病变极有可能是甲状旁腺。通常在甲状腺后被膜上能看到由甲状旁腺腺瘤形成的压痕——"压痕征"。甲状腺与甲状旁腺之间可见一条明显的线状强回声为纤维脂肪囊，将两者分开。有 2%～5% 的甲状旁腺腺瘤嵌入甲状腺腺体内[18, 19]，无法从外观上与甲状腺结节区分开来。位于甲状腺内的甲状旁腺腺瘤更易发生在多腺体疾病患者中，而在单腺体疾病的患者发生率较低，前者为 15%，后者仅为 3%[13]（图 9-3，图 9-5 和图 9-6）。

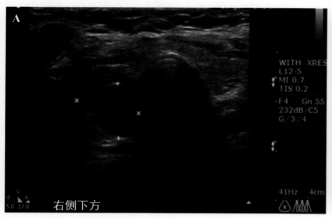
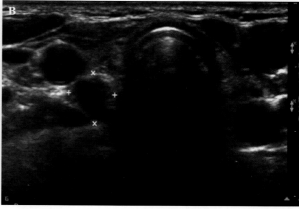

▲ 图 9-5 横切面的下甲状旁腺腺瘤

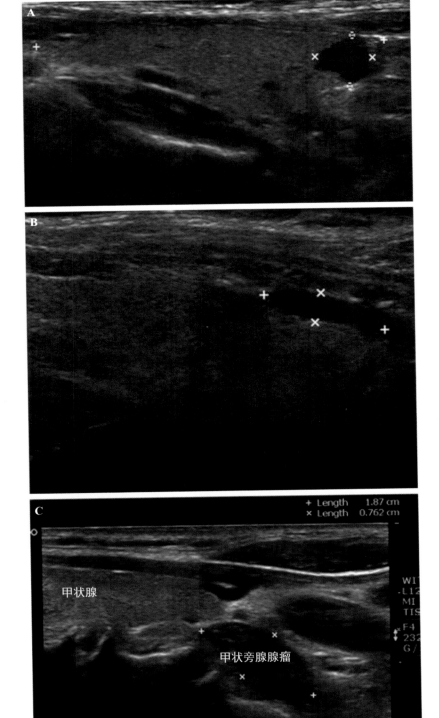

◀图 9-6　下甲状旁腺瘤纵切面
A. 下甲状旁腺腺瘤，甲状腺内，头尾位；
B. 下甲状旁腺腺瘤，呈铅笔样，头尾位；
C. 下甲状旁腺腺瘤，椎旁后位

（二）均匀低回声结构

这是甲状旁腺腺瘤的一个典型的影像学特征，增大的甲状旁腺与甲状腺相比呈均匀的低回声结构[20]。

（三）血管蒂和血流情况

83% 的甲状旁腺腺瘤中发现有独立的动脉（极性动脉）滋养腺瘤[21]。除此之外还有其他血流分布，如"弓状血流"及腺瘤内弥漫性分布的血流[22]（图 9-7）。

（四）形态多样性

甲状旁腺沿着筋膜水平生长，易受到周围组织结构的挤压。因此，外观形态多样，如椭圆形、香肠形、铅笔形、三角形或长方形等。

九、高钙血症患者中超声不可见的甲状旁腺病变

对于经验丰富的操作者，甲状旁腺超声检查具有高度的灵敏度和特异度。不过即使尽了最大的努力，也有10% ～ 20% 腺瘤超声是发现不了的。可能的原因包括病变位于深处如咽后上腺瘤、胸腔内异位和甲状旁腺增生。一项研究表明，位于深处的甲状旁腺瘤患者中，约有58% 的患者超声和

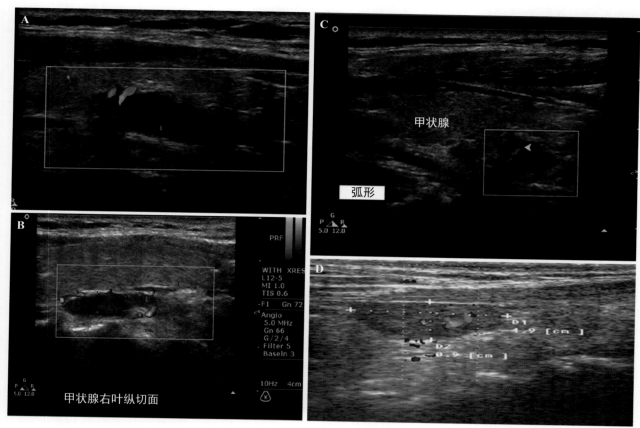

▲ 图 9-7　血管蒂和血流情况

A. 彩色多普勒显示极性血管蒂；B. 能量多普勒显示极性血管；C. 弧形血流；D. 腺瘤内弥漫性血流

十、偶发性甲状旁腺腺瘤

颈部超声检查可意外检出亚临床的甲状旁腺肿瘤（图9-8和图9-9）。这种偶发腺瘤比较罕见[24, 25]。细针穿刺活检中注射器洗脱液PTH评估是鉴别这类疾病是否为甲状旁腺肿瘤的可靠方法。

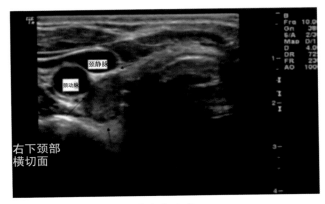

▲ 图 9-8　位于颈动脉鞘内的腺瘤

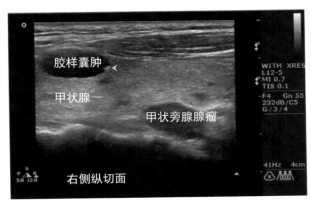

▲ 图 9-9　甲状旁腺腺瘤伴甲状腺疾病

十一、囊性甲状旁腺腺瘤

囊性甲状旁腺腺瘤十分少见。甲状腺囊肿的评估过程中，有时会遇到不伴有高钙血症的单纯性甲状旁腺囊肿。腺瘤部分囊性改变见图9-10。（细针穿刺）注射器洗脱液中PTH的检测可以有效地证明此类囊性结构的来源（图9-11）。

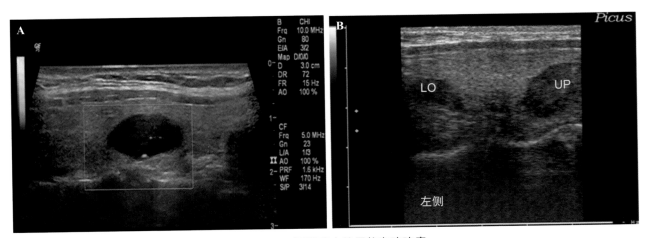

▲ 图 9-10　甲状腺内的甲状旁腺腺瘤

纵切面显示2个腺瘤。标注处为甲状腺内的甲状旁腺腺瘤（PA）。A.（甲状腺内甲状旁腺）高回声线消失；B. 甲状腺内甲状旁腺增生

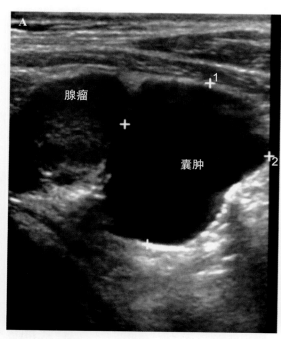
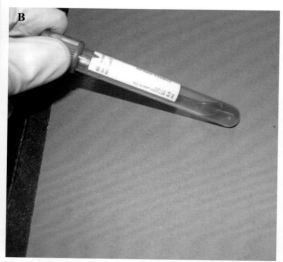

▲ 图 9-11　甲状旁腺囊肿（A）与细针抽吸物（B）

十二、甲状旁腺病变活检

疑似甲状旁腺病变的活检可在门诊安全进行，并可分析注射器洗脱液中 PTH 水平[26, 27]。洗脱液中 PTH 升高具有高度特异性，并可区分位于深处的甲状腺结节（图 9-12）[27]。病灶大于＞ 1.5cm 且超声表现明显的孤立性甲状旁腺腺瘤不需要活检证实。需要进行活检确认的适应证包括双侧或多处病变、手术失败的患者、⁹⁹Tc-MIBI 检查阴性、非典型位置、合并多结节性甲状腺肿以及经皮介入治疗之前（图 9-10、图 9-13 和图 9-14）。表 9-1 列出了细针穿刺活检在甲状旁腺病变中的适应证和禁忌证。颈部超声观察到的甲状旁腺偶发腺瘤也可通过取样予以确诊。在桥本甲状腺炎患者中经常可以看到中央区淋巴结（图 9-15）。这些反应性淋巴结不应与偶发性甲状旁腺腺瘤相混淆。甲状腺质地可为未确诊的桥本甲状腺炎提供诊断线索。反应性淋巴结病常多发于甲状腺周围多个区域，有时可见淋巴门。

表 9-1　甲状旁腺细针穿刺活检的建议适应证和禁忌证

适 应 证	禁 忌 证
不成功的手术	抗凝治疗（相对）
多发病变	病态肥胖（相对）
甲状腺内甲状旁腺病变	深部病变（相对）
非典型位置或图像	重要结构的局部或完全阻隔
乙醇消融	可疑甲状旁腺癌（绝对）

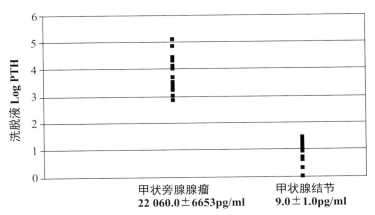

▲ 图 9-12　以甲状旁腺腺瘤作为研究对象，已证实的甲状腺结节作为对照，进行细针穿刺活检之后，注射器洗脱液样本中的甲状旁腺激素（PTH）水平以对数表示，两组的结果有显著差异（$P < 0.001$）

（经许可转载于参考文献 [27]，American Association of Clinical Endocrinologists，2007。版权所有）

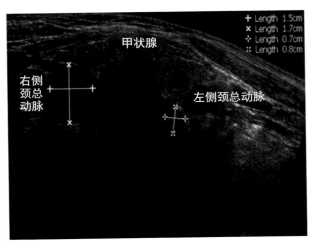

▲ 图 9-13　横切面全景图中的双甲状旁腺腺瘤，手术证实

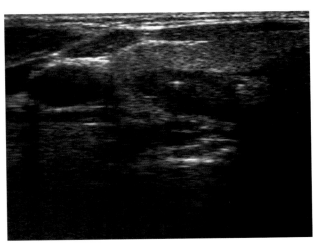

▲ 图 9-14　可疑甲状旁腺腺瘤（PA）组织活检

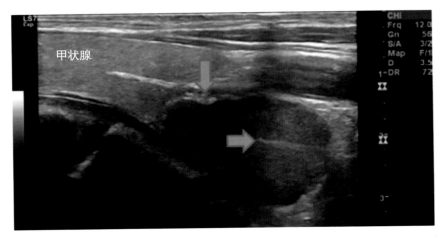

▲ 图 9-15　位于下甲状旁腺位置的多发反应性淋巴结。桥本甲状腺炎伴有淋巴结，位于下甲状旁腺的位置

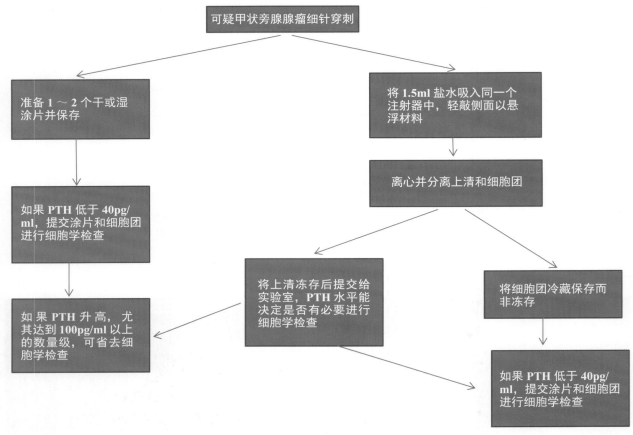

▲ 图 9-16　甲状旁腺细针穿刺活检（FNA）后的标本处理流程

　　甲状旁腺活检类似于甲状腺病变的细针穿刺活检（FNA），具有一定的预见性。我们主张使用 27G 或 25G 针头并尽量减少穿刺道。最好避免使用剧烈的"刺戳"方法。使用较大针头多次穿刺可导致腺体或被膜纤维化，会增加随后的手术切除难度[28]。其他研究发现，当使用适当的小孔针头进行取样时，并未观察到这些组织学变化[29]。由于甲状旁腺病变位置较深，可能需要更长的针头进行活检，并且一般甲状旁腺肿瘤可以移动，可能需要尖锐且突然地刺戳，以穿透甲状旁腺被膜。甲状旁腺病变可产生血性抽吸物，而非血性抽吸物则常见于非甲状旁腺病变，如中央区淋巴结病变。

　　注射器穿刺抽吸物可按以下方式处理（图 9-16）。

　　1. 用甲状旁腺细针穿刺活检（FNA）获得的标本制作一个或两个涂片，浸没于 2ml 生理盐水中使其保持活性。

　　2. 立即将液体（抽吸液）离心，分离上清和细胞团，然后冷冻上清，运送至实验室。

　　3. 在注射器洗脱液 PTH 结果测出之前，不必将细胞涂片提交进行细胞学评估。如果注射器抽吸物中的 PTH 含量低，则应制备好涂片进行细胞学分析。细胞学技术能够保证一定的安全性，便于和位于后部的有可能同时出现的转移淋巴结样本区别开来。与甲状旁腺腺瘤不同，中央区转移淋巴结通常是多发的。

　　4. 保留细胞团并冷藏，留作为重复样品。如果需要，该标本也可用于细胞学检查。如果标本处理不当，这一措施可避免再次 FNA 检查。

　　如果与实验室主管事先协商并提前安排好，美国的大多数实验室都愿意在组织标本进行完整 PTH

的评估。保留剩余的细胞团是一种好习惯。它们可以在盐水中重组，当原始样本丢失时可用作第二个样本。抽吸物中的PTH浓度可能很高。尽管水平如此之高，但在PTH评估中尚未观察到"钩状效应"[27]，该研究中观察到的最低水平为40pg/ml[27]。甲状旁腺细胞学检查在评估甲状旁腺腺瘤时无效。无论是否存在甲状旁腺细胞，从甲状旁腺组织获得的所有标本穿刺液的PTH水平均升高。此外，当对位于甲状腺腺叶后方的病灶穿刺活检时，30%的穿刺标本中可以观察到甲状腺细胞[30]。

十三、合并甲状腺疾病

甲状旁腺超声另一个优势是可同时发现并存的甲状腺结节和恶性肿瘤[27, 30, 31]。这提示外科医生在甲状旁腺手术中可一并处理其他甲状腺疾病。当然并不是所有的甲状腺病变都能在手术中显示出来，同时 99Tc–MIBI 成像也不能完全显示。

十四、非典型腺瘤和甲状旁腺腺癌的特殊考虑

甲状旁腺腺癌和非典型腺瘤的进展较为迅速，高钙血症呈逐渐上升的状态。甲状旁腺功能亢进–颌骨肿瘤（HPT–JT）综合征通常发病于青春期末期及青春期，常与CDC73基因突变有关，而CDC73基因编码一种称为 parafibromin 的肿瘤抑制蛋白。该综合征常合并其他综合征，如上颌骨或下颌骨骨化纤维瘤、肾脏和子宫肿瘤。绝大多数 HPT–JT 患者常合并甲状旁腺良性肿瘤（85%），因此需要进行其他生化检测以确定是否有其他腺体的复发。疑似甲状旁腺腺癌的患者，手术切除应包括边缘组织在内的整块肿瘤，伴或不伴有同侧甲状腺叶的切除。建议对诊断为非典型腺瘤或甲状旁腺腺癌的患者进行基因检测。CDC73 种系相关疾病为常染色体显性遗传病。散发性甲状旁腺腺癌患者中约 20% 存在CDC73 突变。而约 15% 的 CDC73 种系突变患者存在甲状旁腺腺癌[32]。甲状旁腺腺癌常表现为钙化、纤维化带、囊性变或边缘不规则（图 9–17）。

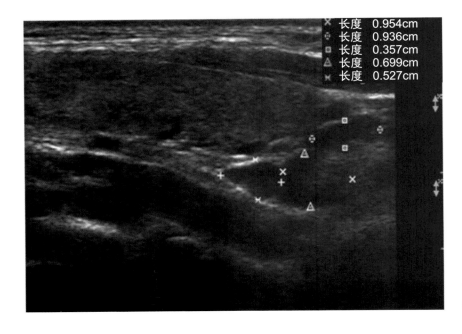

◀ 图 9–17　甲状旁腺腺癌
标记为纤维带和钙化

十五、ETOH 消融的适应证及手术流程

手术是 PHPT 最终治疗的主要手段。对于偶然发现该病的患者，若手术风险很高时，可以尝试经皮乙醇消融术。该过程如下所示。

在超声引导下使用 2ml 利多卡因进行皮肤和皮下组织麻醉。在超声探头引导下沿着表皮向着甲状旁腺病变部位进行利多卡因的皮下浸润麻醉。当利多卡因浸润麻醉完成后，用 27G 或 25G 针头进入病灶，向内注入 0.5～1ml 的乙醇。乙醇被注射到目标病变中时。应特别小心避免注射到病灶外，否则可能导致组织坏死。同样，应避免穿刺被膜的后部或内侧，否则会增加喉返神经损伤的风险。患者有时会感到 5～10min 的刺痛或钝痛。多普勒血流消失或"减少"预示注射成功（图 9-18）。如果在第 1 次注射后 5～10min 腺体内血流未发生变化，可以进行第 2 次注射。经皮乙醇消融术对复发性原发性甲状旁腺功能亢进多发性内分泌瘤综合征 1 型的患者是有效的 [33]。

十六、甲状旁腺偶发瘤

在颈部或甲状腺影像检查中偶然发现甲状旁腺腺样病变在临床实践中并不少见。这些肿瘤具有甲状旁腺腺瘤的影像学征象和相似特征。血清化学检测可以检出以前未被检出的钙或 PTH 升高。确诊试验是活检之后进行 FNA PTH 评估 [24]。

十七、结论

甲状旁腺超声检查是评估原发性甲状旁腺功能亢进患者甲状旁腺病变的重要手段。它可作为甲状旁腺手术或经皮干预处理（如乙醇注射）之前评估甲状腺结节或癌症的有效工具。

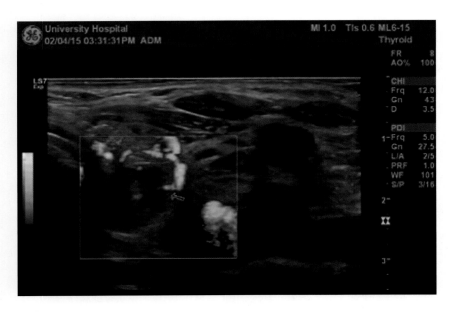

◀ 图 9-18　注射后血流信号"减少"

参 考 文 献

[1] Kebebew E, Clark OH. Parathyroid adenoma, hyperplasia and carcinoma: localization, technical details of primary neck exploration and treatment of hypercalcemic crisis. Surg Oncol Clin N Am. 1998;7:721–48.

[2] Heath H, Hodgson SF, Kennedy M. Primary hyperparathyroidism: incidence, morbidity and potential economic impact in a community. N Engl J Med. 1980; 302:189–93.

[3] Owen R. On the anatomy of the Indian Rhinoceros (Rh. Unicornis L.). Trans Zool Soc London. 1862;4:31–58.

[4] Johansson H. The Uppsala anatomist Ivar Sandström and the parathyroid gland. Ups J Med Sci. 2015;112:72–7.

[5] Rogers–Stevane J, Kauffman GLA. Historical perspective on surgery of the thyroid and parathyroid glands. Otolaryngol Clin N Am. 2008;41(6):1059–67.

[6] Spence HM. The life and death of Captain Charles Martell and kidney stone disease. J Urol. 1984;132(6):1204–7.

[7] Udelsman R, Donovan PI. Open minimally invasive parathyroid surgery. World J Surg. 2004;28(12):1224–6.

[8] Yao K, Singer FR, Roth SI, Sassoon A, Ye C, Giuliano AE. Weight of normal parathyroid glands in patients with parathyroid adenomas. J Clin Endocrinol Metab. 2004; 89:320–3213.

[9] Gilmore JR. The gross anatomy of parathyroid glands. J Pathol. 1938;46:133–49.

[10] Alveryd A. Parathyroid glands in thyroid surgery. Acta Chir Scand. 1968;389:1.

[11] Lappas D, Noussios G, Anagnostis P, Adamidou F, Chatzigeorgiou A, Skandalakis P. Location, number and morphology of parathyroid glands: results from a large anatomical series. Anat Sci Int. 2012;87:160–4.

[12] Schneider R, Waldmann J, Ramaswamy A, Fernández ED, Bartsch DK, Schlosser K. Frequency of ectopic and supernumerary intra–thymic parathyroid glands in patients with renal hyperparathyroidism: analysis of 461 patients undergoing initial parathyroidectomy with bilateral cervical thymectomy. World J Surg. 2011;35(6):1260–5.

[13] Yeh MW, Ituarte PHG, Zhou HC, et al. Incidence and prevalence of primary hyperparathyroidism in a racially mixed population. J Clin Endocrinol Metab. 2013;98(3): 1122–9.

[14] Abdulla AG, Ituarte P, Harari A, JX W, Yeh MW. Trends in the frequency and quality of parathyroid surgery: analysis of 17,082 cases over 10 years. Ann Surg. 2015;261(4):746–50.

[15] Eastell R, Brandi ML, Costa AG, D'Amour P, Shoback DM, Thakker RV. Diagnosis of Asymptomatic primary hyperparathyroidism: proceedings of the fourth international workshop. J Clin Endocrinol Metab. 2014;99:3570–9.

[16] Cheung K, Wang TS, Farrokhyar F, Roman SA, Sosa JA. A meta–analysis of preoperative localization techniques for patients with primary hyperparathyroidism. Ann Surg Oncol. 2012;19(2):577–83.

[17] Yeh MW, Barraclough BM, Sidhu SB, Sywak MS, Barraclough BH, Delbridge LW. Two hundred consecutive parathyroid ultrasound studies by a single clinician: the impact of experience. Endocr Pract. 2006;12(3):257–63.

[18] Andre V, Andre M, Le Dreff P, Granier H, Forlodou P, Garcia JF. Intrathyroid parathyroid adenoma. J Radiol. 1999;80(6):591–2.

[19] McIntyre R Jr, Eisenach J, Pearlman N, Ridgeway C, Liechty RD. Intrathyroidal parathyroid glands can be a cause of failed cervical exploration for hyperparathyroidism. Am J Surg. 1997;174(6):750–3; discussion 753–4.

[20] Kamaya A, Quon A, Jeffrey RB. Sonography of the abnormal parathyroid gland. Ultrasound Q. 2006;22(4): 253–62.

[21] Lane MJ, Desser TS, Weigel RJ, Jeffrey RB Jr. Use of color and power Doppler sonography to identify feeding arteries associated with parathyroid adenomas. Am J Roentgenol. 1998;171(3):819–23.

[22] Wolf RJ, Cronan JJ, Monchik JM. Color Doppler sonography: an adjunctive technique in assessment of parathyroid adenomas. J Ultrasound Med. 1994;13(4): 303–8.

[23] Harari A, Mitmaker E, Grogan RH, Lee J, Shen W, Gosnell J, Clark O, Duh QY. Primary hyperparathyroidism patients with positive preoperative sestamibi scan and negative ultrasound are more likely to have posteriorly located upper gland adenomas (PLUGs). Ann Surg Oncol. 2011;18(6):1717–22.

[24] Pesenti M, Frasoldati A, Azzarito C, Valcavi R. Parathyroid incidentaloma discovered during thyroid ultrasound imaging. J Endocrinol Investig. 1999;22(10): 796–9.

[25] Frasoldati A, Pesenti M, Toschi E, Azzarito C, Zini M, Valcavi R. Detection and diagnosis of parathyroid incidentalomas during thyroid sonography. J Clin Ultrasound. 1999;27(9):492–8.

[26] Doppman JL, Krudy AG, Marx SJ, Saxe A, Schneider P, Norton JA, Spiegel AM, Downs RW, Schaaf M, Brennan ME, Schneider AB, Aurbach GD. Aspiration of enlarged parathyroid glands for parathyroid hormone assay. Radiology. 1983;148(1):31–5.

[27] Abraham D, Sharma PK, Bentz J, Gault PM, Neumayer L, McClain DA. The utility of ultrasound guided FNA of parathyroid adenomas for pre–operative localization prior to minimally invasive parathyroidectomy. Endocr Pract. 2007;13(4):333–7.

[28] Norman J, Politz D, Browarski E. Diagnostic aspiration of parathyroid adenomas causes severe fibrosis

complicating surgery and final histologic diagnosis. Thyroid. 2007;17(12):1251–5.

[29] Abraham D, Duick DS, Baskin HJ. Appropriate administration of fine–needle aspiration (FNA) biopsy on selective parathyroid adenomas is safe. Thyroid. 2008;18(5):581–2. author reply 583–4

[30] Agarwal AM, Bentz JS, Hungerford R, Abraham D. Parathyroid fine–needle aspiration cytology in the evaluation of parathyroid adenoma: cytologic findings from 53 patients. Diagn Cytopathol. 2009;37:407–10.

[31] Krause UC, Friedrich JH, Olbricht T, Metz K. Association of primary hyperparathyroidism and non–medullary thyroid cancer. Eur J Surg. 1996;162(9):685–9.

[32] Sharretts JM, Kebebew E, Simonds WF. Parathyroid Cancer. Semin Oncol. 2010;37(6):580–90.

[33] Singh Ospina N, Thompson GB, Lee RA, Reading CC, Young WF Jr. Safety and efficacy of percutaneous parathyroid ethanol ablation in patients with recurrent primary hyperparathyroidism and multiple endocrine neoplasia type 1. J Clin Endocrinol Metab. 2015;100(1): E87–90.

第10章 超声在甲状腺结节、甲状腺癌和甲状旁腺疾病治疗中的外科应用趋势

Surgical Trends in Ultrasound Applications for the Treatment of Thyroid Nodules, Thyroid Cancer, and Parathyroid Disease

Stacey Klyn, Mira Milas 著

一、概述

随着影像学技术的灵敏度和特异度不断提高，影像学在围术期应用日益普及。正如体格检查是临床诊断必不可少的一部分一样，超声在颈部内分泌疾病中的外科评估中同样重要。

超声在甲状腺和甲状旁腺外科手术中的临床应用价值。

- 发现解剖 / 器官结构异常。
- 诊断
  - 通过超声图像特征进行识别。
  - 通过超声引导下细针穿刺活检。
- 确定手术适应证。
- 确定适当的手术范围
  - 标记出甲状腺癌患者中央区及侧颈区淋巴结。
  - 扫查良性甲状腺疾病患者中央区及侧颈区淋巴结。
  - 了解单个、多个异常或异位甲状旁腺。
  - 确定可疑 / 已知甲状腺癌的大小。
  - 确定甲状腺对侧叶是否存在疾病。
  - 癌症局部侵袭气管、食管的征象。

- 是否同时存在甲状腺及甲状旁腺疾病。
- 甲状旁腺定位。
- 探查颈部其他病理性改变（非内分泌性）。
- 确定与手术相关的其他特殊征象
  - 桥本甲状腺炎。
  - 甲状腺侧叶长。
  - 腺体血流情况。
  - 甲状腺在体表的投影。
  - 气管移位。
  - Zuckerkandl 结节。
  - 胸骨下延伸。
- 喉部超声。
- 颈部美容切口的最佳位置。
- 是否适合机器人或远距离手术。
- 术中使用。
- 回顾实时超声成像而非静态图像，以便更好地评估。
- 检测疾病复发。
- 术后随访及评估。

从此种意义上而言，超声可视为临床体检的延伸，有助于病理诊断、显示解剖关系，从而更易于外科医师在术中结合影像资料，提高手术的安全性。虽然临床上有很多放射学检查可用于评估甲状腺和甲状旁腺的疾病，但外科医师最常采用的还是超声检查。外科医师操作的 FAST（超声聚焦评估创伤）检查正式用于临床实践已超过 25 年 [1, 2]，既减少了侵入性检查的使用，也缩短了手术决策时间，从而改变了围术期患者的管理模式 [3]。同样地，围术期甲状腺和甲状旁腺超声检查有助于改善患者术后护理及手术效果。20 世纪 90 年代末，超声开始广泛应用于甲状腺和甲状旁腺的手术评估，这可能与超声技术发展迅速、超声仪器尺寸不断缩小及成本不断下降有关 [4]。相应地，随着外科专业医疗会议上医学继续教育课程的持续发展，外科医师的见识、技能、操作均得到了提高。经过这种专业学习，以及对甲状腺及甲状旁腺疾病的病理生理学知识的掌握，外科、内分泌科医师可以更好地评估相关的疾病。

二、外科医师在临床环境下应用超声初步评估

外科医师最开始用到超声一般是在诊室内。通常患者会提前完善甲状腺超声检查，以确定是否需要手术。虽然先前的超声结果有助于发现异常，但它可能会限制外科医师或其他临床医师的决策。患者带来的超声报告通常只用简单的语言描述甲状腺或甲状旁腺的异常情况。这些原始报告往往由超声医师完成，然而他们的超声技术水平、对内分泌疾病的了解程度或许差别很大。超声医师很难获取患者的临床信息，而临床医师可能又难以查看到超声图像，沟通障碍以及超声报告的不一致性被广泛诟病（见第 17 章　书写高质量的超声报告）。

专门评估颈外侧情况时，可选择颈部淋巴结超声检查。对于外科医师而言，报告中未提及异常的

颈部淋巴结，并不说明检查已完成或淋巴结是正常。如果缺少病史或临床医师的沟通指导，超声医师（特别是影像科专业的超声医师）很容易忽略淋巴结筛查的必要性。根据 2015 年 ATA 指南，超声检查发现甲状腺结节时，需评估侧颈区淋巴结有无异常[5]。

正如前几章所述，超声检查可以清晰发现甲状腺和甲状旁腺疾病的病理改变以及相关特征。仅仅根据超声技师的图像报告，非甲状腺专科的临床医师可能会错误评估重要的病理特征，尤其是在小结节中[6, 7]。由于种种原因，超声报告可能缺少必要的图像特征描述，甚至手术相关的病理特征。即使是一份高质量的超声报告，外科医师也只能根据它的描述在脑海中想象病灶的图像。基于"图像胜过千言万语"的理念，需要越来越多的外科医师自己在诊室操作。外科医师需要了解超声报告中的提示，根据自己的需要进一步进行术前评估。

超声一体化诊室检查可以填补院外超声报告和术前检查的空白。如超声报告显示患者可能出现多个结节。一体化诊室的检查提示患者没有多个结节，实际上是桥本甲状腺炎并伴有假性结节。前一种诊断可能需要做手术，后一种诊断可能不需要做手术。如果没有超声一体化诊室检查，患者可能会接受不必要的手术，并承担不必要的风险和手术费用。相反，在甲状旁腺功能亢进的情况下，外科医师对颈部的评估有助于超声医师识别伴随的甲状腺病灶，从而改变患者的手术方式。有 40% ～ 60% 的甲状旁腺功能亢进的患者同时患有甲状腺疾病[2, 4, 8]。这一占比相当大的患者群体的外科治疗方法可能同样会因超声一体化诊室的诊断结果而发生显著变化。

外科医师执行超声检查可以再次确认患者之前检查的差异原因。考虑到超声是极其依赖操作者的，不同的操作者对同一结节可能发现不同病理特征，报告结果可能也不相同。如果结果不一致或出乎意料，通常会给患者带来困扰，如一个再无法找到的结节或者一个显著增大的结节，事实上并不是这样。这些前后有差异的结果可导致患者来外科医师这里就诊。在超声一体化诊室中，外科医师可以给患者看超声图像，后续治疗意见不论是继续监测还是手术干预都能让患者更放心。

超声一体化诊室的使用对确定手术决策至关重要，而且越来越多的外科医师正在使用它来进行超声引导下细针穿刺（FNA）。只有 31% 的内分泌学家在他们自己的诊室进行细针穿刺[9]。通常，他们会根据院外超声结果将患者转诊给外科医师。在决定让患者进行侵入性检查（如 FNA）之前，提前做超声检查可能会有助于医师筛选有适应证的患者。通过细针穿刺，外科医师确保多个结节中的可疑结节被取样。此外，再次评估院外超声检查的甲状腺异常疾病时，可能发现对侧叶或侧颈部其他病灶。除了对超声发现的甲状腺结节进行细针穿刺（FNA）外，外科医师可能会在对侧结节或颈部淋巴结上再次行细针穿刺（FNA）。一般来说需要外科医师做 FNA 常见于对原发性甲状旁腺功能亢进评估时或在异位甲状旁腺定位时发现先前未知的甲状腺结节。

三、外科医师对甲状旁腺超声的认识

目前，肿大的甲状旁腺（包括单发腺瘤和多腺体增生）可通过相关的影像学进行检测，包括双相同位素闪烁成像、彩超、MRI 和 4DCT。其中双相 / 减影闪烁成像定位单个腺瘤的灵敏度是 88% ～ 90%，特异度在 90% 以上[10]。4DCT 以及 MRI 的灵敏度分别是 86% 和 80%[10]。外科医师在超声下能发现 72% ～ 86% 的单发的异常甲状旁腺，而同位素扫描的检出率仅为 50%[2]。超声能够准确地观察到 76% ～ 89% 的异常甲状旁腺[8]。但是，对于有颈部手术史的患者来说，准确率下降到 55% ～ 75%[4, 9, 11]。

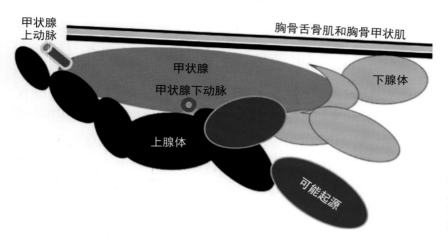

甲状腺上动脉

胸骨舌骨肌和胸骨甲状肌

甲状腺

甲状腺下动脉

下腺体

上腺体

可能起源

◀图 10-1　甲状旁腺的位置特征
位于甲状腺下动脉和甲状腺上动脉之间，可以推测甲状旁腺的胚胎起源，超声图像的细节也可为外科医师提供了有效指导

研究表明，外科医师通过超声和同位素扫描检查甲状旁腺的灵敏度几乎相同；因此，超声结合术中 PTH 监测可用于定位研究 [4, 12, 13]。对于外科医师来说，这种精确性对术前规划是无价的，特别是对困难的解剖和定位工作提供了指引。外科医师还试图寻找甲状旁腺肿大的胚胎起源，以便优化颈部切口位置（图 10-1）。

尽管超声已广泛有效地用于甲状旁腺疾病的诊断，但仍存在一些问题导致其检出率下降：包括继发甲状腺结节病和甲状腺炎、高 BMI 值、存在多腺或异位甲状旁腺疾病、小的甲状旁腺腺瘤等 [4, 14]。除上述因素外，位于甲状腺背侧的结节或良性中央区淋巴结，可能被误认为是甲状旁腺，反之亦然 [4]。超声探头和甲状腺、甲状腺旁腺之间的组织间隙很小，因此，彩超是检测甲状腺和甲状旁腺的理想方法，尽管如此，仍然很难鉴别位于气管、食管、上纵隔或甲状腺炎中的潜在的甲状旁腺 [4]。术中利用彩超直接检测暴露的甲状旁腺，可减少定位所需的时间，从而减少了手术时间和手术范围。通常，手术时间越短，康复越快，住院时间越短，患者满意度越高。

四、超声对甲状腺癌的外科应用价值

对于细胞学诊断为甲状腺癌或疑为甲状腺癌的患者，外科医师最关心的不是能否手术，而是最佳手术方案。为了解决上述问题，2015 年 ATA 指南提供了一个理论标准，为了遵循这些标准，必须首先对患者进行充分评估，以获得基础的信息。如前所述，外院超声报告可能缺乏相应内容，即使先前的超声是由外科医师亲自操作和检查的。为了评估颈部淋巴结受累情况及相关的疾病，每个甲状腺癌患者必须做一个彻底的、详细的颈部超声检查，通过术前颈部超声评估改变手术方式的患者比例多达 66%[2]。最常见改变手术方式的原因是发生了颈部淋巴结的转移 [2]。例如：如果只做甲状腺超声检查发现结节，首选手术方式为部分或近全甲状腺切除术，但若发现了可疑的对侧或侧颈区淋巴结，手术方式则会改为甲状腺全切除或者对侧 / 中央区淋巴结清扫。根据外科医师指导的超声结果可扩大手术范围，也可避免不必要的外科手术。外科医师做的超声检查可以为评估中央区淋巴结肿大、胸骨后甲状腺肿以及病变淋巴结提供有效信息。对于中央区淋巴结转移，术前超声检查的灵敏度是 95%，特异度是 90%，阴性预测价值是 97%，阳性预测值是 83%[15]。甲状腺癌术后复查是早期诊断复发的关键。放射性碘扫描和 CT 扫描费用高、耗时长、有辐射。存在抗体或低分化复发性疾病 [2] 时，甲状腺球蛋白等实验室指标也可能是阴性。临床医师行超声检查时可以发现那些用其他方法检查结果为阴性或行非标准检查方法检查患者的复发病灶 [2]（见第 8 章，颈部淋巴结超声及分区）。

五、围术期声带评估

喉返神经损伤是甲状腺和甲状旁腺手术的一种常见并发症，并且发生率相当高。因此，术前和术后对声带的超声评估可以为外科医师提供患者的声带功能信息。尤其是那些因复发而再次手术的、合并其他颈部手术史的（如气管吻合术）、有颈部放疗个人史或者体检结果提示术前神经功能障碍的患者 [16]。评估声带最常用的方法是直接喉镜检查，能够看到声带的外形和运动。然而，使用超声有效评估声带的显影率几乎可以达85% ~ 100% [17, 18]。而且声带超声方便、无创、便宜，可以降低直接喉镜检查的风险和费用。在超声检查不理想的情况下，患者仍然可以进行标准的直接喉镜检查，而不需要花费大量的时间和精力去选择。尽管喉部超声的显影率以及优势很多，但对于那些有较高损伤风险或术前出现功能障碍迹象的患者，仍建议直接喉镜检查（图 10-2）。

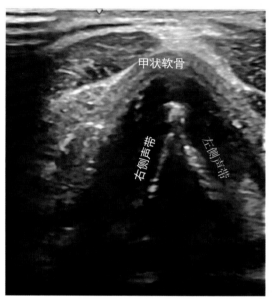

▲ 图 10-2　声带在喉部超声上的显示
显示为最亮的白色高回声线，呈倒 V 形。喉部超声越来越多地用于声带术前术后的功能评估。相较于喉镜检查，超声检查费用更低，且无创

六、术中超声

外科医师做超声检查不仅在术前检查中必不可少，在手术室中的应用也非常有价值。越来越多的内分泌科和外科医师在患者麻醉后进一步行超声检查评估。这种做法有许多优点，除了需要花费少量的时间进行检查外，没有任何缺点。其中一个优点是有助于确定手术切口的最佳位置（图 10-3）。作者的做法是在手术前评估患者待术区域、寻找自然皮肤皱褶，以便获得在坐位和仰卧位时的最佳美容效果。基于病理位置和皮肤皱褶，可以标记不止一个皱褶，并使用术中超声评估并选择最合适的皱褶。在患者进入麻醉状态后，头部和颈部就可以固定在理想的部位便于手术。与此同时，在皮肤消毒之前，用超声探头检查颈部。术中超声可以发现其他的病理改变，从而改变手术进程或者扩大手术范围。实时的图像也使外科医师更合理地规划他们的手术切口。如果出现胸骨后甲状腺或新发现的肿大淋巴结，可能需要将切口置于更低的位置或稍微向横向延伸。在患有甲状旁腺疾病的患者中，使用探头对颈部进行更大地压迫通常使得之前常规超声检查未见的深部腺体更易显现（图 10-4）。手术开始后，进行广泛的解剖，偶尔可能无法发现甲状旁腺，而甲状旁腺激素水平仍然升高。此时，无菌超声探头可用于周围组织的评估，找到未发现的异位腺体。如果无法找到腺体，并且在术中超声检查中发现甲状腺组织内似乎有可疑的结节，则可送吸出物测定甲状旁腺激素水平。这样既可以节省解剖甲状腺的时间，又可避免不必要的甲状腺腺叶切除术或进一步探查甲状旁腺的可能。

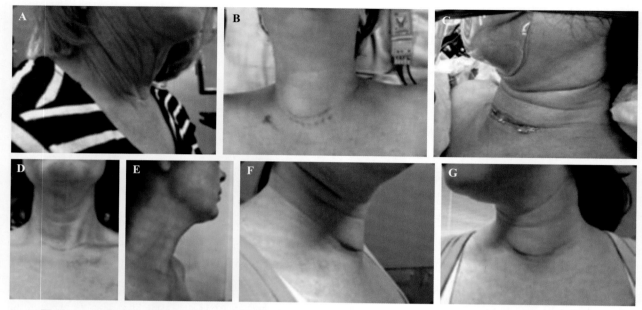

▲ 图 10-3　一个愈合良好的颈部切口在手术几年后几乎看不到（A）。理想情况下是在患者清醒状态时对手术区域（B）沿着皮肤自然皱褶标记潜在的皮肤切口。对于使用高位切口还是低位切口，外科医师的偏好各不相同（C）。手术两周后，该患者对她的瘢痕（D、E）很满意。手术 3 个月后，这位患者（F、G）拍了自己的照片，欣赏她瘢痕的美容效果 。麻醉后和术前超声检查有助于与潜在病理相关的手术切口位置的选择

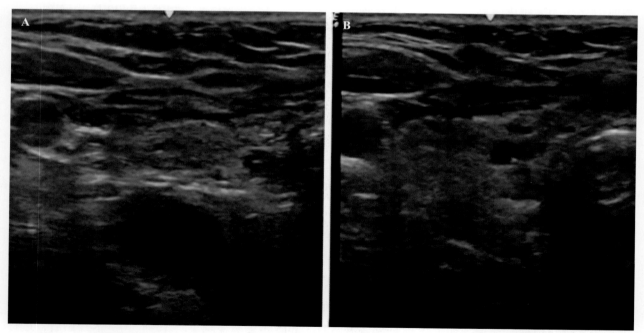

▲ 图 10-4　给探头施加较大加压（A）可以更好地显示甲状旁腺腺瘤（大低回声椭圆形），在轻压下，可能导致在更深处的气管食管沟（B）中的腺瘤无法识别，但显示出甲状腺右叶一个小囊肿。外科医师可能会更积极地应用这种操作来定位异常从而提高手术的效率

七、机器人和远距离操作手术的应用

尽管现在甲状腺手术的切口越来越小、安全性越来越高，但是这些切口仍位于不易隐藏的颈前区。基于传统手术方式这一缺点，为了让手术切口更加美观，远距离甲状腺手术方式逐渐发展起来。现在，在内镜的辅助下，可通过以腋窝、胸部或耳后做切口的这种非传统的手术方法，远距离治疗甲状腺疾病。最常用的两种手术方式是机器人腋窝甲状腺切除术（RAT）和机器人整形甲状腺切除术（RFT）[4, 19, 20]。这种手术的指征有：经腋窝处理的良性结节≤5cm，恶性结节≤2cm；整形法的良性结节<4cm[4, 19-21]；经过美容切口的良性结节<4cm。在这些手术指南的指导下，有研究报道，RAT 和 RFT 可以成功完成全甲状腺切除术和双侧甲状腺次全切除术[4, 22, 23]。然而，这些研究报道较少，也缺乏患者术后全面评估的随访报道。术前超声对甲状腺大小、形态进行评估，有助于外科医师根据疾病选择合适的手术方式，帮助 RAT 和 RFT 更好地应用实施[4, 17]。术前超声检查出桥本甲状腺炎、异位甲状腺、胸骨下或咽后延伸的甲状腺均为 RAT 及 RFT 手术方式的绝对禁忌证[4, 24, 25]。手术的最佳位置是结节位于甲状腺的中部[4, 26]。该位置可以帮助外科医师更好地抓住甲状腺上极进行操作，而不会破坏恶性结节的被膜，使手术操作更高效快速[4]。虽然与传统手术方式相比，这种手术方式美观性更高，但仍未得到广泛应用，仅在美国几家机构应用。

八、临床医师超声操作与治疗的资格认证

超声检查对任何从业者来说都是有价值的工具，然而，它受到操作者水平的限制。不管是操作超声技术还是图像解释，适当的训练是至关重要的。如果超声训练不足的医师依靠他们对颈部的评估进行治疗，重要的特征可能会因为很多原因被误解或者遗漏，比如缺乏获取必要图像的技术或者缺乏对超声图像特征识别的能力。这种情况有可能导致错误的治疗方式或者没必要的手术。超声技能的掌握尤为重要，因此，为了保证医师安全有效地履行自己的职责，具备一定的知识储备和操作技能水平是很有必要的。在这种情况下，在门诊诊所、急诊室或手术室这种非影像科的地方进行超声诊断或者细针穿刺的医师，更应该注意这一点。

美国内分泌协会意识到了颈部超声技能诊断与操作的重要性，提出了内分泌医师的颈部超声资格认证（ECNU）。该认证针对人群为内分泌学家、内分泌和头颈外科医师、影像科医师以及细胞病理学家，致力于确保他们对超声技能的熟练掌握。通过这种方法，确保患者的安全及利益放在首位。申请资格认证步骤较多，需要通过理论考试、参与超声相关课程学习、提交规定数量的诊断和介入（细针抽吸）超声研究与报告。同样，在美国外科医师学会临床大会和美国内分泌外科医师协会年会等国家外科会议上也提供了初级和高级超声课程。有了这些课程，普通外科医师可以更熟练地掌握超声操作技能，了解更多的甲状腺及甲状旁腺病理生理过程，从而更好地评估患者的颈部淋巴结情况。请参阅以下有关甲状腺和甲状旁腺超声教育的现有资源。

甲状腺和甲状旁腺超声的教学资源（截至 2017 年 2 月 13 日）

● 多学科相关资源

ECNU Endocrine Certification in Neck Ultrasound (https://www.aace.com/ecnu)

WCUME World Congress on Ultrasound in Medical Education (http://www.wcume.org/)

TCCC Thyroid Cancer Care Collaborative (https://www.thyroidccc.org/)

● 内分泌相关资源

AACE American Association of Clinical Endocrinologists (https://www.aace.com/)

ENDO The Endocrine Society (https://www.endocrine.org)

● 手术相关资源

ACS American College of Surgeons (https://www.facs.org)

AAES American Association of Endocrine Surgeons (https://www.endocrinesurgery.org)

AHNS American Head and Neck Society (http://www.ahns.info/)

● 放射学相关资源

AIUM American Institute of Ultrasound in Medicine http://www.aium.org/

● 其他教育资源

Ultrasound manufacturer websites SonoSim Ultrasound Simulation Systems (http://sonosim.com/)

Blue Phantom Ultrasound Training Models (https://www.bluephantom.com/)

Collected Med/ECHO Ultrasound Interactive Interpretation (https://collectedmed.com/)

Ultrasound Institute Ultrasound Education (http://ultrasoundinstitute.med.sc.edu/)

　　虽然权威的课程及项目的认证可以帮助临床医师初步了解相关的知识，但有益的做法是医师需要经常使用超声检查巩固这些知识，并在某些情况下保持认证。对于所有专业的医师来说，具备这种程度的介入和超声相关的全部能力并不现实的。详细且有针对性的超声波提供的丰富信息是必不可少的，不能因为存在信息获取、通信路径、对指南的熟悉程度或超声经验方面的问题就被忽略掉。在这种情况下，基于各国各区域医疗保健的需要，一个工作小组同事之间的良好关系是必不可少的，可带来良好的发展。如一位经验丰富的超声波内分泌学家可以与外科医师合作，而在其他时候，经验丰富的超声外科医师会与不做超声检查的转诊医师合作或甲状腺放射科医师与所有类型的医师（初级保健、内分泌、外科）合作，以提供重要的临床反馈。而对于即将进行手术的患者来说，"最终的检查点"在外科医师，因此，外科医师有独特的机会以确保在手术前获得足够的超声信息。以下是所有医师应考虑的有关信息。

关于甲状腺和甲状旁腺超声所有专科医师的问题清单

● 我的患者是否接受了头部和颈部所有相关区域的超声检查？

● 如果我的患者被诊断出甲状旁腺疾病，他们的甲状腺在超声波上看起来如何？

● 如果我的患者患有结节性甲状腺疾病，是否进行了颈部淋巴结（中央和外侧）超声筛查？

● 如果我的患者新近得到了甲状腺癌诊断，但还没有进行初次手术，应考虑：

－我的患者是否接受了颈部中央和外侧淋巴结超声检查？

－超声报告中是否明确指出检查过颈部淋巴结？

－如果超声报告没有对颈淋巴结（中央和外侧）的外观（正常或异常）做出明确的评论，我如何确保在手术前完成？

● 看超声波图像对我有好处吗？和做超声波检查的医师一起亲自检查吗？

● 我需要与我的咨询医师或合作医师就超声波交流什么？

九、结论

甲状腺和甲状旁腺的手术领域在持续发展，而且越来越依赖影像学来指导患者更个体化的管理，虽然颈部疾病的检查手段多种多样，但是超声在甲状腺及甲状旁腺疾病的应用价值等同于甚至高于CT、MRI 或 MIBI 定位。为了制定合适的手术方式，外科医师从超声获得的各方面信息，是必不可少的。超声使用简单，诊断快速，同时可获取最佳理想检查结果。已有足够研究证明，超声具有更优的成本 – 效益优势。

参 考 文 献

[1] Rozycki G, Ochsner M, Jaffin J, Champion H. Prospective evaluation of surgeons' use of ultrasound in the evaluation of trauma patients. J Trauma. 1993;34(4):516–27.

[2] Milas M, Stephen A, Berber E, Wagner K, Miskulin J, Siperstein A. Ultrasonography for the endocrine surgeon: a valuable clinical tool that enhances diagnostic and therapeutic outcomes. Surgery. 2005;138(6):1193–201.

[3] Ollerton J, Sugrue M, Balogh Z, D'Amours S, Giles A, Wyllie P. Prospective study to evaluate the influence of fast on trauma patient management. J Trauma. 2006;60(4):785–91.

[4] Yehuda M, Westfall E, Milas M, Gianoukakis A. Thyroid and parathyroid ultrasound: comprehensive and problem–focused point–of–care utilization in clinical practice. In: Advanced thyroid and parathyroid ultrasound. Langer: Springer; 2016.

[5] Haugen B, Alexander E, Bible K, Doherty G, Mandel S, Nikiforov Y, et al. 2015 American Thyroid Association Management guidelines for adult patients with thyroid nodules and differentiated thyroid cancer: the American Thyroid Association guidelines task force on thyroid nodules and differentiated thyroid cancer. Thyroid. 2016;26(1):1–133.

[6] Park S, Park S, Choi Y, Kim D, Son E, Lee H, et al. Interobserver variability and diagnostic performance in US assessment of thyroid nodule according to size. Ultraschall in der medizin. Eur J Ultrasound. 2012; 33(7):E186–90.

[7] Park C, Kim S, Jung S, Kang B, Kim J, Choi J, et al. Observer variability in the sonographic evaluation of thyroid nodules. J Clin Ultrasound. 2010;38(6):287–93.

[8] Arciero C, Shiue Z, Gates J, Peoples G, Dackiw A, Tufano R, et al. Preoperative thyroid ultrasound is indicated in patients undergoing parathyroidectomy for primary hyperparathyroidism. J Cancer. 2012;3:1–6.

[9] Mitchell J, Milas M, Barbosa G, Sutton J, Berber E, Siperstein A. Avoidable reoperations for thyroid and parathyroid surgery: effect of hospital volume. Surgery. 2008;144(6):899–907.

[10] Minisola S, Cipriani C, Diacinti D, Tartaglia F, Scillitani A, Pepe J, et al. Imaging of the parathyroid glands in primary hyperparathyroidism. Eur J Endocrinol. 2015; 174(1):D1–8.

[11] Thompson G. Reoperative parathyroid surgery in the era of sestamibi scanning and intraoperative parathyroid hormone monitoring. Arch Surg. 1999;134(7):699.

[12] Untch B, Adam M, Scheri R, Bennett K, Dixit D, Webb C, et al. Surgeon–performed ultrasound is superior to 99tc–sestamibi scanning to localize parathyroid adenomas in patients with primary hyperparathyroidism: results in 516 patients over 10 years. J Am Coll Surg. 2011; 212(4):522–9.

[13] Levy J, Kandil E, Yau L, Cuda J, Sheth S, Tufano R. Can ultrasound be used as the primary screening modality for the localization of parathyroid disease prior to surgery for primary hyperparathyroidism a review of 440 cases. ORL J Otorhinolaryngol Relat Spec. 2011;73(2):116–20.

[14] Berber E, Parikh R, Ballem N, Garner C, Milas M, Siperstein A. Factors contributing to negative parathyroid localization: an analysis of 1000 patients. Surgery. 2008;144(1):74–9.

[15] Mizrachi A, Feinmesser R, Bachar G, Hilly O, Cohen M. Value of ultrasound in detecting central compartment lymph node metastases in differentiated thyroid carcinoma. Eur Arch Otorhinolaryngol. 2013;271(5):1215–8.

[16] Lin Y, Jen Y, Lin J. Radiation–related cranial nerve palsy in patients with nasopharyngeal carcinoma. Cancer. 2002;95(2):404–9.

[17] Carneiro–Pla D, Solorzano C, Wilhelm S. Impact of vocal cord ultrasonography on endocrine surgery practices. Surgery. 2016;159(1):58–64.

[18] Woo J, Suh H, Song R, Lee J, Yu H, Kim S, et al. A novel lateral–approach laryngeal ultrasonography for vocal cord evaluation. Surgery. 2016;159(1):52–7.

[19] Brunaud L, Germain A, Zarnegar R, Klein M, Ayav A, Bresler L. Robotic thyroid surgery using a gasless transaxillary approach: cosmetic improvement or improved quality of surgical dissection? J Visc Surg. 2010;147(6):

e399–402.

[20] Terris D, Singer M, Seybt M. Robotic facelift thyroid-ectomy: II. Clinical feasibility and safety. Laryngoscope. 2011;121(8):1636–41.

[21] Kang S, Jeong J, Yun J, Sung T, Lee S, Lee Y, et al. Robot-assisted endoscopic surgery for thyroid cancer: experience with the first 100 patients. Surg Endosc. 2009;23(11): 2399–406.

[22] Byeon H, Holsinger F, Tufano R, Chung H, Kim W, Koh Y, et al. Robotic total thyroidectomy with modified radical neck dissection via unilateral retroauricular appr-oach. Ann Surg Oncol. 2014;21(12):3872–5.

[23] Agarwal S, Sabaretnam M, Ritesh A, Chand G. Feasibility and safety of a new robotic thyroidectomy through a gasless, transaxillary single-incision approach. J Am Coll Surg. 2011;212(6):1097.

[24] Terris D, Singer M, Seybt M. Robotic facelift thyroid-ectomy. Surg Laparosc Endosc Percutan Tech. 2011;21(4): 237–42.

[25] Kang S, Lee S, Lee S, Lee K, Jeong J, Lee Y, et al. Robotic thyroid surgery using a gasless, transaxillary approach and the da Vinci S system: the operative outcomes of 338 consecutive patients. Surgery. 2009;146(6):1048–55.

[26] Kang S, Jeong J, Nam K, Chang H, Chung W, Park C. Robot-assisted endoscopic thyroidectomy for thyroid malignancies using a gasless transaxillary approach. J Am Coll Surg. 2009;209(2):e1–7.

第11章 涎腺和颈部非内分泌性器官超声

Ultrasound of Salivary Glands and the Non-endocrine Neck

Vinay T. Fernandes，Lisa A. Orloff 著

一、概述

甲状腺位于颈部正中偏下，一旦发生炎症或肿瘤，其邻近和远处的结构也会受累。为了理解颈部结构的相互关系，通常将颈部细分几个区域。在转移性淋巴结演示和报告中，颈部通常被划分为6个区域（图11-1）。

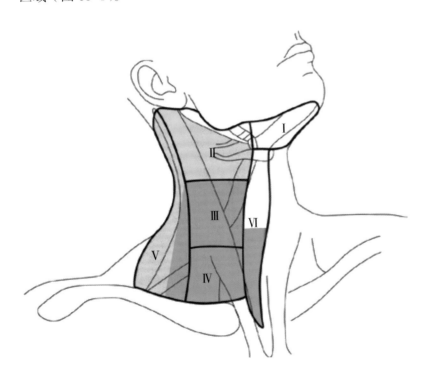

◀ 图 11-1 颈部六区示意图，深色区域为乳头状癌和髓样癌的淋巴结转移区域

163

Ⅰ区呈三角形，以二腹肌前腹和后腹为界，上缘为下颌骨的下缘。Ⅱ-Ⅳ区位于颈内静脉（IJV）走行区域，自上而下分为Ⅱ、Ⅲ、Ⅳ区。Ⅱ区从颅底开始，在舌骨水平下方结束。Ⅲ区位于颈内静脉中 1/3 周围，在舌骨与环状软骨水平之间，肩胛舌骨肌外侧。Ⅳ区位于颈内静脉下 1/3 的区域，在环状软骨和锁骨水平之间。Ⅴ区呈三角形，由胸锁乳突肌后缘、斜方肌前缘和锁骨围成，常称为颈后三角。Ⅵ区为中线矩形区域，上界为舌骨，下界达无名动脉，两侧界为颈动脉内侧。颈面部有 200～300 个淋巴结，分布在各个区域[1]。在了解淋巴结及其引流区域之间的关系后，甚至可以在影像学检查之前就可以判断发生恶性肿瘤或淋巴结炎的可能。Ⅰ区淋巴结与口腔、舌下腺和颌下腺及面部皮肤的原发性病变有关；Ⅱ区淋巴结与口咽部（即软腭、扁桃体、舌根）、鼻咽、下咽和腮腺病变有关；Ⅲ区是喉部和邻近黏膜结构、下咽和甲状腺的淋巴结引流区域；Ⅳ区淋巴结与下咽、食管以及甲状腺病变有关。Ⅳ区和Ⅴ区淋巴结可能是食管下段、上消化道、胰腺和肺恶性肿瘤淋巴结转移的途径，尤其是在左侧。甲状腺病变主要累及Ⅱ-Ⅵ区淋巴结。最后，皮肤的炎症和恶性病变，如黑色素瘤，淋巴肿块可发生于邻近原发部位的任何水平以上。

二、Ⅰ区

这个区域与口腔有密切的关系。因此，口腔底和颌下腺的淋巴和血管疾病显示该区域有肿块病变。虽然甲状腺癌转移到Ⅰ区的情况很少见，但在颈部超声检查中仍应检查该区域。淋巴结肿大常发生在Ⅰ区及邻近Ⅱ区，尤其是位于颈动脉窦部头侧和浅层的颈内静脉二腹肌淋巴结（图 11-2）。它可认为是Ⅰ区后部分或者Ⅱ区头侧部分。因其位于二腹肌后腹与颈内静脉交叉附近而得名。Ⅰ区淋巴结虽然在大多数个体中都存在，但这种常见的淋巴结肿大在近期扁桃体咽炎发作的青少年和年轻人中尤为明显。

（一）颌下腺

超声下颌下腺呈均匀的磨玻璃样外观，它是一个孤立的结构，有一个深叶，深入到舌骨肌（远离皮肤），它是Ⅰ区最易识别的结构，其周围淋巴结常呈良性增大（图 11-3）。颌下腺导管一般不易显示，除非有结石阻塞引起的导管扩张。

主导管（Wharton）结石可以导致导管扩张，超声所见类似血管表现（图 11-4），而多普勒超声有助于血管的分辨，可以有效确定管状结构是不是血管。结石的典型征象为点状或线状强回声，后伴声影，而导管内结石，可以为单发，也可以为多发，通常表现为沿着导管走行，后伴声影的强回声。

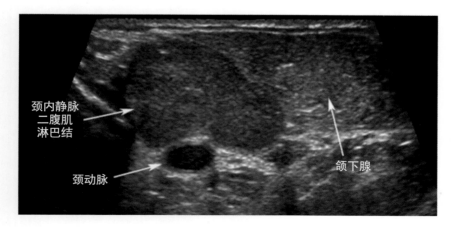

◀ 图 11-2　Ⅰ～Ⅱa 区灰阶超声横切面，显示颈动脉表面肿大的颈内静脉二腹肌淋巴结

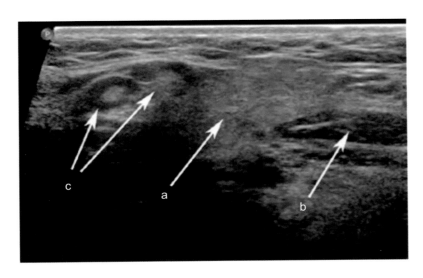

◀ 图 11-3 灰阶超声横切面，显示颌下腺（a）、二腹肌前腹（b）、Ⅰ区淋巴结（c）

常见的涎腺疾病可分为肿瘤性疾病、炎性病变及涎腺肿大症。颌下腺内肿块可为良性或恶性。良性包块声像图征象表现为包块回声均匀、边界清、有清楚的包膜，可以和周围颌下腺实质分开。最常见的良性病变是多形性腺瘤[2]，后方回声可增强，这是表现出囊肿常见特征的少见肿瘤之一（图11-5）。

腺体炎性病变的超声表现取决于其发病原因。细菌性炎症可引起实质回声减低，水肿加重，常伴有导管扩张。当炎症变为慢性时，腺体回声变得更加不均匀。病毒感染为间质性感染，腺体质地不均、回声增强和水肿性肿大。Küttner 肿瘤为典型的颌下腺慢性硬化性炎症，通常双侧发病，目前已被划分为 IgG4 相关硬化性疾病。该病的超声表现为实质回声减低，伴有不均匀的、类似于肝硬化的纤维化高回声分隔带。

涎腺肿大症是非肿瘤性、非炎症性的涎腺疾病，多表现为双侧肿大，其晚期可出现类似慢性炎症的表现[3]。这种情况常见于贪食症患者。脂肪性"下颌"或咬肌肥大表面上看起来都像是腮腺肿大，但是通过超声检查很容易鉴别出来。在头颈部肿瘤放射治疗后，涎腺也会发生一些变化，最常见的就是发生萎缩或纤维化。而声像图上表现为腺体体积缩小、回声不均、少血供及边界不清。也有研究表明甲状腺癌的放射性[131]I治疗后部分患者也会出现涎腺炎性病变和损伤。在急性期，常有腺体肿大和疼痛，在慢性期，可出现导管阻塞和腺体萎缩等慢性涎腺炎的一些表现。

（二）舌下囊肿

舌下囊肿是部分舌下腺囊性增大[4]。它可以在口腔的底部，也可以向后延伸至舌骨肌的深处，甚至延伸至颈部，因此被称为"潜突型舌下腺囊肿"（图11-6）。这是由舌下腺导管流出道阻塞造成的。抽吸时，液体相对较清，成分与唾液一样。它通常会引起口腔底部的囊性肿胀，从而造成舌头被抬高。

（三）淋巴管瘤

与舌下囊肿一样，淋巴管瘤[5]也可在Ⅰ区或口底部产生囊性肿块，但由于其内有间隔，且未与涎腺导管相通，因此不含唾液。淋巴管瘤，与它关系最紧密的是血管瘤，它们都是先天性疾病，统称为淋巴血管畸形，而它们之间最重要的鉴别手段就是能量多普勒（图11-7）。淋巴管瘤的血流信号位于间隔上，而不是实质内部。血管瘤也可见腮腺内[6]，是儿童最常见的腮腺肿块病变（图11-8）。

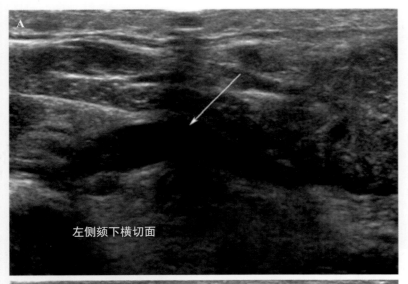

左侧颏下横切面

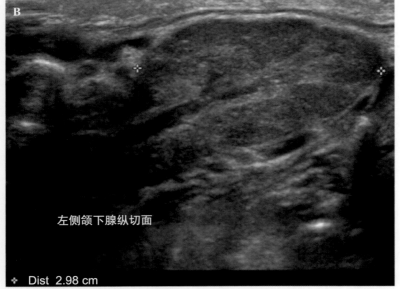

左侧颌下腺纵切面

Dist 2.98 cm

◀ 图 11-4 近口底的颌下腺远端导管结石造成导管的全程扩张（**A**，箭）。这种导管扩张 / 扩张症甚至可以出现在腺体实质内（**B**）

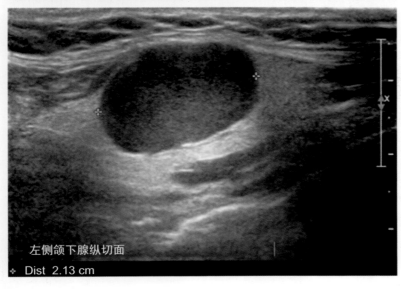

左侧颌下腺纵切面

Dist 2.13 cm

◀ 图 11-5 灰阶超声显示颌下腺良性混合瘤（亦称多形性腺瘤），注意后方回声增强

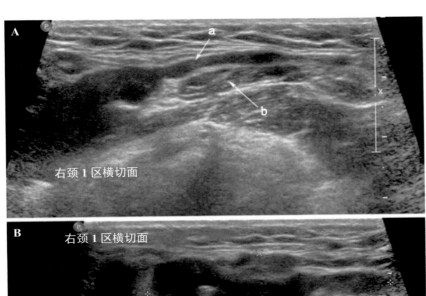

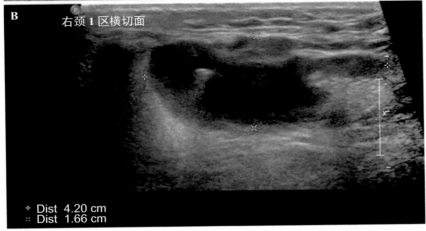

◀ 图 11-6　均匀的低回声病变，从舌下（A）经过颌下腺深方向后延伸至下颌舌骨肌（B）旁，为扩张的囊性包块。图 B 显示该囊性包块毗邻颌下腺，称为"潜突型舌下腺囊肿"

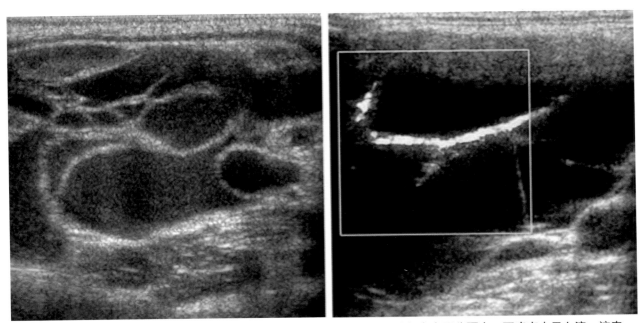

▲ 图 11-7　病灶内的多发分隔提示淋巴血管畸形。能量多普勒显示血流仅存在于分隔内，而病变内无血流，该表现符合淋巴管瘤的诊断

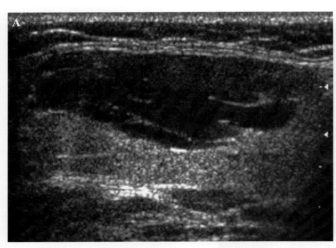
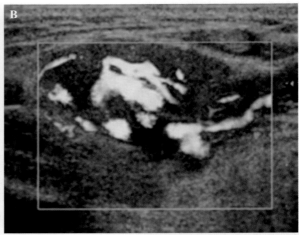

▲ 图 11-8　**A.** 病灶内多发分隔提示脉管性病变，但在没有彩色多普勒下无法区分是淋巴管瘤还是血管瘤。**B.** 能量多普勒显示该病变内血流丰富，因此更符合血管瘤的诊断

三、Ⅱ区

　　Ⅱ区淋巴结是许多病变最容易累及的部位，仅凭体格检查往往无法鉴别。前文所述颈内静脉二腹肌淋巴结通常是通过触诊和超声检查而发现的。通常，超声可显示淋巴门，而彩色多普勒超声可显示淋巴门血管，这两点都有助于诊断淋巴结肿大。Ⅱ区也会发生囊性病变，尤其是在儿童和年轻人，提示可能存在第二鳃裂囊肿[7, 8]，细针穿刺细胞学检查也有助于鉴别诊断。然而，头颈部的任何囊性淋巴结必须排除恶性肿瘤淋巴结转移（图 11-9）。Ⅱ区囊性恶性淋巴结最常见的原发灶可能是扁桃体或舌基部鳞状细胞癌。另外，甲状腺乳头状癌也可表现为颈部囊性肿块，甚至在Ⅱ区表现为孤立性结节（图 11-10、图 11-11），关键是既要超声检查甲状腺双侧叶，又要在囊性淋巴结细针穿刺细胞学检查中加做洗脱液甲状腺球蛋白定量分析来进行确诊。

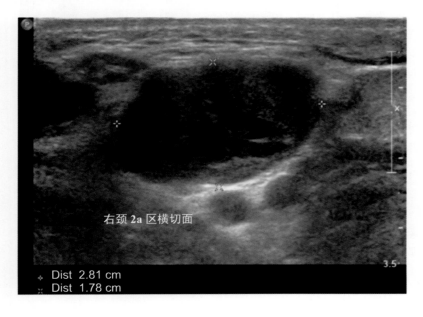

右颈 2a 区横切面

Dist　2.81 cm
Dist　1.78 cm

◀ 图 11-9　Ⅱ区单纯囊性病变的鉴别诊断包括第二鳃裂囊肿。图中低回声包块经 **FNA** 证实为囊性，但细胞病理学检查提示为转移性鳞状细胞癌

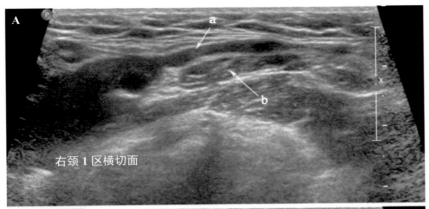

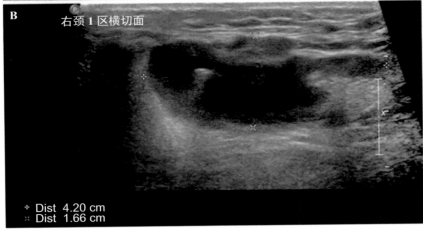

◀ 图 11-6　均匀的低回声病变，从舌下（**A**）经过颌下腺深方向后延伸至下颌舌骨肌（**B**）旁，为扩张的囊性包块。图 **B** 显示该囊性包块毗邻颌下腺，称为"潜突型舌下腺囊肿"

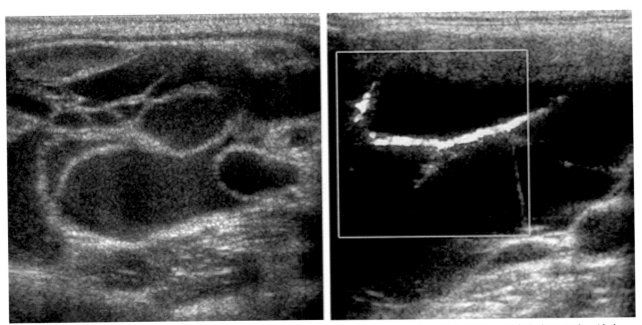

▲ 图 11-7　病灶内的多发分隔提示淋巴血管畸形。能量多普勒显示血流仅存在于分隔内，而病变内无血流，该表现符合淋巴管瘤的诊断

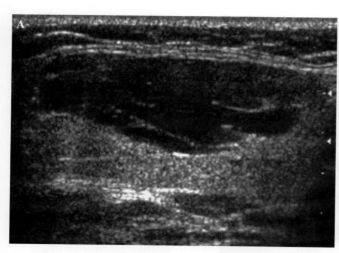
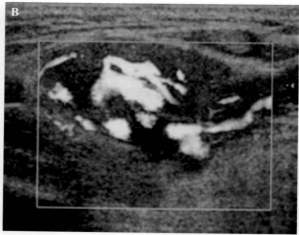

▲ 图 11-8   **A.** 病灶内多发分隔提示脉管性病变，但在没有彩色多普勒下无法区分是淋巴管瘤还是血管瘤。**B.** 能量多普勒显示该病变内血流丰富，因此更符合血管瘤的诊断

三、Ⅱ区

    Ⅱ区淋巴结是许多病变最容易累及的部位，仅凭体格检查往往无法鉴别。前文所述颈内静脉二腹肌淋巴结通常是通过触诊和超声检查而发现的。通常，超声可显示淋巴门，而彩色多普勒超声可显示淋巴门血管，这两点都有助于诊断淋巴结肿大。Ⅱ区也会发生囊性病变，尤其是在儿童和年轻人，提示可能存在第二鳃裂囊肿[7, 8]，细针穿刺细胞学检查也有助于鉴别诊断。然而，头颈部的任何囊性淋巴结必须排除恶性肿瘤淋巴结转移（图 11-9）。Ⅱ区囊性恶性淋巴结最常见的原发灶可能是扁桃体或舌基部鳞状细胞癌。另外，甲状腺乳头状癌也可表现为颈部囊性肿块，甚至在Ⅱ区表现为孤立性结节（图 11-10、图 11-11），关键是既要超声检查甲状腺双侧叶，又要在囊性淋巴结细针穿刺细胞学检查中加做洗脱液甲状腺球蛋白定量分析来进行确诊。

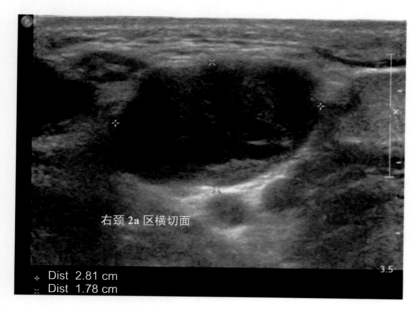

右颈 2a 区横切面

Dist 2.81 cm
Dist 1.78 cm

◀ 图 11-9   Ⅱ区单纯囊性病变的鉴别诊断包括第二鳃裂囊肿。图中低回声包块经 **FNA** 证实为囊性，但细胞病理学检查提示为转移性鳞状细胞癌

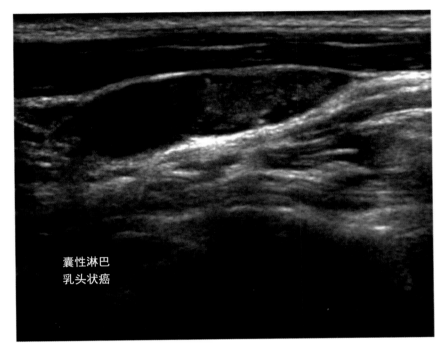

囊性淋巴
乳头状癌

◀ 图 11-10　Ⅱ区淋巴结纵切面显示淋巴结上半部出现囊性变和微钙化，此淋巴结证实是乳头状癌转移

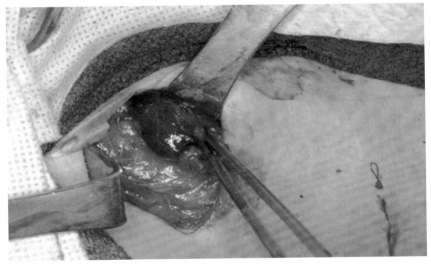

◀ 图 11-11　与图 11-10 同一患者甲状腺全切除及侧颈区淋巴结清扫术中手术视野，图示为Ⅱ区囊性淋巴结为乳头状癌转移

　　Ⅱ区实性肿块部分可使颈动脉前移，此时应考虑是神经源性病变[9, 10]，可能来源于颈丛或交感神经干（图 11-12）。如果确诊为 Horner 综合征，病变很可能起源于交感神经系统（图 11-13，图 11-4）。如果患者声音嘶哑、声带麻痹，病变可能起源于迷走神经。当肿块位于颈动脉窦部并分隔颈内动脉及颈外动脉时，通常要考虑颈动脉体瘤或副神经节瘤[11]（图 11-15）。在这种情况下，彩色多普勒可显示肿块内有比神经鞘瘤更为丰富的血流[12]（图 11-16）。肿块的血液供应实际上来自颈外动脉的咽升动脉分支，这可以在外侧纵切面的多普勒声像图中看到（图 11-17）。虽然这些病变都不是恶性的，但重要的是要和严重危及生命的其他疾病相鉴别。

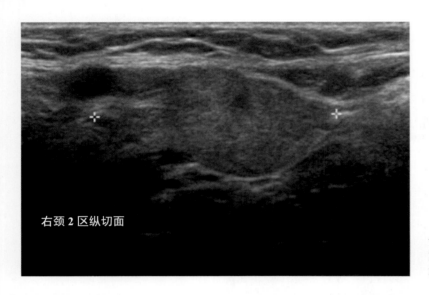

右颈 2 区纵切面

◀ 图 11-12　显示 Ⅱ 区颈根神经鞘瘤，注意肿块下缘的鼠尾征改变，这是典型神经源性病变特征

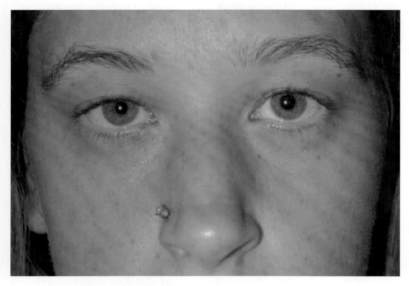

◀ 图 11-13　患有交感神经干神经纤维瘤出现 Horner 综合征的患者

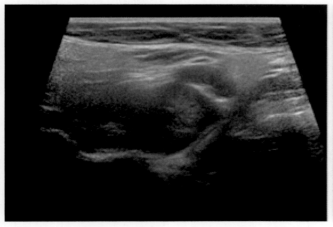 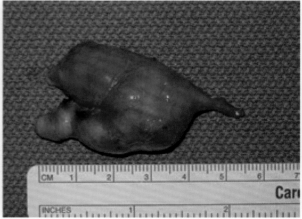

▲ 图 11-14　显示颈丛神经鞘瘤：手术标本与术前纵切面上超声表现一致

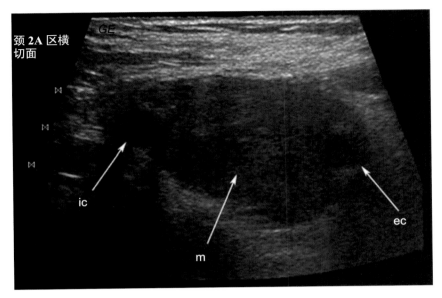

◀ 图 11-15　任何 Ⅱ 区低回声肿块均要考虑淋巴结或神经鞘瘤。当肿块（m）分离颈内动脉（ic）和颈外动脉（ec）时，应考虑化学感受器瘤或颈动脉体瘤（副神经节瘤）

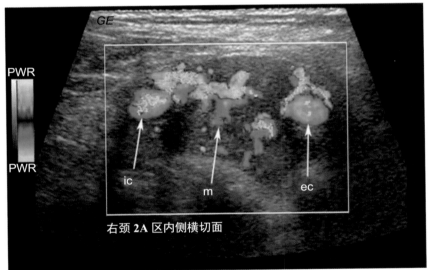

◀ 图 11-16　彩色多普勒使位于颈部 Ⅱ 区颈动脉分叉处的颈动脉体瘤界限清晰，颈内动脉（ic）和颈外动脉（ec）被有血流的包块（m）分开

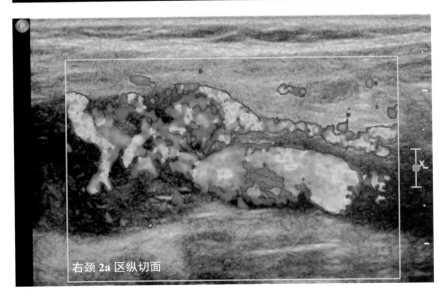

◀ 图 11-17　颈动脉体瘤纵切面彩色多普勒图像显示其血管供应来源于咽升动脉，走行于颈总动脉旁，它是颈外动脉的一个分支

四、Ⅲ区

Ⅲ区和Ⅳ区淋巴结与甲状腺疾病关系密切。侧颈部异位甲状腺[13]虽然非常罕见，但却经常被误诊为转移性淋巴结（图 11-18）。这些异常组织与正常甲状腺不连续，但回声一致，形状上也要比淋巴结更圆。但是，如果甲状腺周围有肿块且怀疑有转移，除了细胞学检查外，还应推荐洗脱液查甲状腺球蛋白。如果细胞学检查为良性，影像学又未发现甲状腺有肿块病变，洗脱液甲状腺球蛋白却是阳性，仍然必须怀疑为隐匿性甲状腺乳头状癌的淋巴结转移，此时需要切除该肿块。手术切除后被证实为良性甲状腺组织，这是一种非常罕见的情况。

复发性化脓性甲状腺炎患者，尤其是左侧，可能存在先天性第四鳃裂囊肿或瘘管，其从梨状窦顶部延伸至甲状腺实质内[14, 15]（图 11-19）。发病实际上可能开始于 3 个月大的儿童，表现为复发性咽后脓肿。颈部超声除了显示邻近甲状腺的变化外，还可能显示覆盖在甲状软骨上的慢性炎症过程（图 11-20）。部分患者中，可发现瘘管的形成。

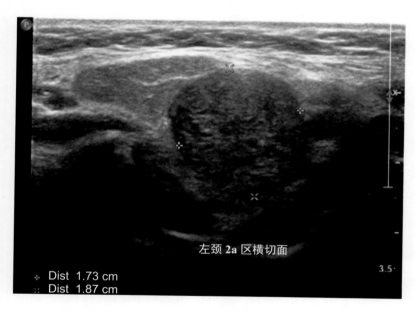

左颈 2a 区横切面

Dist 1.73 cm
Dist 1.87 cm

3.5

◀ 图 11-18　Ⅱa 区的圆形肿块横切面灰阶超声。被证实是甲状腺侧叶的一个罕见胚胎残余物，与甲状腺完全分离。肿块紧贴正常颌下腺

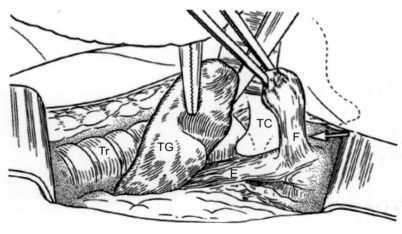

◀ 图 11-19　这幅示意图显示了一个瘘口（F）起源于食管（E），位于甲状软骨（TC）的外侧。瘘管始终是在左侧的，并延伸到甲状腺，通常进入其实质

食管位于甲状腺左叶深方，毗邻气管，是一种非常容易识别的结构。在正常状态下食管肌层和黏膜层都可显示。Zenker 憩室是介于环咽肌和下收缩肌之间的黏膜疝，它可以形成一个袋状结构来捕获食物和液体[16-18]。它可能被误认为是肿块，其超声的特征是失去了正常的同心圆结构，食管管腔明显增大，内部有可反射回声的残渣（图 11-21，图 11-22）。无论是在动态录像或连续的吞咽后静态图像，残渣都会发生一定程度的移动。当然，超声只是怀疑这种病变的一种手段，食管造影是确诊的影像学方法。

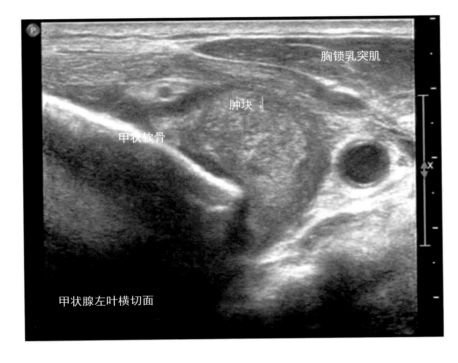

◀ 图 11-20　甲状软骨外侧炎性肿块通过瘘管延伸到甲状腺，该瘘管来自梨状窝或食管（第四鳃囊窦道）。炎性肿块左侧表面小圆形结构为瘘管

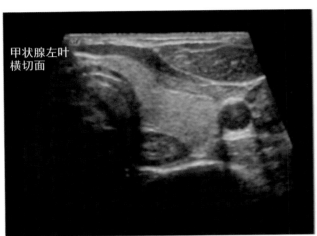
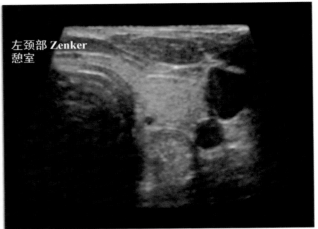

▲ 图 11-21　左侧为正常食管，右侧为扩张食管，与 Zenker 憩室一致

最后，原发性甲状旁腺功能亢进的患者可以通过超声定位病变的位置。通常单发肿大的低回声病灶提示腺瘤而多发低回声病灶常考虑为中央区淋巴结（Ⅵ区）的弥漫性增生。当在高钙血症的背景下，超声就很容易确诊了。然而，在一些原发性甲状旁腺功能亢进患者中Ⅲ区出现的结节也可能是异位甲状旁腺腺瘤（图 11-23，图 11-24），鉴别诊断通常应包括淋巴结病。其中一个鉴别点就是血管分布，甲状旁腺腺瘤的血管分布与淋巴结不同 [19]（图 11-25，图 11-26）。另一个鉴别点是细胞学，如在淋巴结细胞学未见淋巴细胞，表示该结节可能有问题。对于甲状旁腺细胞学检查是出了名的困难，但可通过抽液查甲状旁腺激素（PTH）来确诊是否为异位甲状旁腺。当然，血清钙和完整的 PTH 水平也可以给出定性的生化诊断。

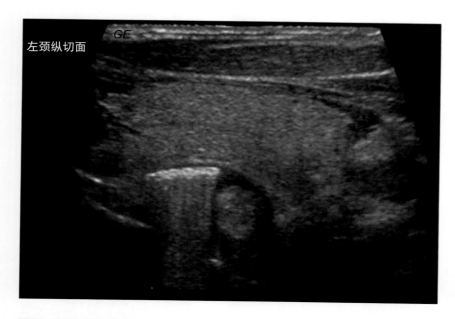

◀ 图 11-22　**Zenker** 憩室纵切面显示食物残渣，可发生多重反射伪像。注意憩室底部与甲状腺左叶相连

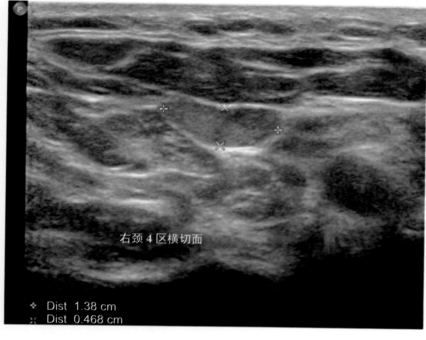

◀ 图 11-23　甲状旁腺腺瘤有时可能异位于侧颈部，此病例位于Ⅲ区

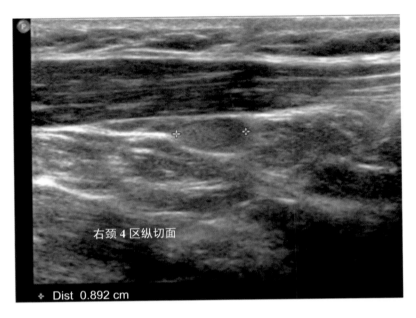

◀ 图 11-24　异位甲状旁腺腺瘤（与图 11-23 为同一病例）纵切面显示为卵圆形

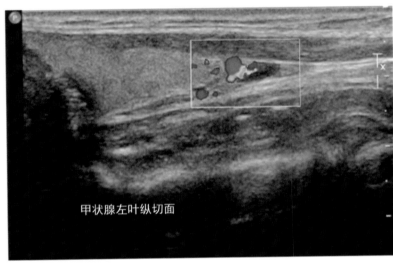

◀ 图 11-25　甲状旁腺腺瘤的血供呈弓形进入实质，而无树枝状结构，这个小腺瘤也具有此特征

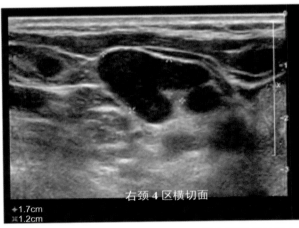
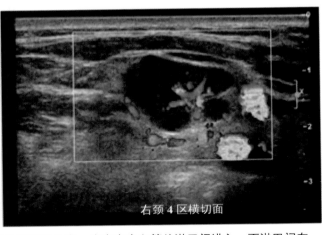

▲ 图 11-26　彩色多普勒显示Ⅳ区增生性淋巴结的血流呈树枝状分布。注意中央血管从淋巴门进入，而淋巴门在左侧灰阶超声中能够很好地显示

五、Ⅳ区

　　Ⅳ区的任何肿块或囊性结构都可能是转移性甲状腺癌。胸导管通常在颈内静脉和无名静脉的后方交界处进入左侧静脉系统。由于这种特殊的解剖关系，转移性恶性肿瘤可在此部位被发现，尤其是原发灶在锁骨下的腺癌。具体来说，从食管到结肠的胃肠道，恶性肿瘤细胞均可能通过胸导管转移至此区域。此外，其他腹部和盆腔原发恶性肿瘤，如胰腺和睾丸癌也可经此途径转移。除了甲状腺癌外，当在上、中、下部颈内静脉链中发现部分或完全囊性肿块时，尤其在成人中，应考虑存在转移性鳞状细胞癌可能[20]（图 11-9，图 11-27）。

　　Ⅳ区中出现紧邻甲状腺的下部分，没有任何实性成分的纯囊肿可能是来源于甲状旁腺。单纯甲状旁腺囊肿与甲状旁腺功能亢进无关[21]（图 11-28，图 11-29），其抽出的液体像水一样清亮，但可检测到很高的 PTH 含量，可达数千。通常这种清亮的液体和高水平的 PTH 是区分甲状旁腺囊肿和胸腺囊肿的主要鉴别点。但在这两种囊性病灶中均可见到胸腺小体，因此他们的组织病理学可能是相同的。

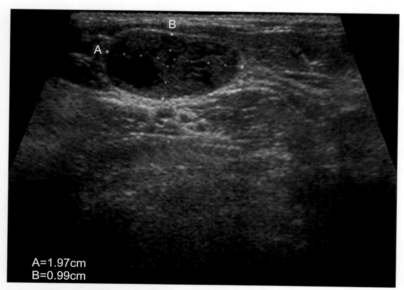

A=1.97cm
B=0.99cm

◀ 图 11-27　颈部淋巴结内无回声区提示坏死。FNA 细胞学检查证实为转移性鳞状细胞癌

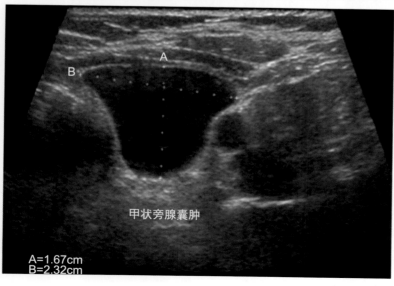

甲状旁腺囊肿

A=1.67cm
B=2.32cm

◀ 图 11-28　甲状旁腺囊肿横切面，显示为无回声，后方回声增强，囊壁薄而清晰

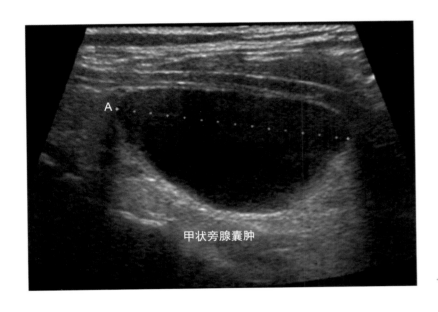

六、Ⅴ区

（一）淋巴结病

淋巴瘤在Ⅴ区通常表现为单个或多个肿大的淋巴结，虽然淋巴瘤可能发生在颈部任何部位，但常常表现为Ⅴ区肿大的单发或多发圆形低回声肿块[22, 23]（图 11-30，图 11-31）。超声回声特点表现为边界清晰、回声均匀、淋巴门消失、无坏死灶，能量多普勒超声可能有助于观察其血供（图 11-32）。多发性腺病也是淋巴瘤常见的一种表现类型（图 11-33），尽管超声特征性表现具有提示意义，但并不能作为诊断依据，还需要进一步评估。当怀疑淋巴瘤时，细胞学标本应包括在流式细胞技术的 RPMI 培养液中提取的样本。

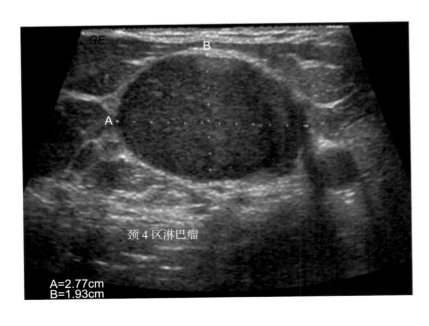

▲图 11-30 Ⅳ区的肿大淋巴结，未见正常淋巴门，这是一例弥漫性非霍奇金淋巴瘤

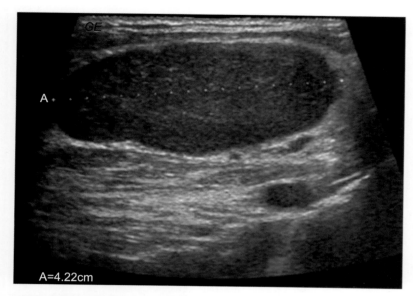

◀ 图 11-31　同一淋巴瘤淋巴结纵切面，显示其明显肿大，回声均匀

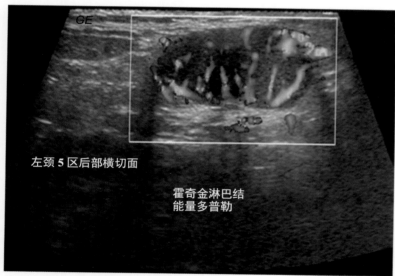

◀ 图 11-32　霍奇金病累及 V 区淋巴结灰阶多普勒图像，显示血流杂乱，高度提示恶性肿瘤

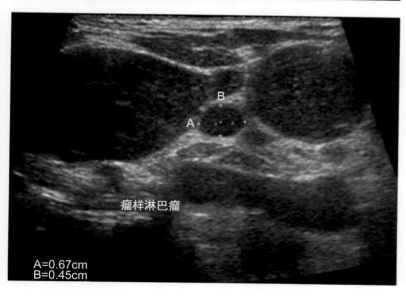

◀ 图 11-33　霍奇金病多发淋巴结横切面

位于Ⅴ区下方的转移性鳞状细胞癌转移淋巴结很可能原发于肺。当该区出现肿大淋巴结时，除了对头部和颈部进行彻底的检查以排除主要来源外，肺部CT扫描也特别有价值。

（二）神经纤维瘤

神经纤维瘤可为单发或多发，对多发性神经纤维瘤病患者的诊断相对简单。肿块在超声表现为呈卵圆形、回声均匀，并可能具有神经鞘瘤一样的鼠尾征，内部无血管或淋巴门结构。细胞学可能无法明确诊断，当穿刺针取样时出现放射性疼痛时，人们可能会怀疑这种病变是神经源性。通常，临床医师认为这是邻近神经的意外刺激，但如果同样的疼痛情况随后再次发生，应放弃细针穿刺检查，而采用其他影像学方法进行评估。创伤性神经瘤超声表现可能类似于肿块病变（图11-34）。如果一个线样神经结构进入肿块，同时穿刺过程中存在疼痛时，那么可以确诊为神经纤维瘤（图11-35）。

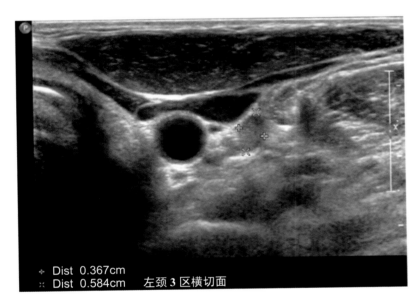

◀ 图 11-34　既往乳头状甲状腺癌颈淋巴结清扫的患者，超声下横切面显示Ⅲ区的结节，首先应考虑该病灶为复发

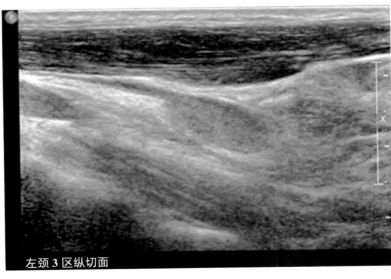

◀ 图 11-35　同一结节纵切面（图 11-34）呈纺锤体结构，提示其与神经有关，这是术后神经瘤的典型表现，而不是复发性癌

七、Ⅵ区

（一）甲状舌管囊肿

这些囊肿可以发生在颈前正中线舌骨与甲状腺峡部之间的任何地方，虽然它们与其他囊肿具有相同的超声特征[24, 25]。但也存在一些特殊的解剖特征。首先，囊肿可能是不规则形的，向舌骨后延伸，纵切面易见（图 11-36，图 11-37），其次囊肿内常可见碎屑存在，表现为囊液中漂浮的强回声光点（图 11-38）。如果在囊肿中发现实性成分，必须考虑乳头状癌的可能性，并获取足够的囊壁标本行病理检查[26]。

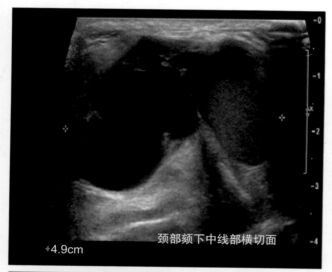

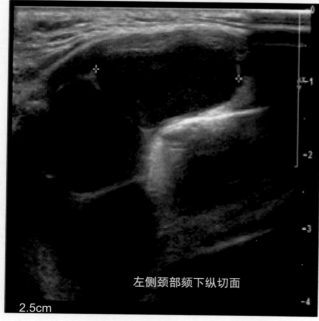

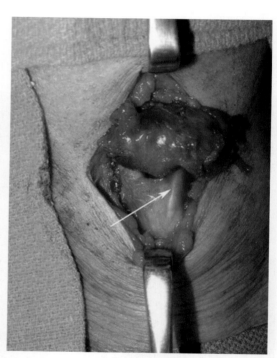

▲ 图 11-37　显示术中的甲状舌管囊肿（同图 11-36），箭表示甲状软骨的嵴样突起

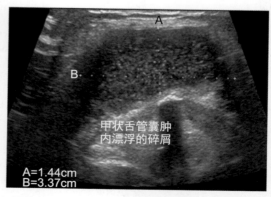

▲ 图 11-36　巨大的甲状舌管囊肿的横切面和纵切面。注意右图甲状舌骨囊肿的上部向舌骨的深方延伸

▲ 图 11-38　甲状舌管囊肿横切面显示中部的舌骨，为一孤立强回声后伴声影，囊肿内多发点状强回声代表碎屑

（二）Dephian 淋巴结（喉前淋巴结）

指处于甲状舌骨囊肿相同位置的中线淋巴结，其向下可低于环甲状腺膜水平，常见于甲状腺癌和桥本病中。甲状腺锥体叶内的结节也可能表现与 Dephian 淋巴结相似声像图。

（三）舌异位甲状腺

怀疑舌异位甲状腺时，要对颈部进行全面检查。舌异位甲状腺是起源于舌根中线的舌盲肠孔的未降甲状腺。它是黏膜下肿物，呈琥珀色，通常在下咽部常规检查中发现。然而，也可以由甲状腺超声检查异常表现来反证它的存在，即在超声检查时，如果甲状腺在正常的位置出现萎缩或缺如（图 11-39），随后常规内镜检查和（或）甲状腺核扫描将提供确诊所需的信息（图 11-40）。舌异位甲状腺通常不需要任何临床治疗，通常研究者们只是出于对胚胎学的好奇心。

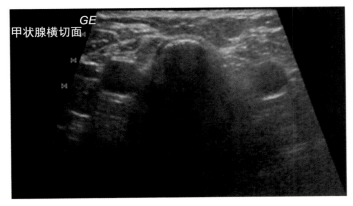

◀ 图 11-39　舌根部肿块的患者显示正常甲状腺缺如，结合超声所见及典型的舌根黏膜下病变，初诊为舌异位甲状腺

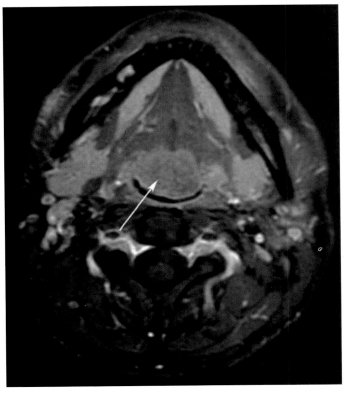

◀ 图 11-40　横断面 MRI 显示舌根部肿块（箭），这是舌异位甲状腺，它没有下降到颈部的正常位置

（四）胸腺

胸腺在儿童中通常是可辨认的，但到成年通常会退化。其声像图征象表现为双侧低回声，位于甲状腺下极下方，伴有多个点状高回声[27, 28]（图 11-41），这些可能被误认为是微钙化，但实际上是 Hassall 小体，通常在胸腺组织中发现。甲状腺下方区域通常没有这种类型的病变，当经验不丰富的临床医师进行超声检查时，上述特征可能误诊为乳头状癌。双侧对称存在以及无结节样表现均为良性胸腺的特征。

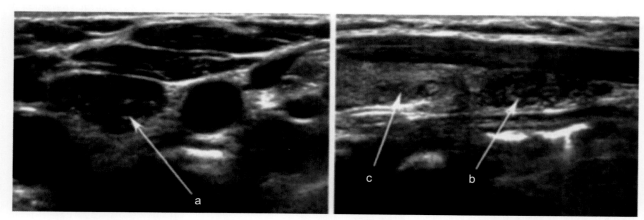

▲ 图 11-41　胸腺组织（a、b）超声图像。左图为左上纵隔横切面，右图为甲状腺左叶纵切面（c）

（五）转移性甲状腺癌

甲状腺癌（常见为乳头状癌或髓样癌）的颈部转移也见于在本书的其他章节，但讨论Ⅵ区有关的淋巴结问题时这仍是很重要的，特别在术前评估和术后监测上。这个区域淋巴结通过超声评估比较困难，尤其在甲状腺存在的情况下。主要障碍是解剖结构的限制：锁骨和胸骨柄阻塞超声探头放置，而难度可因不同体型患者而被放大。对于非常瘦的患者，远端胸锁乳突肌和气管之间的凹陷可能会使超声探头与皮肤之间不能很好接触而无法显像。相反，肥胖者或喉位置较低的患者可能会造成其他困难。此外超声探头大小可能是一个影响因素，较窄的探头更容易操作，手动低频探头有助于对深部病变更好地成像。还有，使用更大的深度设置可能有助于Ⅵ区的下半部的成像。需要强调的是，对于颈部中部或下部的任何囊性病变在未确诊之前，均需要排除转移性甲状腺乳头状癌[29]（图 11-42）。

八、腮腺

腮腺的一部分可能位于Ⅱ区和Ⅴ区上半部，但通常认为腮腺及其被膜下淋巴结是独立的。通过将探头放在矢状面上，可以方便地对腮腺进行超声检查。

● 感染：急性和慢性腮腺炎在超声图像上表现出许多相同的特点[30]。表现为边界不清的低回声或无回声区代替了正常的腮腺实质结构（图 11-43），彩色多普勒提示血供丰富。反应性增生的淋巴结通常发生在上颈部和腮腺包膜下。腮腺内无回声区出现常提示脓肿形成。

● 囊肿：单纯性腮腺囊肿可能是由于末梢导管阻塞造成的，也可以是第一鳃囊发育异常引起的，后者更常见。这些囊肿与颈部和身体其他部位囊肿具有相同的超声特征。多发囊肿的鉴别更为重要，因为它们往往与 HIV 感染有关[31]。事实上，它们通常是双侧的，并且囊内含有碎屑（图 11-44，图 11-45）。

● 肿瘤：腮腺最常见的肿瘤是多形性腺瘤[32, 33]（图 11-46），它也被称为良性混合瘤，具有与囊肿相似的特征，即使病变是实质性的，超声下后方回声也会增强，这可能是与肿瘤内部的均匀性有关。肿瘤包膜是完整的，病变不扩展到周围腮腺组织。肿块周围可有不规则的突起，但仍局限在同一包膜内。其他恶性肿瘤通常表现为边缘呈锯齿状、形态不规则（图 11-47），偶尔会穿透包膜[34]，与周围组织结构分界不清。腺样囊性和黏液表皮样癌是最常见的恶性肿瘤，除了肿瘤的恶性特征外，邻近的淋巴结常肿大。

● 结石[35]：腮腺主导管（Stensen 管）通常呈闭合状态，灰阶超声无法显示。然而，当远端梗阻导致导管增宽或扩张时，超声有助于诊断，表现为管状结构，如果不用彩色多普勒超声可能被误认为是血管（图 11-48）。结石的特征包括几下几点：①梗阻部位出现孤立的线性强回声；②结石近端出现管状无回声；③多普勒检查显示管状无回声区内未见血流（图 11-49）。偶尔，导管内亦可见多发结石（图 11-50）。

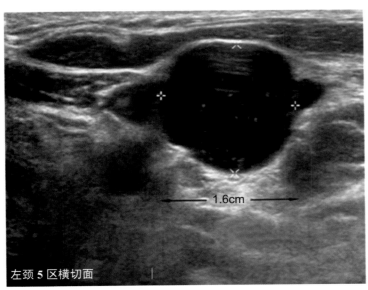

左颈 5 区横切面

1.6cm

◀ 图 11-42　显示 V 区淋巴结，圆形，近无回声，后方回声增强伴散在微钙化，为甲状腺乳头状癌转移性淋巴结，这种转移常见于 Ⅵ 区、Ⅳ 区

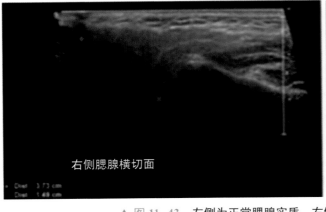

右侧腮腺横切面

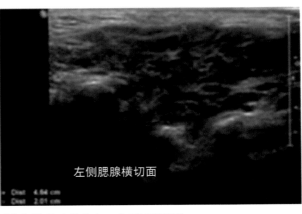

左侧腮腺横切面

▲ 图 11-43　左侧为正常腮腺实质，右侧为急性腮腺炎患者，实质回声不均

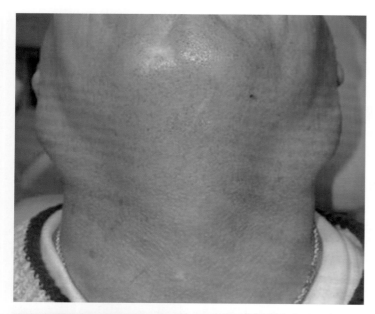

◀ 图 11-44　**AIDS** 患者双侧腮腺肿大，颏下视图

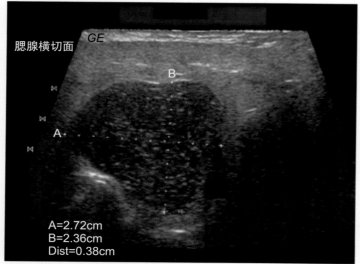

A=2.72cm
B=2.36cm
Dist=0.38cm

◀ 图 11-45　腮腺囊肿含有碎屑，当实时超声观察时，可以发现这些碎屑可以轻微移动，该例良性淋巴上皮囊肿继发于 **HIV** 患者

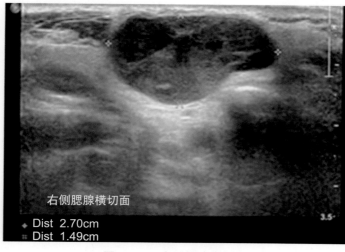

右侧腮腺横切面
◆ Dist　2.70cm
▪ Dist　1.49cm

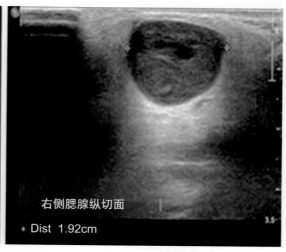

右侧腮腺纵切面
◆ Dist　1.92cm

▲ 图 11-46　多形性腺瘤灰阶超声的典型表现：边缘光整，形态欠规则，后方回声增强

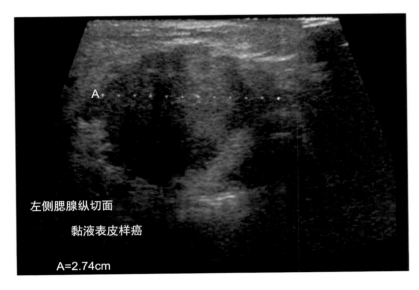

◀图 11-47 腮腺内肿块边界不规则，提示肿块可能侵犯周围实质，病理证实为黏液表皮样癌

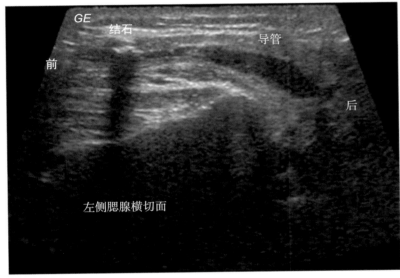

◀图 11-48 这是典型的腮腺导管结石引起导管扩张的声图像

显示结石后伴声影，结石近端梗阻引起的远端导管扩张

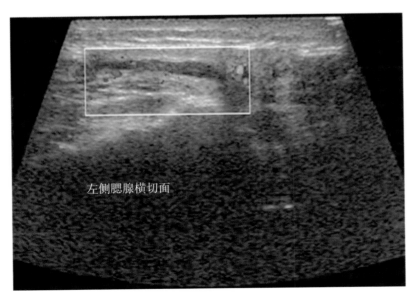

◀图 11-49 腮腺内扩张的管状结构，彩色多普勒上未显示血流，被证实为扩张的导管

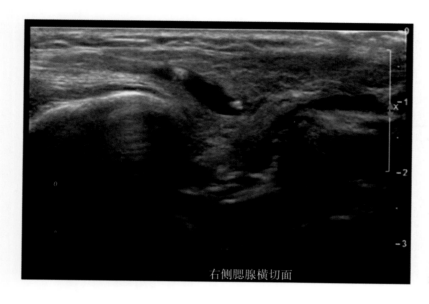

右侧腮腺横切面

◀ 图 11-50　扩张的腮腺导管，内有两个结石

　　自身免疫疾病：干燥综合征常见于反复发作的腮腺肿胀和类风湿关节炎患者中（图 11-51，图 11-52），主要累及小涎腺和大涎腺及泪腺，并导致腺体萎缩。因此，除了腮腺症状，这些患者还会出现口干症和干眼症（口干、眼干）[36]。组织病理学显示其为淋巴组织呈增生性改变，这与桥本甲状腺炎非常类似。声像图上表现为，腮腺均匀的实质被一个个微小的结节状改变所取代，形成"瑞士奶酪"样改变（图 11-53）。双侧同时发生，通常颌下腺也有相似的表现[37]。

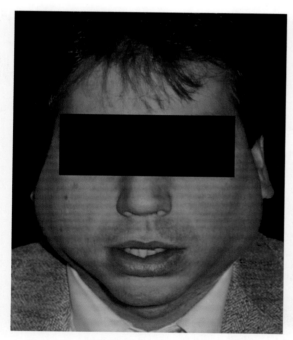

▲ 图 11-51　干燥综合征患者双侧腮腺明显肿胀

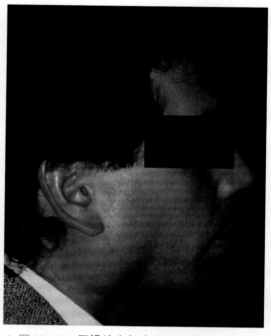

▲ 图 11-52　干燥综合征患者侧面观，其腮腺弥漫性肿胀，占据了整个耳郭的前、下、后面

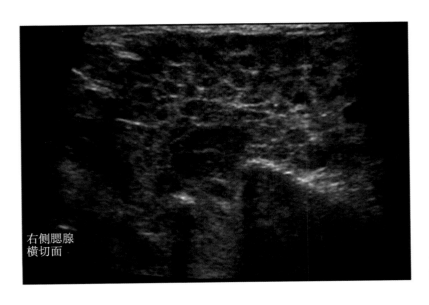

右侧腮腺
横切面

◀ 图 11-53　腮腺的正常磨玻璃改变被干燥综合征患者的"瑞士奶酪"图案所取代

九、其他病变

（一）脂肪瘤

这是一种肿瘤性病变，在体格检查中往往很难与肿大淋巴结或其他颈部疾病相鉴别。此病属于良性肿瘤，位于皮下，但也可以在其他含有脂肪细胞的脏器如腮腺内中看到。超声下该肿块呈卵圆形，沿其长轴可见线状高回声[38]（图 11-54）。脂肪瘤是孤立的，彩色多普勒提示无血流，与周围的脂肪组织分界清楚。

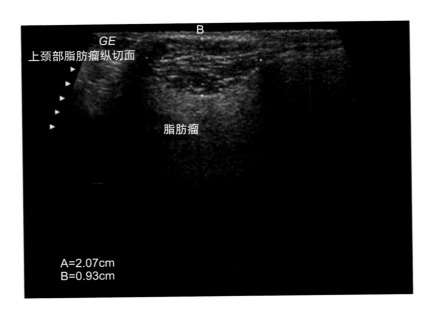

GE
上颈部脂肪瘤纵切面

脂肪瘤

A=2.07cm
B=0.93cm

◀ 图 11-54　位于皮下层孤立的卵圆形低回声病灶
病灶内可见多个条索状高回声，这是典型的脂肪瘤表现

（二）脉管系统病变

淋巴管瘤和血管瘤作为颈部重要的疾病，其诊断及鉴别要点已经在Ⅰ区内容中被讨论过。其他脉管系统疾病可发生在颈部任意区域。例如，进行颈动脉超声检查的患者通常会意外发现临床体检阴性的甲状腺病变，并被转移至内分泌科或外科。同样，当对甲状腺和甲状旁腺进行超声检查时，也可能发现淋巴结病变或任何其他体格检查无法查明的病变，如颈动脉的粥样硬化，常表现为颈动脉窦部环形或结节性钙化（图 11-55，图 11-56），虽无须立即评估其远端血流有无受阻，但仍需要进一步专业地进行颈动脉多普勒超声检查。接受过中心静脉置管化疗的患者可能会发生颈内静脉血栓形成，这可能没有临床症状，但有一些患者可能会进展成血栓性静脉炎、颈部疼痛等严重后果。这些可通过彩色多普勒显示有无静脉血流鉴别（图 11-57，图 11-58）。偶尔，浸润性甲状腺癌患者也可能会通过彩色多普勒发现甲状腺中静脉和附近的颈内静脉血栓形成，这对于规划手术切除范围具有重要的意义（图 11-59 至图 11-61）。

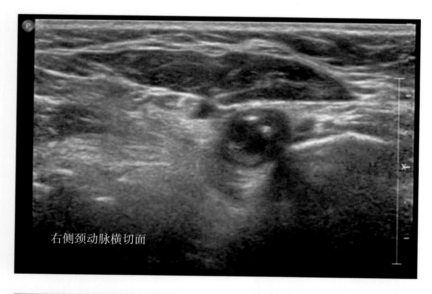

右侧颈动脉横切面

◀ 图 11-55　颈动脉粥样硬化通常好发于颈动脉窦部（颈动脉分叉处）。横切面灰阶超声图像显示典型的强回声钙化灶

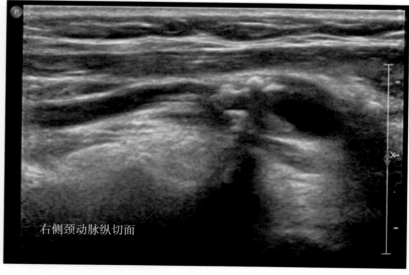

右侧颈动脉纵切面

◀ 图 11-56　纵切面超声显示钙化位于颈动脉窦部，这是动脉粥样硬化的典型表现

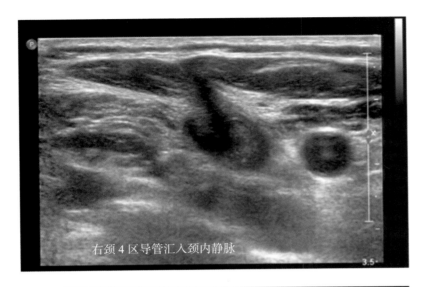

右颈 4 区导管汇入颈内静脉

◀ 图 11-57　纵切面灰阶超声显示，既往中心静脉置管行化疗的患者颈内静脉（IJV）血栓

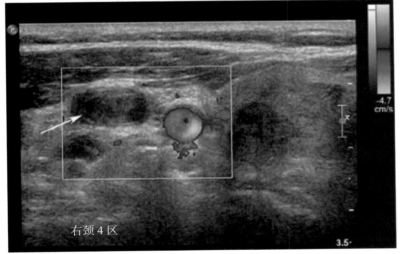

右颈 4 区

◀ 图 11-58　IJV 血栓（箭）的彩色多普勒图像，与图 11-56 为同一个患者

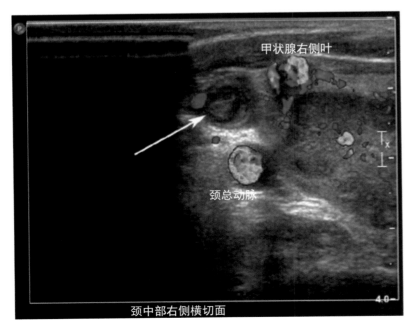

甲状腺右侧叶

颈总动脉

颈中部右侧横切面

◀ 图 11-59　IJV 血栓（箭）的彩色多普勒图像，该患者术前超声同侧为低分化甲状腺癌

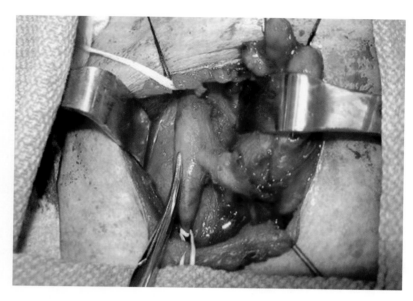

◀图 11-60　手术止血钳显示甲状腺中静脉扩张并汇入 IJV，与图 11-58 为同一个患者

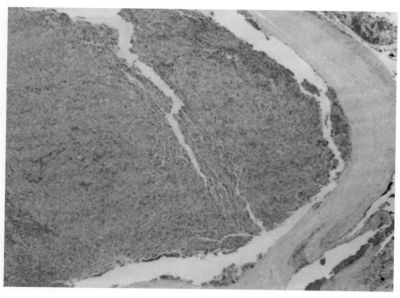

◀图 11-61　病理检查证实术前超声和术中所见的 IJV 内的瘤栓

十、结论

综上所述，了解甲状腺和甲状旁腺的临床医师行超声检查可以进行充分的评估从而有效地管理患者。除此之外，临床医师必须掌握转移性恶性肿瘤的淋巴结超声特征，从而更好地评估淋巴结，进而指导手术。超声评估颈部状况应涉及整个颈部，可能会发现其他异常情况，本章旨在介绍可能遇到的一些常见的病变。鼓励临床医师每次行超声检查都熟悉正常的头颈部解剖结构。熟悉了正常的颈部解剖后，很快就能在超声下识别异常的病变，即使无法得出病理学诊断，只要确认是异常的结构特征，再结合外科医师以及病理科医师等医师的意见，最终会得出准确的诊断。

致谢：感谢 Robert A. Sofferman 为第 3 版撰写了本章的前一个版本，他提供的图片也包含在内。

参 考 文 献

[1] Ahuja A, Ying M. Sonography of neck lymph nodes: part II. Abnormal lymph nodes. Clin Radiol. 2003;58:359–66.

[2] Dumitriu D, Dudea SM, Botor–Jid C, Baciut G. Ultras–onographic and sonoelastographic features of pleomorphic adenomas of the salivary glands. Med Ultrason. 2010;12(3):175–83.

[3] Ching ASC, Ahuja AT. High–resolution sonography of the submandibular space: anatomy and abnormalities. AJR Am J Roentgenol. 2002;179:703–8.

[4] Jain P, Jain R, Morton RP, Ahmad Z. Plunging ranulas: high resolution ultrasound for diagnosis and surgical management. Eur Radiol. 2010;20(6):1442–9.

[5] Friedman ER, et al. Imaging of pediatric neck masses. Radiol Clin. 2011;49(4):617–32.

[6] Lowe L, et al. Swelling at the angle of the mandible: imaging of the pediatric parotid gland and periparotid region. Radiographics. 2001;21:1211–27.

[7] Benson MT, Dalen K, Mancuso AA, Kerr HH, Caccicarelli AA, Mafee MF. Congenital anomalies of the branchial apparatus: embryology and pathologic anatomy. Radiographics. 1992;12:942–60.

[8] Telander R, Filston H. Review of head and neck lesions in infancy and childhood. Surg Clin North Am. 1992;72:1429–47.

[9] Panneton JM, et al. Cervical sympathetic chain schwannomas masquerading as carotid body tumors. Ann Vasc Surg. 2000;14(5):519–24.

[10] Fornage BD. Sonography of the peripheral nerves of the extremities. Radiol Med. 1993;5:162–7.

[11] Netterville JL, Reely KM, Robertson D, Reiber ME, Armstrong WB, Childs P. Carotid body tumors: a review of 30 patients with 46 tumors. Laryngoscope. 1995;105:115.

[12] Arslan H, Unal O, Kutluhan A, Sakarya ME. Power Doppler scanning in the diagnosis of carotid body tumors. J Ultrasound Med. 2000;19(6):367–70.

[13] Huang TS, Chen HY. Dual thyroid ectopia with a normally located pre–tracheal thyroid gland: case report and literature review. Head Neck. 2007;29:885–8.

[14] Park NH, Park HJ, Park CS, Kim MS, Park SL. The emerging echogenic tract sign of pyriform sinus fistula: an early indicator in the recovery stage of acute suppurative thyroiditis. AJNR Am J Neuroradiol. 2011;32(3):44–6.

[15] Mali VP, Prabhakaran K. Recurrent acute thyroid swellings because of pyriform sinus fistula. J Pediatr Surg. 2008;43(4):27–30.

[16] Killian G. La boudre de l'oesophage. Ann Mal Orelle Larynx. 1907;34:1.

[17] Westrin KM, Ergun S, Carlsoo B. Zenker's diverticulum—a historical review and trends in therapy. Acta Otolaryngol. 1996;116:351–60.

[18] Chang C, Payyapilli R, Scher RL. Endoscopic staple diverticulectomy for Zenker's diverticulum: review of literature and experience in 159 consecutive patients. Laryngoscope. 2003;113:957–65.

[19] Mazzeo S, et al. Usefulness of echo color Doppler in differentiating parathyroid lesions from other cervical masses. Eur Radiol. 1997;7(1):90–5.

[20] King AD, Tse GM, Ahuja AT, Yuen EH, Vlantis AC, To EW, et al. Necrosis in metastatic neck nodes: diagnostic accuracy of CT, MR imaging, and US. Radiology. 2004;230:720–6.

[21] Ihm P, Dray T, Sofferman RA, Nathan M, Hardin NJ. Parathyroid cyst diagnosis and management. Laryngoscope. 2001;111:1576–8.

[22] Ahuja A, Ying M, Yang WT, Evans R, King W, Metreweli C. The use of sonography in differentiating cervical lymphomatous lymph nodes from cervical metastatic lymph nodes. Clin Radiol. 1996;51:186–90.

[23] Tsang RW, Gospodarowicz MK. Non–Hodgkin's lymphoma. In: Gunderson LL, Tepper JE, editors. Clinical radiation oncology. Philadelphia: Churchill Livingstone; 2000. p. 1158–88.

[24] Ahuja AT, King AD, Metreweli C. Thyroglossal duct cysts: sonographic appearance in adults. AJNR Am J Neuroradiol. 1999;20:579–82.

[25] Oyewumi M, et al. Ultrasound to differentiate thyroglossal duct cysts and dermoid cysts in children. Laryngoscope. 2015;125(4):998–1003.

[26] Patel SG, Escrig M, Shaha AR, Singh B, Shah JP. Management of well–differentiated thyroid carcinoma presenting within a thyroglossal duct cyst. J Surg Oncol. 2002;79:134–9.

[27] Fausto CSCV, et al. Thymus: ultrasound characterization. Radiol Bras. 2004;7(3):207–10.

[28] Han BK, Suh YL, Yoon HK. Thymic ultrasound II. Pediatr Radiol. 2001;31(7):480–7.

[29] Landry CS, Grubbs EG, Busaidy NL, Staerkel GA, Perrier ND, Edeiken–Monroe BS. Cystic lymph nodes in the lateral neck are an indicator of metastatic papillary thyroid cancer. Endocr Pract. 2010;16:1–16.

[30] Gritzmann N, et al. Sonography of soft tissue masses in the neck. J Clin Ultrasound. 2002;30:356–73.

[31] Dave SP, Pernas FG, Roy S. The benign lymphoepithelial cyst and a classification system for lymphocytic parotid gland enlargement in the pediatric HIV population. Laryngoscope. 2007;17(1):106–13.

[32] Webb AJ, Eveson JW. Pleomorphic adenomas of the major salivary glands: a study of the capsular form in relation to surgical management. Clin Otolaryngol Allied Sci. 2001;26:134–42.

[33] Stennert E, et al. Histopathology of pleomorphic adenoma in the parotid gland: a prospective unselected series of 100 cases. Laryngoscope. 2001;111:2195–200.

[34] Lamont JP, McCarty TM, Fisher TL, et al. Prospective evaluation of office-based parotid ultrasound. Ann Surg Oncol. 2001;8:720.

[35] Carlson E. Diagnosis and management of salivary gland infections. Oral Maxillofac Surg Clin North Am. 2009; 21(3):293–312.

[36] Patel R, Shahane A. The epidemiology of Sjögren's syndrome. Clin Epidemiol. 2014;6:247–55.

[37] Jousse-Joulin S, et al. Is salivary gland ultrasonography a useful tool in Sjögren's syndrome? A systematic review. Rheumatology (Oxford). 2016;55(5):789–800.

[38] Ahuja AT, et al. Head and neck lipomas: sonographic appearance. AJNR Am J Neuroradiol. 1998;19(3): 505–8.

第12章 超声引导下甲状腺结节的细针穿刺

Ultrasound–Guided Fine–Needle Biopsy of Thyroid Nodules

Mark A. Lupo, Daniel S. Duick 著

缩略语	英文全称	中文名称
AACE	American Association of Clinical Endocrinologists	美国临床内分泌医师协会
ATA	American Thyroid Association	美国甲状腺协会
FNA	Fine–needle aspiration	细针穿刺抽吸
INR	International normalized ratio	国际标准化比值
LBC	Liquid–based cytology	液基细胞学
ROSE	Rapid on–site evaluation	现场快速评估
UGFNA	Ultrasound–guided fine–needle aspiration	超声引导下细针穿刺抽吸

一、概述

在甲状腺结节细针穿刺抽吸（FNA）前对颈部进行超声检查收益颇多。全面的超声检查有助于确定结节的大小和位置，从而更好地选择穿刺针的长度和大小。在多结节性甲状腺肿患者中，超声检查还可明确需要活检的主要结节或恶性可能性大的结节（具有微钙化、血供丰富、极低回声、边界模糊不规则或其他恶性肿瘤相关的特征等）。最后，超声还可以指引穿刺针前往相应的可疑区域，如肿大的可疑淋巴结或偶发的甲状旁腺瘤。

在门诊中 UGFNA 是一种低风险、低成本的甲状腺结节评估方法，但它也高度依赖于操作者的技

术和细胞病理学质量。一旦医师掌握了颈部超声检查的技巧，将这两种方法结合从而完成超声引导下的细针穿刺抽吸（UGFNA）就是一个简单的过程。而此项技术对于不可触及的和大多数小于 1.5cm 大小的结节的活检又是必不可少的。而一些肥胖、肌肉发达、体型较大的患者或当患者的结节在直立位可触及但仰卧位不可触及时，进行 UGFNA 也是很有必要的。对于复杂或囊性结节的活检，UGFNA 可以确保从结节壁或实性成分中获得足够的细胞学材料，从而进行细胞学检查。在实性结节中，最佳的细胞学材料通常取材于整个结节的不同层面。然而，许多结节在生长过程中会发生中心坏死，因而 UGFNA 实际穿刺部位应针对结节较外围的实性区域。在非均匀性结节中，活检应从结节的低回声区和其他可疑区域（如结节内有血流、微钙化等）进行取材。由于 UGFNA 可以精确地定位结节内针尖位置，因而现代甲状腺结节 FNA 几乎都是在超声引导下进行的。本章将介绍一些用于诊断有问题结节的 UGFNA 技术。

20 世纪 70 年代，甲状腺结节的 FNA 活检术的引入使得诊断性手术量减少了 50%，并使手术中发现的癌症数量增加了一倍[1]。多名研究人员发现，与传统的 FNA 相比，超声和 FNA 结合而成的 UGFNA 可使细胞学结果满意数量增加 3 至 5 倍[2, 3]。另一些研究也证实了 UGFNA 能提高 FNA 的特异度和灵敏度[4, 5]。UGFNA 可确保穿刺针尖位于结节内（避免了假阴性），并指导操作者穿刺时避开颈部的气管、食管和大血管，同时可避免穿刺针穿过胸锁乳突肌，显著减少了操作过程中引起的不适。由于 UGFNA 很大程度地提高了细胞学的质量和数量，它目前已成为评估和管理甲状腺结节的最佳工具。

二、甲状腺结节 FNA 指南

针对结节穿刺活检适应证的指南已在 2015 年由美国甲状腺协会（ATA）[6]，以及在 2016 年由美国临床内分泌学家协会（AACE）、美国内分泌学会（ACE）及意大利内分泌协会（AME）联合协作更新[7]。这些指南共同强调了超声图像在甲状腺结节恶性风险分层方面的作用，详见第 7 章所述。关于甲状腺结节 UGFNA 指南是基于结节的恶性风险评估和大小，见表 12-1 和表 12-2。重要的是，ATA 指南强调对初次穿刺细胞学的结果提示良性但超声征象显示恶性的高风险结节应再次进行 FNA 检查。当某些因素影响到患者的管理时，是否行 FNA 仍应考虑患者个人意愿和其他相关临床表现等。

表 12-1 2015 年 ATA 甲状腺结节 UGFNA 指南

超声征象	恶性风险评估（%）	FNA 结节大小范围
高度可疑恶性	> 70 ～ 90	≥ 1cm（建议初次细胞学结果良性者一年内重复行 FNA）
中度可疑恶性	10 ～ 20	≥ 1cm
低度可疑恶性	5 ～ 10	≥ 1.5cm
极低可疑恶性	< 3	≥ 2cm 或考虑观察
良性	< 1	无须活检

表 12-2　2016 年 AACE/ACE/AME 甲状腺结节 UGFNA 指南

超声征象	恶性风险评估（%）	FNA 结节大小范围
高风险	50 ～ 90	≥ 1cm
中风险	5 ～ 15	≥ 2cm
低风险	< 1	≥ 2cm 或结节长大

对于小于 1cm 的结节（微结节）是否进行穿刺活检目前仍然存在争议。即使这些微结节与一些大的结节在超声图像上呈现出类似的恶性表现[8, 9]，但很少构成威胁。小结节在人群中很常见，但对所有潜在可疑的小结节进行常规活检无论是在经济效益或临床效益上都不现实。因此，在决定结节是否需要进行 FNA 时都需要进行严格的评估。细致的超声检查可以发现可疑的淋巴结和位于甲状腺被膜下的高风险小结节，这些小结节可能侵犯喉返神经、气管或带状肌，而这些发现又可能导致 FNA 过度操作。因此，为了更好地进行临床决策，需把这些超声征象和患者的年龄、其他并发症结合起来综合分析，从而指导是否进行 FNA[10, 11]。

三、UGFNA 操作前准备

在甲状腺结节穿刺之前，应获取相关禁忌证的病史，很少有绝对禁忌证。这些因素包括因身体问题而不能平躺者、难以控制呼吸速度和深度者以及因焦虑而不能配合的患者。实际上，除了平卧位，UGFNA 还可以在患者上半身呈 45° ～ 60° 或半坐位时进行。对于有呼吸困难或焦虑的患者可进行沟通、安慰，并可在穿刺操作过程中进行指导来缓解。由于甲状腺结节表面有胸锁乳突肌覆盖，其穿刺疼痛程度往往较淋巴结穿刺要轻，而患者实际疼痛往往与患者的焦虑、年龄、多个结节的穿刺等因素相关[12, 13]。对此，为了获得比较满意的穿刺结果，年幼的儿童穿刺前需要麻醉或镇静，成年人可适当服用抗焦虑药物。

术前医务人员应和患者充分沟通，回答患者所有问题后，应签署一份知情同意书。同时应记录患者是否存在耦合剂或麻醉药过敏。知情同意书也应该用通俗的语言向患者说明，内容应包括 UGFNA 术者执行此操作的必要性和细节，描述操作流程和风险，可能出现的假阴性结果和未能获得足够样本结果，并需要患者和证人的签名。

术前与患者充分地沟通和解释往往能最大限度地降低其焦虑心情。同时应告知患者，操作过程中当针穿过带状肌时，会短暂地感到一种莫名的压力，有时会产生疼痛，并放射到耳朵、下巴或上胸部。在手术操作过程中患者可以不屏气，但不要说话和移动。同时需要注意的是，在进行 FNA 时，嘱咐患者不要吞咽反而会增加其吞咽的概率，这也是经常发生的。最后，患者应知晓操作可能会出现的并发症[14]。其中最常见的是血管迷走神经反应，这是自限性的，可通过仰卧、双腿抬高和前额冷敷来缓解。术后注意事项也应向患者详细说明，比如可能出现局部的瘀血，或可出现局部胀痛，局部肿痛可用冰敷或者可服乙酰氨基酚缓解（如有需要，48h 后使用非甾体类消炎药），并告知患者细胞学结果获取途径。

（一）细针与粗针穿刺活检的对比

UGFNA 通常选用的穿刺针为 25G 或 27G 的针。用较粗的针头、切割针、取芯针和弹簧针等穿刺都有较大的出血风险，同时易引起穿刺部位感染及增加甲状腺、气管、食管、颈动脉、颈静脉、喉返神经等重要结构的损伤风险[15]。使用粗针并不能从细胞学水平进一步鉴别滤泡性结节的良恶性（即不确定性），但其在 FNA 结果表现为非典型细胞学时有一定作用[16]。特别是细针穿刺重复 2 ～ 3 次始终显示"无诊断性结果"时，利用粗针穿刺可以获取更充足的细胞学材料以达到明确病理结果作用[17]。因此，由于超声引导下细针（25G 或 27G）穿刺活检的安全性、经济性和有效性，使它成为临床上甲状腺结节性质判定的首选和标准的诊断技术手段。

（二）接受抗凝治疗的患者

严重未纠正的出血、血小板低下或凝血功能障碍导致患者无法止血的情况都是甲状腺穿刺活检的绝对禁忌证。在大多数服用阿司匹林、华法林（INR 很高的患者除外）、肝素或氯吡格雷等药物治疗的患者中，使用 25G 或 27G 穿刺针对甲状腺结节和颈部淋巴结进行 UGFNA 是相对安全的，不会增加出血的风险[18]。同理，在进行 UGFNA 之前，也不需要停用新型口服抗凝药物（如达比加群、利伐沙班或阿哌沙班等）[19]。并且，抗凝治疗也不会影响细胞学结果的判读[20]。然而，如果之前的 FNA 由于抗凝治疗的原因导致细胞学结果的判读不充分，在重复 FNA 之前停止抗凝治疗也可能是有用的[21]。

对于使用抗凝药物治疗的患者，建议在术后局部按压 5 ～ 10min，然后用超声检查是否有血肿形成。如果出现了血肿，可通过使用压力敷料或冰袋人工局部按压来缓解。在出院前对每个患者都应再次进行超声检查，以确保病情稳定。需要注意的是，不同医师在进行 UGFNA 时的判断和经验的不同，也是导致小部分不良反应出现的风险增加的原因。因此，在进行 UGFNA 之前，必须充分向患者说明操作过程中的风险。在进行 UGFNA 时，有时停止或减少抗凝或其他治疗也可能是比较合适的。如果患者决定推迟手术或坚持抗凝治疗，应联系转诊医师或治疗医师。

四、材料

超声室应配备一台接触面为 3 ～ 5cm 的线性变频探头，频率范围在 7.5 ～ 14MHz 之间。此外，超声仪器还应具有多普勒成像功能，不仅可用于诊断评估，而且还有助于识别穿刺针道中的血管（图 12-1）。

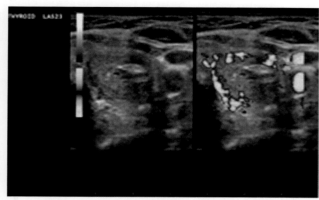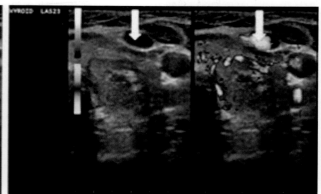

▲ 图 12-1　超声仪器应具有多普勒成像功能

左图显示了一个施加在探头压力的横切图（灰阶超声和能量多普勒超声），用探头施压，压瘪了颈前的颈内静脉，当使用较小的压力时，颈内静脉很容易在右图（箭）上显示。为了避免血肿和瘀伤，鉴别这些血管是很重要的

接触面积较大的探头比较笨重且难以握持，而且很可能妨碍穿刺。另一种具有类似或较低频率范围的实用探头是 2cm 曲阵线性探头（一种带扩展功能的线性探头，可扩大观察范围）。较小的曲阵探头有利于在较为困难的部位进行超声成像和 FNA，尤其是颈部较低的位置如胸骨柄、锁骨周围甚至胸锁乳突肌末端（图 12-2）。

除此之外，超声室还应配备有可移动的便携超声机、托盘 / 推车、患者进行操作时所需的检查床或台子等。每个仪器都方便移动和操作，以便操作者在行 UGFNA 时根据患者所需体位、超声成像和操作的需要实时调整各部分的位置放置（图 12-3）。另一个超声显示屏应放置在超声仪器台上，以便于操作者在不转动头部的情况下可观察 UGFNA 的过程（图 12-4）。关于托盘，里面应该包括有局部消毒物品、探头套、无菌耦合剂和常规配有不同类型的穿刺针（图 12-5，图 12-6）。穿刺针包括小号针（25～27G）、中号针（21～23G）和特殊型号针（25G、23G 或 21G 带芯针或腰麻针）等（图 12-2）。其中短针（0.5～1in）多用于峡部小结节的穿刺，能够避免损伤气管。带芯针多用于甲状腺深部结节

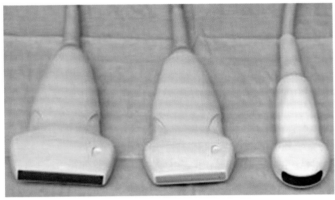

▲ 图 12-2　探头

从左至右是不同接触面积的探头，左边两个是线阵探头，右边较小的为凸阵探头

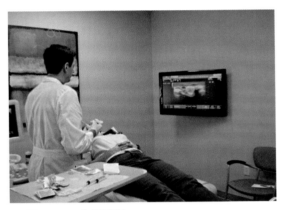

▲ 图 12-4　房间配备

如图所示放置显示屏，以便在 UGFNA 时得到清晰的视野

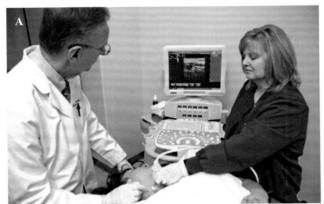
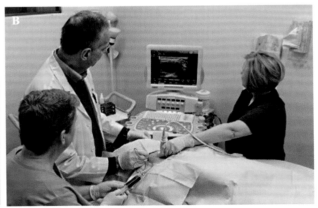

▲ 图 12-3　超声室应配备方便移动和操作的仪器

A. 助手手持探头并调整监视器使其位于最佳位置来辅助 UGFNA；B. 超声引导下的巨大囊肿引流由一名超声医师手持探头并调整角度，另一名助手通过三通阀的针头用大注射抽液引流，这样允许医师使用较大针头以达到液体充分完全引流

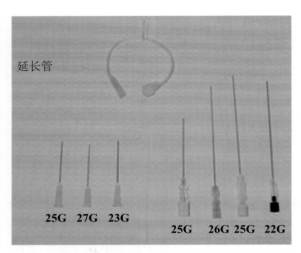

▲ 图 12-5　应配备各种长度和型号的穿刺针及延长管

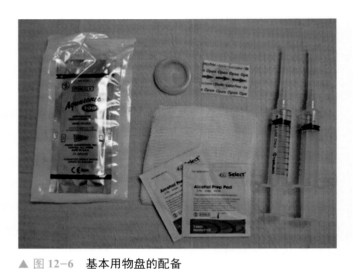

▲ 图 12-6　基本用物盘的配备

配 "27G1¼" 针头的 10ml 注射器（活塞向后拉 1～2ml）、乙醇棉垫、纱布、探针套、无菌耦合剂（有时乙醇可作为耦合剂）、绷带等

或甲状腺后方的组织的抽吸，这些组织可能位于甲状腺内，也可能在甲状腺外（如外生性甲状腺结节和甲状旁腺瘤或淋巴结）。在推送穿刺针过程中，针芯可以留在原位，以防穿刺针在未到达靶目标前甲状腺细胞被提前吸入穿刺针内。针芯还可以加固穿刺针硬度，在拔出针芯前，使穿刺针在结节内进行抽吸的操作更容易。如果需要，可以使用一种适于超声探头的可拆卸引导架，然后在超声机器上选择活检模式，可通过观察显示器引导线来指导进针，但这在常规的 UGFNA 中通常用得极少。但对于深部包块或甲状腺后方结节的 FNA 和用于特定的、耗时较长的手术（如大囊肿引流后经皮乙醇注射）还是很有帮助的。随着设备进步，在现代高分辨率超声设备上几乎可以显示所有的穿刺针，因而不必再使用回声穿刺针。

抽吸时通常采用 3～10ml 注射器与针头连接。不推荐使用枪式握把，因为它很笨重，而且经常导致过高的负压，从而导致组织出血和抽吸困难，但有时可以用于较大囊肿的引流（图 12-7）。

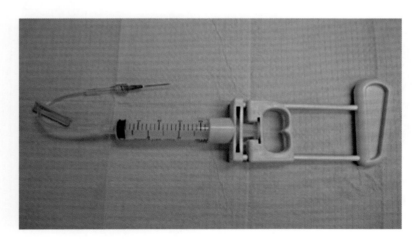

◀ 图 12-7　枪握式注射器支架，与带延长管和针头的大注射器相连

操作者在超声引导下控制针头，助手用手枪式握把施加负压

对于 27G 或 25G 的穿刺针都可用于局部注射麻醉和表面麻醉。操作人员可选择使用以下一种或多种方法用于局部麻醉：注射 1% 或 2% 利多卡因，局部使用氯化乙酯喷雾剂，局部使用利多卡因凝胶或贴剂（在术前 1 ~ 2h 使用）或冰敷，后者使用较少。可注射的利多卡因应随时方便得到，是否使用取决于患者或医师的需求，如在较为困难的手术（如多个结节穿刺或重复穿刺）或粗针囊肿引流中可以使用。

五、技术

患者取仰卧位，颈部后伸，可在肩部下方垫柔软的枕头或垫子，以使颈部充分伸展。如果患者颈部有疾病，或者头部伸展和（或）颈部旋转时感到不适，可以在头部后面再垫一个柔软的小枕头。根据术前的规划，在实施抽吸过程中，操作人员应站在操作台侧边或头侧，以获得最佳的穿刺通路（图12-8）。另可将患者颈部向结节侧轻微旋转，以避免胸锁乳突肌向侧方移动。在整个手术过程中，操作人员 / 医师应清楚地观察显示屏。在每次颈部穿刺之前，应扩大观察范围。应探查甲状腺的两侧叶、峡部、下颈部中央区、侧颈区查看有无异常，或者先前肿大淋巴结未发现等。耦合凝胶涂于探头表面，再将无菌套或保护膜将其覆盖，以避免其直接接触任何血液成分。UGFNA 是一种清洁非无菌的手术，类似于静脉切开术。所有探头都应用乙醇擦洗，颈部区域用酒精棉签消毒。无菌耦合剂可涂在探头表面或直接应用于清洁后的颈部区域。有时，乙醇也可以作为耦合剂，并可在多次操作之间反复擦拭，这就消除了凝胶样品被污染的可能性。

利用超声引导实现 FNA 的关键是正确理解探头方位平面的方向，它位于探头正中，是非常薄的平面，探头沿该平面发送和接收高频超声波。操作者在 UGFNA 成像过程中利用超声的方位平面，可以直观地看到针道或进针方向，调整进针角度，通过平面穿刺法可以显示整个穿刺针体和斜面朝上的针尖。另一种方法，穿刺针可以垂直于方位平面进入，但是在这个方向上，当穿刺针穿过方位平面时，只有斜面朝上的针尖是显示的（图 12-9）。因此，基于方位平面的穿刺法进行 UGFNA 时，基本上就只有上述两种方法。该操作过程可由助手手持探头，亦可由操作者一手握着探头，另一手持针来完成（图12-3，图 12-10）。下面逐步说明操作步骤。

指南建议的 UGFNA 的操作步骤

1. 进行超声检查，确定活检目标，评估异常淋巴结。
2. 与患者讨论手术流程并取得知情同意。
3. 核对患者姓名、出生日期、手术方案、手术部位（左或右）。
4. 选择最佳的结节入路和深度，选择针的长度。
5. 用笔在皮肤上做标记（选择性）。
6. 将凝胶涂在探头上，并用探头保护套包裹探头。
7. 乙醇消毒皮肤，并进行局部麻醉。
8. 如果可能的话，将颈部向结节同侧旋转，以使胸锁乳突肌不在规划针道之上。
9. 调整室内灯光强度以优化超声显示器屏幕上的图像。
10. 非优势手持探头和优势手持针（在无助手辅助持探头的情况下）。

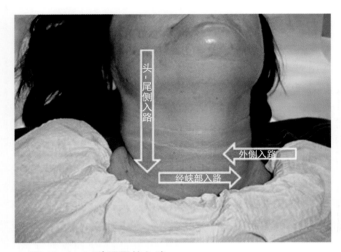

▲ 图 12-8 三种不同的入路

头 - 尾侧入路、经峡部入路和外侧入路

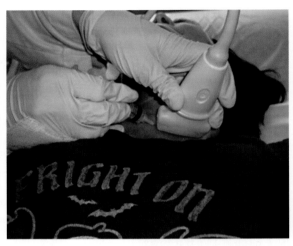

▲ 图 12-10 平行进针，经峡部入路，无助手辅助

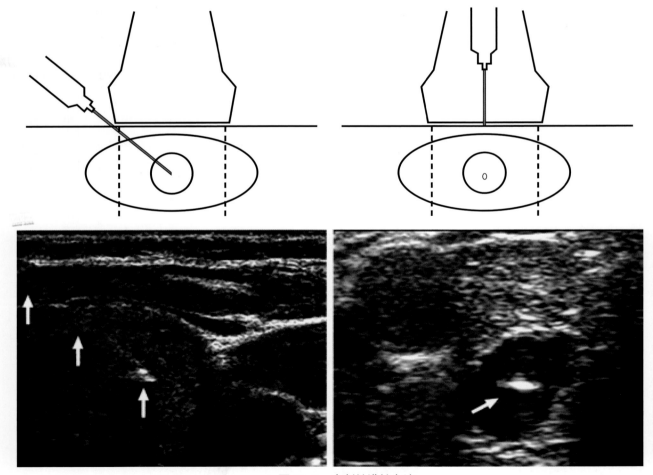

▲ 图 12-9 穿刺针进针方法

左图显示平行进针方法，可显示整个针。右图是垂直进针方法，只能显示斜面向上的针尖

11. 使用无菌凝胶或乙醇作为耦合剂。若为时间较长的手术如囊肿引流，应使用无菌凝胶。

12. 穿刺前擦除针道上的凝胶。

13. 在超声引导下将针斜插入结节。

14. 来回进退穿刺针并适当地轻微扭转，以 3 次 / s 的频率，直到针心内出现亮点（助手观察）。

15. 取出针，用纱布垫按压。

16. 冻结超声机器上的图像。

17. 将标本置于载玻片上，进行涂片，或冲洗针头，进行液基细胞学检查。

18. 涂片时，可利用针的洗脱液进行免疫组化 / 分子标记 / 流式细胞术检查。

19. 标注和保存 FNA 超声图像。

20. 根据需要使用新的针头 / 注射器重复 UGFNA（通常总共 2 ～ 4 次）。

21. 如果患者正在接受抗凝治疗，再次用超声检查确认有无血肿形成。

22. 皮肤表面局部用纱布覆盖、固定。

23. 向患者说明何时何地可获取穿刺结果。

24. 填写穿刺细胞学信息表：描述结节位置、大小、超声特征、已知的恶性肿瘤、自身免疫性甲状腺疾病的存在和先前的放射暴露。

（一）平行进针穿刺法

超声引导下的平行进针穿刺（也称为"平面内"或"长轴"）是从穿刺点向下沿方位平面追踪穿刺针进入结节。穿刺针位于探头的一侧，平行于方位平面的正中平面。探头可以横向或纵向并垂直于皮肤。在显示器屏幕上，结节应当位于偏心的位置，靠近于计划穿刺针穿刺的一侧。穿刺针插入时最好是针尖斜面朝上，朝向探头，因为表面光滑且有成角的边缘可以产生更大的反射，从而使针尖在超声图像上显示更亮。通常角度一般为 45°，也可从 30°～ 70° 调节，穿刺针角度越小，穿刺针的显示就越清楚（图 12-11）。利用超声机器的声束翻转功能可以改变声束方向并使它朝向穿刺针，可以增加穿刺针反射，从而增加穿刺针显示的清晰度。探头和穿刺针需要保持在同一平面上，就像把针插入管子一样。建议进穿刺针时沿着这条线，并根据显示屏看到的情况开始推进进针深度（图 12-12）。当针尖穿透皮下组织时，针尖出现在监视器屏幕的右上角或左上角（取决于探头的方向）。当针向前推进并进入结节时，小心地沿着方位平面平行引导进针角度。这种方法可使操作人员观察针尖的位置，以及穿刺针在颈部、甲状腺和结节内的整个路径。如果穿刺针向侧方偏离或离开方位平面，哪怕只有几度，就会从显示器屏幕上消失。如果没有看到穿刺针，可以倾斜探头或轻微移动探头来寻找穿刺针，而不是移动穿刺针。平行穿刺技术需要反复的实践和丰富的经验，才能成功运用。

（二）垂直进针穿刺法

在垂直进针（也称为"平面外"或"短轴"）穿刺法中，结节显示并定位在屏幕的中央，而不是偏于显示屏的一侧。在这种方法下，穿刺针尖位置和深方需要活检的结节均位于探头一侧的中心或长轴的中心，以便穿刺针以 90° 横向穿过方位平面（图 12-13，图 12-14）。垂直进针的优点是，穿刺路径较短，经过的组织更少，同时穿刺针平行于气管和血管移动，更容易避开这些器官。不过在穿刺过程中无法显示穿刺针，所以这种方法更需要经验和技巧。位于下颈部的结节最好采用垂直入路[22]。探头常规是横向的并且垂直于皮肤，以显示气管和血管，但有些人更喜欢探头呈角度，然后穿刺针以 90°

进入。穿刺针插入还是斜面向上，朝向探头，以便穿刺针穿过结节的方位平面上能够反射超声波，产生的明亮图像（图 12-15）。在以垂直方式进行 UGFNA 时，为了匹配颈部结节的深度，了解和观察穿刺针下降的各个角度是最重要的（图 12-16）。当穿刺针的斜面经过方位平面的狭窄声束时，穿刺针进入的角度决定了针尖时位于结节内（进行 FNA 所必需的），还是在结节上方（下降角度太平），或者

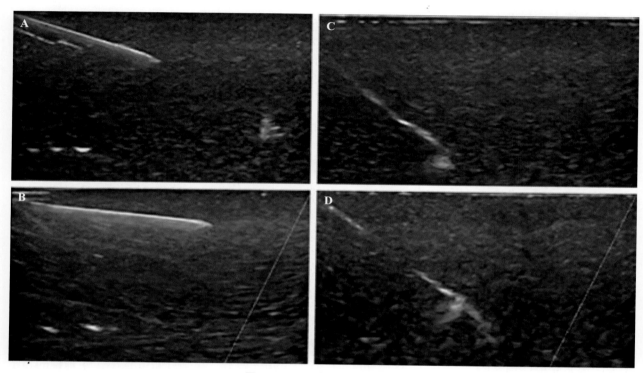

▲ 图 12-11　平行穿刺时针的显示

注意 A 图中的浅层路径与 C 图中的深层路径比较，穿刺针显示更佳。B 图和 D 图中改变了朝向针头的声束，有助于改善针的反射，使针更易显示

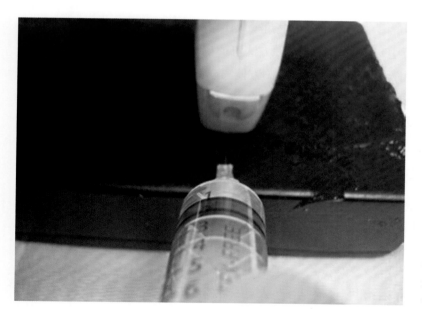

◀图 12-12　平行进针穿刺法

将针与探头的方位平面对齐。在观察显示器屏幕之前，沿着引导线进针

位于结节下方（下降角度太陡）。一个能最大程度避免穿刺时错过结节的方法是手持探头定位在结节的尾侧以便穿刺针有足够空间穿过结节，必要时可通过移动探头来寻找穿刺针（图 12-17）。通过对平行入路法和垂直入路法的反复实践和运用，可以加强操作者的方位感和操作技能，从而提高其 UGFNA 水平。

某些医师更喜欢用微凸型探头对较低位置病变来进行 UGFNA，甚至将其用于所有 UGFNA。这种情况下，结节显示在屏幕中央，探头微微倾斜并移动，穿刺针就可以以 90°的角度刺入皮肤，并且在屏幕的一侧显示到整根针（图 12-18）。

（三）抽吸和非抽吸技术

在进行 FNA 之前，使用超声可以更好地帮助操作者来评估结节的性质，如实性、部分囊性和多房囊性结节（混合性），结节内有无钙化或纤维化、血流是否丰富等情况。基于超声评估和 UGFNA 的应用，可以运用不同的穿刺方法来获得足够的样本和细胞抽吸物来进行细胞学检查。目前临床上有两种基本的针吸活检的技术是负压吸引和非负压吸引（毛细管作用）。

负压吸引技术是利用 27G 或 25G 的穿刺针连接 3～10ml 的注射器来完成的。注射器活塞提前回抽 1～2ml，使其在操作过程中更容易拉回活塞。然后在超声引导下将针插入结节内，再施加 1～2ml 负压帮助抽吸细胞。在结节目标区域内进行往返运动，以 3 次 / s 的速度提抽，持续时间应为 3～6s，然后释放负压，拔出穿刺针。一旦在针尾部上看到"闪光"物质，就将针撤回。有时在没有"闪光"的情况下也可获得活检材料，如"松焦油"胶体类物质或乏血供的高度富含细胞的肿瘤。

然后卸下穿刺针，注射器活塞回抽（允许 2 或 3ml 的空气进入注射器），重新接上针头，并向前

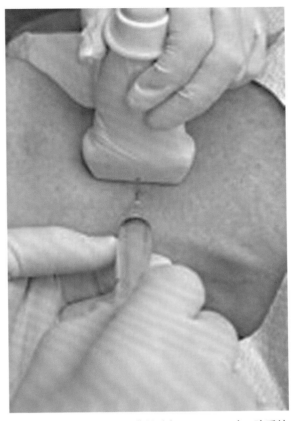

▲ 图 12-13　选择垂直进针法行 UGFNA 时，助手协助持探头以 90°垂直于皮肤，同时针从探头中心进入

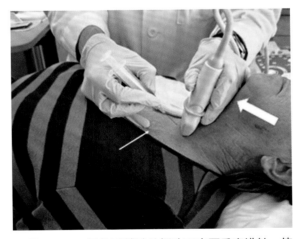

▲ 图 12-14　无助手辅助从探头下表面垂直进针，使患者皮肤绷紧（细箭）以方便针的进入，同时有助于操作者的手固定在患者颈部（粗箭）

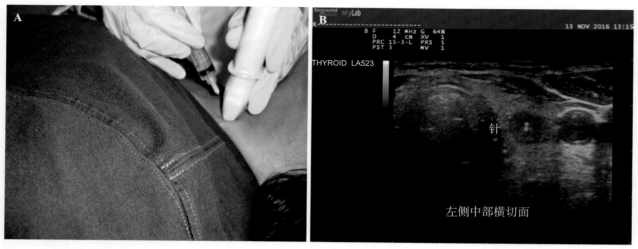

▲ 图 12-15　穿刺针插入

A. 无助手辅助垂直入路穿刺；B. 结节内仅可见针尖

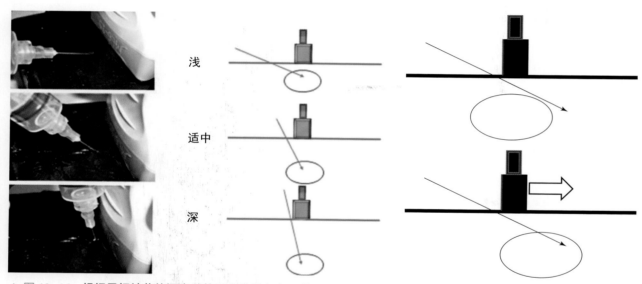

▲ 图 12-16　根据目标结节的深度调整垂直进针角度和进针深度

▲ 图 12-17　当使用垂直穿刺方法时，将探头放置在接近的针的目标结节边缘，以避免穿刺针错过目标，如上图所示。这样，就可以通过移动探头（粗箭）来定位目标结节内的针尖

推动活塞，将吸入的样本挤出到玻片上，然后进行涂片和固定。

囊肿引流时，可以将针固定在延长管上，延长管再连接到一个大的注射器，由助手进行抽吸（图 12-7）。

很多情况下，一些结节是由松散的微小囊腔和退行性变组织、液体构成，或是结节内有丰富血管。在这些结构中穿刺抽吸过程中，注射器尾部会迅速出现大量稀薄的物质。此时使用非抽吸的"单独使用穿刺针"（Zajdela）技术通常有助于获取足够多细胞标本 [23]（图 12-19）。

"单独使用穿刺针"或 Zajdela 技术通常使用的是 27G 或 25G 的穿刺针，不需要负压吸引，通过虹吸作用，将细胞吸入到穿刺针中。在拇指和示指握住针柄，将穿刺针插入结节内，快速上下移动，持续时间应为 3 ~ 6s。然后将示指封住针尾部，进而拔出穿刺针，重新连接到注射器上，活塞回抽 2 ~ 3ml，然后将所取材料推挤到玻片上，进行涂片和固定。通常需要 2 ~ 4 次穿刺取材。一个改进方法是从注射器中取出活塞，将针固定在注射器上（为加强对针的控制），并采取开放式抽吸。取针时拇指需要按住注射器末端。将针头拆下并重新连接到带有部分回抽的活塞的注射器上，然后将所取标本推挤到玻片上进行涂片和固定。另一种改进方法是将活塞留在注射器中，在穿刺前抽吸 2 ~ 3ml 的空气（图 12-6）。在此过程中，细胞通过虹吸作用进入针头，然后可以将吸入物直接推挤到载玻片上。有了这种改进，活检转换成抽吸技术，就可以解决如果没有抽吸就不能取得任何细胞材料的困境。

如果所获得的材料是纯血性或者是间质、囊性、退行性变或带血液体的水样混合物，那么"单独使用穿刺针"技术的改进方法对穿刺质量提高是很有帮助的。同样，重复穿刺次数也为 2 ~ 4 次，但是速度要非常快，并且持续几秒钟，提抽速度为 5 ~ 6 次 / s，而不是 3 次 / s。这使得最大程度用针斜面切割，能够获取足够的细胞采集，同时由于虹吸作用短，避免液体吸入到针内。

抽吸和非抽吸方法的准确率和成功率是一致的，但有些人认为非抽吸的方法更加简单、更可取 [24, 25]。不过两种方法都需要操作者根据实际情况积累经验、改进方法。

虽然 UGFNA 常用于甲状腺结节的穿刺，但也同时适用于淋巴结和甲状旁腺的穿刺。淋巴结穿刺通常使用负压吸引技术，穿刺后用 1ml 生理盐水冲洗穿刺针，并测量洗脱液中的甲状腺球蛋白、PTH、降钙素等含量。

细胞学检查通常首选风干法、喷涂玻片固定法或乙醇浸泡法等三种方法。也可以采取一种包含 FNA 穿刺物的固定液保存做液基细胞学（LBC）作为主要方法。当然，选择哪种方法更为合适，这需要和病理科医师一起沟通和商讨，他们可能有所偏好。LBC 也可作为备选的检查方法，特别是涂片上的细胞材料不能够明确诊断，或穿刺中无法诊断 / 细胞数量不足的比例过高时。后者可通过快速涂片并染色 1 ~ 2 张玻片，并在实验室显微镜下评估细胞是否充分而得到解决。快速现场评估（ROSE）在工作室很容易进行（图 12-20），这就使得工作人员更有把握获得患者足够的样本，并进行初步评估，以确定是否需要利用流式细胞术或分子标记物等其他检查方法 [26, 27]。不过 ROSE 需要获取较复杂的 CLIA 许可证，还需备有执行 UGFNA 的书面实验室规程和所有实验室相关程序，以供检查。

UGFNA 的本质和预期是获得细胞材料，并在玻片上涂片，固定并获得最准确的细胞学诊断，但是不能过分强调涂片的能力。由于涂片细胞数量不足或需要依靠 LBC 而导致的较高的无法诊断率，通常是由于缺乏穿刺技术或者涂片技术，或两者皆有。如果操作者细胞学不充足率大于 10%，建议参加相关培训课程，完善 UGFNA 相关的技能。使用 ROSE 还将有助于提高细胞学充足率。此外，可以购买某些体模用于细胞学检查，但由于价格较为昂贵，较少使用。不过对于提高 UGFNA 技术，明胶模型是一种经济有效的选择 [28]。

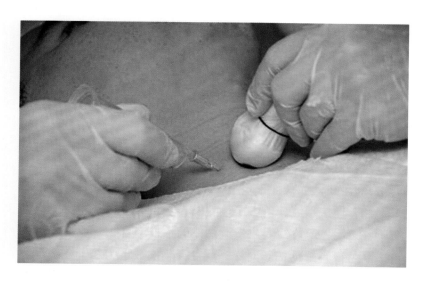

◀ 图 12-19 "单独使用穿刺针"或 Zajdela 技术，未使用抽吸或负压技术

需要注意的是在操作过程中活塞已从注射器上取下。图中还展示了一种小接触面的凸阵探头

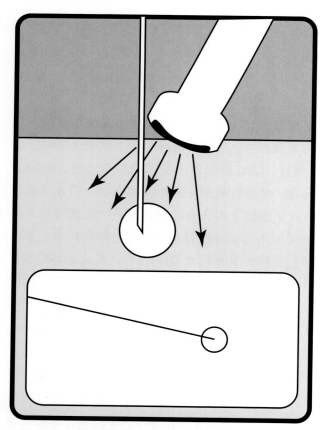

▲ 图 12-18 微凸型探头的超声引导下 FNA

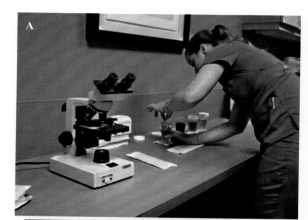

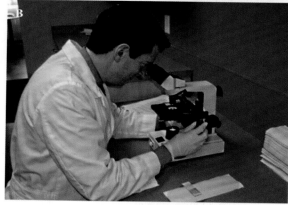

▲ 图 12-20 病理科 ROSE 在职人员立即进行充分评估和初步诊断

六、结论

UGFNA 有许多种方法，各有优缺点，没有唯一的最佳方法。各种方法都应得到广泛应用，它们不是一成不变的，而是为那些希望开始学习这门技术的人提供一个起点。在实践中你会发现可以根据患者的具体情况制定不同的穿刺方案。临床医师也需要不断提高 UGFNA 的能力，这对优化患者的护理、提高质量安全和获取明确穿刺结果都是非常重要的。

参考文献

[1] Miller JM, Hamburger JI, Kini SR. The impact of needle biopsy on the preoperative diagnosis of thyroid nodules. Henry Ford Hosp Med J. 1980;28:145.

[2] Takashima S, Fukuda H, Kobayashi T. Thyroid nodules: clinical effect of ultrasound–guided fine needle aspiration biopsy. J Clin Ultrasound. 1994;22:536–42.

[3] Danese D, Sciacchitano S, Farsetti A, Andreoli M, Pontecorvi A. Diagnostic accuracy of conventional versus sonography–guided fine needle aspiration biopsy of thyroid nodules. Thyroid. 1998;8:15–21.

[4] Carmeci C, Jeffery RB, McDougall IR, Noweis KW, Weigel RJ. Ultrasound–guided fine–needle aspiration biopsy of thyroid masses. Thyroid. 1998;8:283–9.

[5] Yang GCH, Liebeskind D, Messina AV. Ultrasound–guided fine–needle aspiration of the thyroid assessed by ultrafast papanicolaou stain: data from 1,135 biopsies with a two to six year follow–up. Thyroid. 2001;11:581–9.

[6] Haugen BR, Alexander EK, Bible KC, Doherty GM, Mandel SJ, Nikiforov YE, et al. 2015 American Thyroid Association management guidelines for adult patients with thyroid nodules and differentiated thyroid cancer: the American Thyroid Association guidelines task force on thyroid nodules and differentiated thyroid cancer. Thyroid. 2016;26(1):1–133.

[7] Gharib H, Papini E, Garber JR, Duick DS, Harrell RM, Hegedus L, et al. American Association of Clinical Endocrinologists, American College of Endocrinology, and Associazione Medici Endocrinologi medical guidelines for clinical practice for the diagnosis and Management of Thyroid Nodules – 2016 update. Endocr Pract. 2016;22(5):622–39.

[8] Hagag P, Strauss S, Weiss M. Role of ultrasound–guided fine–needle aspiration biopsy in evaluation of nonpalpable nodules. Thyroid. 1998;8:989–95.

[9] Leenhardt L, Hejblum G, Franc B, Fediaevsky LD, Delbot T, Le Guillozic D, et al. Indications and limits of ultrasound–guided cytology in the management of nonpalpable thyroid nodules. J Clin Endocrinol Metab. 1999;84:24–8.

[10] Ito Y, Miyauchi A, Kobayashi K, Miya A. Prognosis and growth activity depend on patient age in clinical and subclinical papillary thyroid carcinoma. Endocr J. 2014;61(3):205–13.

[11] Brito JP, Ito Y, Miyauchi A, Tuttle RM. A clinical framework to facilitate risk stratification when considering an active surveillance alternative to immediate biopsy and surgery in papillary microcarcinoma. Thyroid. 2016;26(1):144–9.

[12] Lo WC, Cheng PW, Wang CT, Yeh ST, Liao LJ. Pain levels associated with ultrasound–guided fine–needle aspiration biopsy for neck masses. Head Neck. 2014;36(2):252–6.

[13] Leboulleux S, Borget I, Labro S, Bidault S, Vielh P, Hartl D, Dauchy S, Chougnet CN, Girard E, Azoulay S, Mirghani H, Berdelou A, Lumbroso J, Deandreis D, Baudin E, Schlumberger M, Laurent S. Frequency and intensity of pain related to thyroid nodule fine–needle aspiration cytology. Thyroid. 2013;23(9):1113–8.

[14] Polyzos SA, Anastasilakis AD. Clinical complications following thyroid fine–needle biopsy: as systematic review. Clin Endocrinol. 2009;71:157–65.

[15] Khoo TK, Baker CH, Hallanger–Johnson J, Tom AM, Grant CS, Reading CC, et al. Comparison of ultrasound–guided fine–needle aspiration biopsy with core–needle biopsy in the evaluation of thyroid nodules. Endocr Pract. 2008;14(4):426–31.

[16] Choi YJ, Baek JH, Suh CH, Shim WH, Jeong B, Kim JK, Song DE, Kim TY, Chung KW, Lee JH. Core–needle biopsy versus repeat fine–needle aspiration for thyroid nodules initially read as atypia/follicular lesion of undetermined significance. Head Neck. 2016;39(2):361–9. (epub).

[17] Suh CH, Baek JH, Kim KW, Sung TY, Kim TY, Song DE, Choi YJ, Lee JH. The role of Core–needle biopsy for thyroid nodules with initially nondiagnostic fine–needle aspiration results: a systematic review and meta–analysis. Endocr Pract. 2016;22(6):679–88.

[18] Abu–Yousef MM, Larson JH, Kuehn DM, Wu AS, Laroia AT. Safety of ultrasound–guided fine needle aspiration biopsy of neck lesions in patients taking antithrombotic/

anticoagulant medications. Ultrasound Q. 2011;27(3): 157–9.

[19] Lyle MA, Dean DS. Ultrasound–guided fine–needle aspiration biopsy of thyroid nodules in patients taking novel oral anticoagulants. Thyroid. 2015;25(4):373–6.

[20] Denham SL, Ismail A, Bolus DN, Lockhart ME. Effect of anticoagulation medication on the thyroid fine–needle aspiration pathologic diagnostic sufficiency rate. J Ultrasound Med. 2016;35(1):43–8.

[21] Tsao G, Orloff L. Clinician–performed thyroid ultrasound–guided fine–needle aspiration. Otolaryngol Clin N Am. 2014;47:509–18.

[22] Crockett JC. "The thyroid nodule" fine–needle aspiration biopsy technique. J Ultrasound Med. 2011;30:685–94.

[23] Zajdela A, de Maublanc MA, Schlienger P, Haye C. Cytologic diagnosis of orbital and periorbital palpable tumors using fine–needle sampling without aspiration. Diagn Cytopathol. 1986;2:17–20.

[24] de Carvalho GA, Paz–Filho G, Cavalcanti TC, Graf H.

Adequacy and diagnostic accuracy of aspiration vs. capillary fine needle thyroid biopsies. Endocr Pathol. 2009;20(4):204–8.

[25] Tublin ME, Martin JA, Rollin LJ, Pealer K, Kurs–Lasky M, Ohori NP. Ultrasound–guided fine–needle aspiration versus fine–needle capillary sampling biopsy of thyroid nodules: does technique matter? J Ultrasound Med. 2007;26(12):1697–701.

[26] Witt BL, Schmidt RL. Rapid onsite evaluation improves the adequacy of fine–needle aspiration for thyroid lesions: as systematic review and meta–analysis. Thyroid. 2013; 23:428–35.

[27] Lupo MA. Thyroid nodule evaluation: US–FNA and on–site cytology assessment. Endocr Pract. 2013;19(4): 732–4.

[28] Abraham D. A method using superconcentrated gelatin and a novel phantom suspension system for ultrasound–guided thyroid biopsy training. Thyroid. 2014;24(11): 1662–3.

第 13 章　激光消融与射频消融

Laser and Radiofrequency Ablation Procedures

Petros Tsamatropoulos，Roberto Valcavi　著

一、概述

介入甲状腺学是指在超声引导下微创治疗颈部内分泌疾病如甲状腺和甲状旁腺疾病。激光消融（laser ablation，LA）和射频消融（radiofrequency ablation，RFA）是利用局部高温来破坏甲状腺结节和肿瘤的微创技术，而无须手术切除。其治疗颈部内分泌疾病的适应证包括有症状的良性无功能甲状腺结节、有症状的甲状腺囊肿、自主功能性甲状腺结节和复发性甲状腺癌。这两种技术也都被用于甲状旁腺腺瘤的治疗，但因一些缺点不再被推荐。

原位肿瘤消融的优势是大大降低了成本，可以在门诊完成，并且对于因年龄或合并症不能手术或者拒绝手术的患者提供一种选择。

二、激光消融原理

激光一词英文是受电子辐射激发产生的光放大的缩写。是通过直接插入组织的光纤来进行能量传输 [1-5]。激光技术以一种可预测的、精确的和可控的方式将高能量引导到一定区域组织内。目前有许多激光光源和不同波长的激光可供选择，不同类型的激光光纤、改进的尖端和涂敷器也被使用。例如钕：钇铝石榴石（Nd：YAG）或波长为 820 ～ 1064nm 的半导体（固态）激光，常被用于 LA，因为近红外光谱中光穿透性最佳。高功率激光通过汽化及炭化光纤尖端周围组织形成一个凝固区，从而破坏组织，如超声图像所示（图 13-1）。热源附近热沉积最大，但能量衰减较快。由于微血管凝固和缺血损伤，细胞死亡可能持续到消融术后 72h [6]。显微镜下，凝固区被一圈可逆性损伤所包围，这些损伤将坏死组织与活组织分离开来 [7]。图 13-2 为结节激光消融 1 个月手术切除的大体标本，所示为炭化区和凝固区。由于凝固区的缓慢再吸收，结节会发生收缩，最终形成局部组织纤维化。良性甲状腺结节经皮 LA 术后的镜下表现如上所述 [8]。图 13-3 和图 13-4 显示了甲状腺结节 LA 术后 2 年手术切除的消融区，消融区边界清晰，周围环绕着充满不定形物质。在治疗区域附近的甲状腺组织中没有发现明显的病理特征。

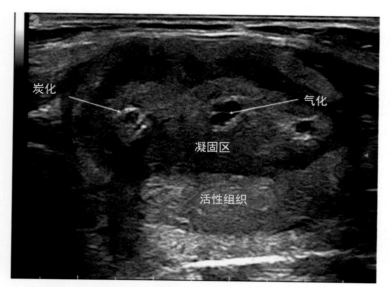

◀ 图 13-1　三根光纤激光消融甲状腺结节的超声横切图像。激光消融后表现为无回声及周围环状高回声，这是由空化现象导致（炭化和汽化）。凝固区是低回声实质，与周围正常甲状腺组织分界清晰

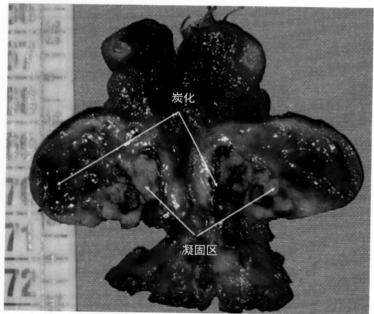

◀ 图 13-2　良性甲状腺结节 LA 治疗 1 个月后手术切除的大体标本
箭所示为炭化区和凝固区

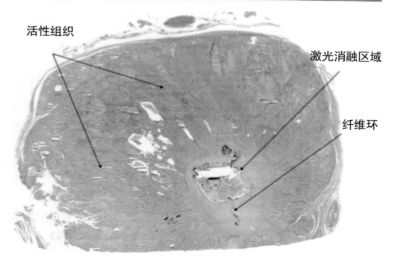

◀ 图 13-3　良性甲状腺结节激光消融后切除的镜下改变（×5）
箭所示为被纤维边缘包围的激光治疗区域，位于增生性甲状腺结节活组织中

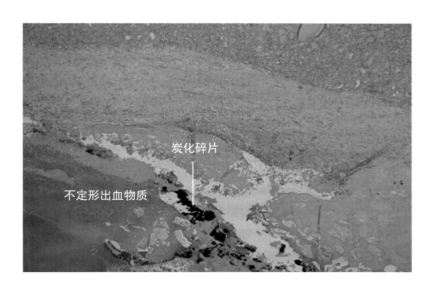

炭化碎片

不定形出血物质

◀ 图 13-4　进一步放大的结节切片（×20）
显示激光消融后产生含有炭化碎片的不定
形出血性物质（箭所示）

炭化是阻碍能量传输的主要原因，而能量传输降低又影响了凝固区的大小。此外，凝固性坏死本身可使正常组织和肿瘤组织的光能量传导降低约 20%[4, 9]。激光消融裸露的尖端能产生最大直径为 12～16mm 的球形消融灶。而为了增加肿瘤周围的损伤范围，通常是同时应用多个光纤，而不用重新改变单个光纤位置。

三、甲状腺激光消融

良性甲状腺实性结节被推荐在门诊进行超声引导介入理疗，从而避免开放性手术，这得益于超声检查（ultrasonography, US）和细针穿刺（fine-needle aspiration biopsy, FNA）的联合使用，大大减少了诊断性甲状腺切除术的需求[10-12]。2015 年美国甲状腺协会（ATA）对甲状腺结节和分化型甲状腺癌患者的管理指南建议：对于良性甲状腺实性结节患者，需根据结节大小、生长情况和症状，决定不治疗，或者部分 / 全部甲状腺切除术[13]，2010 年美国临床内分泌医师协会—意大利内分泌协会—欧洲甲状腺协会（AACE-AME-ETA）在甲状腺结节指南中首次将甲状腺结节超声引导介入治疗作为临床治疗的一种选择。 2016 年 AACE 美国内分泌学会（American College of Endocrinology, ACE）和《甲状腺结节诊断和治疗临床实践医学指南》（AME）中确认了治疗良性有症状的甲状腺结节微创手术的重要性，即 LA 和射频消融[15]。局部治疗的基本原则是利用热能破坏组织，引起甲状腺实性结节萎缩。Pacella 等在 2000 年首次将 LA 用于甲状腺结节的治疗，随后用于甲状腺冷结节[17-29]、囊性结节[30, 31] 及热结节[32-38] 的治疗陆续发表，包括一些对照研究结果显示此项技术是安全有效的，实际上自 2002 年以来，我们一直在意大利 Reggio Emilia 用 LA 治疗良性甲状腺结节。

（一）技术

LA 可用于门诊空腹患者。扁平针穿刺的基础是通过 21G 的千叶针鞘将一根 300μm 的平面切割光纤裸露部分直接插入甲状腺组织内，长约 5mm。在甲状腺内，多根光线中每根相距 1cm，从头侧向尾侧插入，以便形成一个椭圆形的消融区，与大多数甲状腺结节椭圆形相适应（图 13-5）。与肝脏消融的矩形多光纤布阵技术不同，甲状腺 LA 中需根据结节的形状和大小选择三角形或线性布针而获得最佳消融效果的几何结构（图 13-6）。四根光纤同时插入，联合逐步退针消融法进行消融治疗，单次消融体积可达 30ml。

LA 的目标是在单次治疗中达到最大消融体积。患者平躺手术台上，颈部后伸，术者坐在患者的头侧，通过辅助设备实时观测超声图像。助手坐在患者右侧并操控超声设备，一名护士帮忙操作。手术环境光线较暗，灯只用于针的放置。实时成像很关键，且每一步操作都在其指导下完成。在 2002—2008 年间，我们使用了波长为 1064nm 近红外线的激光 Nd：YAG LA，配置了四通道分束器（DEKA，M.E.L.A. 佛罗伦萨，意大利）。2009 年，我们使用了新设备，包括超声诊断仪和激光系统（EcholaserX4®，Elesta, Florence, Italy）。EcholaserX4®（图 13-7）允许操作者使用多达 4 个激光源，并且都有独立的能量发射装置和激活系统，便于产生与结节大小和形状相匹配的消融区。超声造影用于 LA 前和 LA 是为了评估消融体积。而造影剂（声诺维，六氟化硫微泡）也是安全的，通过静脉快速团注进入人体内。静脉注射咪达唑仑 2～5mg 能够达到轻度镇静作用。介入治疗前也应配备有急救药品和包括除颤器在内的各种设备。在 LA 手术期间通常没有麻醉师在场，不过我们还是强烈建议医院麻醉医生应该随时待命，以防止意外发生。超声引导下用 27G 针在皮下局部麻醉及甲状腺被膜周围浸润，量为 2% 盐酸罗哌卡因 2～5ml。沿着甲状腺长轴方向由头侧至足侧手动置入 Chiba 21G 针（1～4 根），彼此

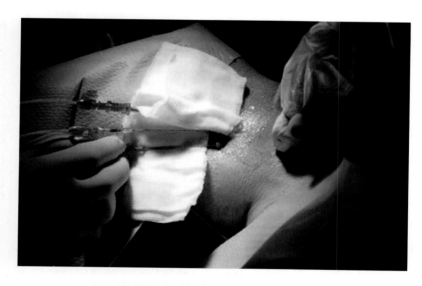

◀ 图 13-5　三根激光光纤沿着大结节的头尾走向插入到 21G 的针孔中，每个针孔距离 1.0cm

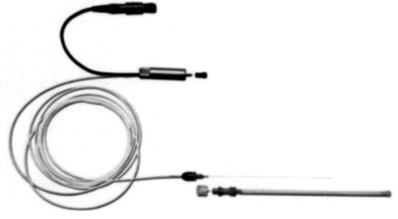

◀ 图 13-6　甲状腺激光消融光纤（图片由 ELESTA s.r.l. Calenzano，Italy 提供）

间距为 10mm，尽可能覆盖结节。光纤插入后立即打开激光器，从病变的基底部上方 10mm 处开始消融，平均输出功率在 3W（范围 2～4W），初始能量 1200～1800J/ 光纤。随着时间的推移，由于组织加热和汽化而引起的强回声区域逐渐增大，直到光纤区域间的完全融合。在 LA 过程中助手或者超声科医师应全程行横向或者纵向多切面超声扫查以便实时监控每个光纤。通过光纤和穿刺针配合，逐步后退消融，每次移动 10mm，给予初次相同的能量剂量，如此反复直到距离结节头侧 5mm 处（图 13-8）。而小的甲状腺结节用单根光纤就可消融掉。对于宽度达 40～50mm，厚 30～35mm，长 50～70mm（即体积达 30～60ml）的大结节则需要放置多种光纤，应用光纤 / 针后退消融技术和给予高能量治疗。光纤的数量、后退的次数和输送的总能量都需要根据结节大小来计算。激光消融时间取决于结节的大小，多在 6～30min 之间。激光能量输出是连续的，只在出现疼痛、咳嗽或其他不良反应的情况下才会暂停使用，然后重新定位光纤位置。

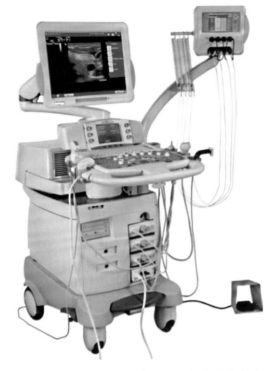

▲ 图 13-7　**Echolaser X4®** 设备由超声诊断仪和激光系统组成

小显示器是触摸屏激光显示器，允许操作者使用多达四个源，每个源都有独立的激活和能量发射装置（图片由 ELESTA s.r.l., Calenzano, Italy 提供）

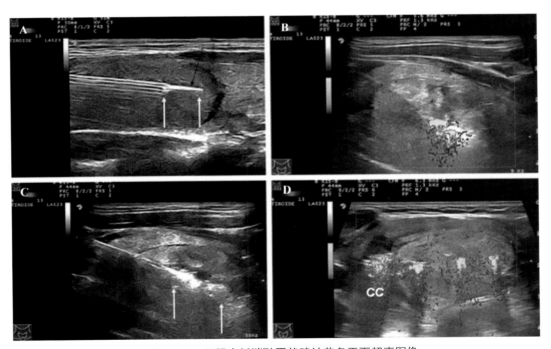

▲ 图 13-8　三根光纤消融甲状腺结节多平面超声图像

A. 针尖（箭）外露的光纤；B. 激光发射、彩色多普勒超声纵切扫查；C. 激光发射，灰阶超声纵切扫查，第一次光纤后退，箭指示后退区域；D. 激光发射时彩超横向扫查同时显示三根针，CC. 颈总动脉

（二）激光消融术后护理

LA 术后，所有患者立即接受泼尼松 20mg 静脉注射，同时将冰袋轻压颈部，然后将患者送往康复中心接受酮洛芬 100mg 或对乙酰氨基酚 1g 治疗，持续观察约 2h，出院前均再次进行超声复查。LA 术后一天，患者开始逐渐减少口服甲泼尼龙，每日 16mg，连续 5d，然后每天 8mg 持续 4d，最后减至每天 4mg 持续 3d。口服泼尼松治疗 12d 的同时口服质子泵抑制药（兰索拉唑 30mg）。

（三）不良反应

在已发表的数据中很少有并发症或者不良反应的发生 [23, 28, 43, 44]。在我们自己的大量临床经验中，从来没有患者需要紧急护理或紧急手术。术中疼痛通常不存在或很轻微。如果发生这种情况，应先关闭激光，然后将光纤重新定位在结节的更靠中心区域。术后疼痛的发生率为 8% ～ 40%，此时需要额外的药物治疗。穿刺过程中的结节内出血可以通过光纤快速插入和发射激光来止血，这不影响结节的消融过程。在我们的临床出现的罕见的（少于 2.5%）并发症是甲状腺被膜外出血、伴心动过缓的迷走神经症状、咳嗽、可逆性声音改变（皮质类固醇治疗后 1 ～ 2 个月完全恢复）、肿瘤破裂伴被膜下积液（吸收需 3 ～ 4 个月，无长期影响）、皮肤烧伤、短暂喘鸣和甲状腺功能亢进或甲状腺功能减退。

文献报道 1 例 LA 术后 50d 气管撕裂伤，该患者已行甲状腺全切术和气管修复手术 [45]。

（四）良性甲状腺冷结节的临床结果

现有文献中报道结节缩小率是 36% ～ 82%[17-43]。在我们的中心，我们报道了 Nd：YAG LA 治疗良性无功能性甲状腺结节随访 3 年后的疗效和安全性 [23]。2012 年，我们提供了 72 例用 LA 治疗无功能的甲状腺结节 5 年随访的数据（女 51 例，男 21 例，年龄 52.2 ± 12.3 岁）[46]。能量输出为（平均值 ± 标准差）8842 ± 6086J，功率为 3.1 ± 0.5W。LA 术后 5 年，结节体积平均 ± 标准差由 28.1 ± 29.3ml 降至 14.5 ± 17.6ml，体积缩小了 49.6%。体积减少同时产生很好的临床效果，比如形象改观、压迫症状缓解。

按结节的内部成分特点，结节可分为：①致密（实性、均匀、等 / 低回声）；②混合（实性为主、不均匀、囊性含量 20% ～ 50%）；③海绵状（结节的 50% 以上区域由多个微囊成分构成），囊性结节（液体含量 ≥ 50%）不属于此类。在 25 个海绵状结节中，消融后结节体积从 24.8 ± 25.9ml 下降到 7.7 ± 7.5ml，体积减小率为 58.7%。在 14 个混合性结节中，体积从 41.1 ± 47.3ml 降至 16.1 ± 17.4ml，体积减小率为 48.3%。在 33 个实性结节中，体积由 26.4 ± 24.5ml 降至 17.9 ± 22.0ml，体积减小率为 26.8%。从上述结果可发现，LA 术后海绵状甲状腺结节缩小率明显大于混合结节（$P \leqslant 0.01$）和致密结节（$P \leqslant 0.001$）。而我们的数据也表明 LA 术对海绵状结节患者更有效且持久。这些结果被 Negro 等在 2016 年发表的 [29] 研究报道中证实。因此，海绵状结节是经皮 LA 的最佳适应证（图 13-9）。

（五）自主功能性甲状腺结节的临床结果

在一些病例研究中，LA 被发现对自主功能甲状腺结节（autonomously functioning thyroid nodules，AFTNs）患者甲状腺功能亢进的治疗是有效的 [32, 33, 35]。但是其他研究显示 LA 仅能使部分 AFTNs 患者甲状腺激素降至正常，同时需多次治疗，还有人提出 LA 与 [131]I 联合治疗大的毒性结节性甲状腺肿 [37, 38]。总之，不推荐 LA 用于 AFTNs 的常规治疗，但对于有手术或者碘治疗的禁忌证或拒绝手术及碘治疗的患者可以应用激光治疗。

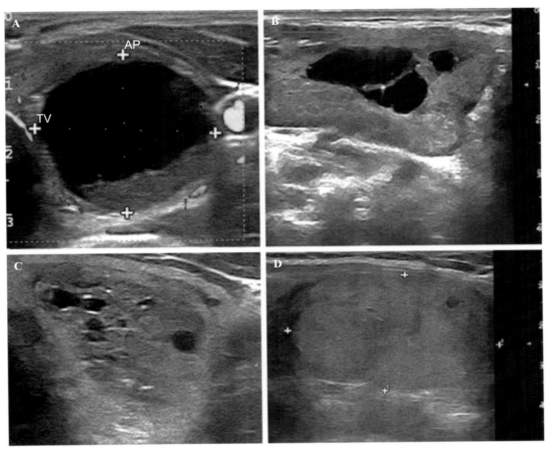

▲ 图 13-9　经皮 LA 术对不同甲状腺结节的表现

A. 囊性甲状腺结节；B. 混合性甲状腺结节；C. 海绵状甲状腺结节；D. 实性甲状腺结节

（六）甲状腺囊肿的临床结果

无水乙醇消融（ethanol ablation, EA）是复发性、良性、有症状性、囊性（囊性部分＞90%）或以囊性为主的（囊性部分＜90% 和＞50%）甲状腺结节的一线治疗手段 [13-15, 47]。尽管抽吸联合 LA 治疗比 EA 昂贵，但它对甲状腺囊肿同样有效 [30, 31]，关于其疗效的比较目前无相关研究。在我们中心，对于单纯性甲状腺囊肿，我们通常用 EA 治疗，而对于多房性甲状腺囊肿或囊性为主甲状腺结节，我们常常使用 LA 治疗，因为其热量能破坏囊性间隔和结节实性组织成分（图 13-10）。

（七）复发性甲状腺癌的临床结果

有时高分化甲状腺癌（differentiated thyroid cancer, DTC）可能会复发，主要发生在甲状腺床或淋巴结中 [48]。在这种情况下，通常建议手术切除和放射性碘治疗 [13]。然而，因为瘢痕组织形成使正常组织粘连变形，反复颈清是困难的，且也更容易一些。并发症的发生，如喉返神经损伤、甲状旁腺功能减退、皮肤瘢痕形成等。2013 年 2 例研究报告了 LA 对颈部复发甲状腺乳头状癌（papillary thyroid cancer, PTC）局部控制的有效性 [50, 51]。消融后转移淋巴结明显缩小，血清甲状腺球蛋白（thyroglobulin, Tg）水平显著下降。最近，另外两个研究也报道了 LA 在颈部复发 PTC 治疗中的潜在价值 [52, 53]。因此，对

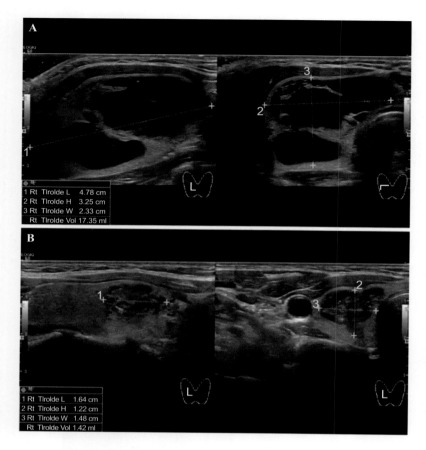

◀ 图 13-10　甲状腺右叶复杂性多房囊性结节术前（A）、抽吸和激光消融术后 3 个月的同一截面超声图像（B）。甲状腺结节从 4.78cm（L）×2.33cm（H）×3.25cm（W）（体积 17.35ml）缩小至 1.64cm（L）×1.22cm（H）×1.48cm（W）（体积 1.42ml），体积缩小率为 91.8%

于颈部复发甲状腺乳头状癌患者，如二次手术有高危因素或者患者拒绝二次手术情况下，LA 是一个很好的替代治疗。

（八）甲状腺微小乳头状癌的激光消融

甲状腺微小乳头状癌（papillary thyroid microcarcinoma, PTMC）预后较好。对无腺外侵犯、无淋巴结转移的 PTMC 可行甲状腺全切术或者甲状腺叶切除术 [13]。然而，PTMC 的管理可能因为患者拒绝手术或者有其他并发症而陷入困境。2013 年，我们发起了一项研究目的是评估 LA 作为 PTMC 初级治疗手段的临床可行性，LA 术后通过手术切除的组织学无残余活瘤来证实 [54]。在对研究方案进行了全面解释后，3 名经细针穿刺细胞学诊断为甲状腺乳头状癌（根据 Bethesda 针吸细胞学分类系统，属于第 6 类）的患者被纳入研究 [55]。这些患者都符合以下条件：①超声显示只有 1 个结节且结节最大径＜10mm；②细针穿刺为甲状腺乳头状癌；③无其他甲状腺或颈部肿瘤表现。所有的治疗都在手术室里进行，在手术切除甲状腺之前，现在全麻下经皮对 PTMC 进行 LA 消融治疗。

LA 术后，直接开始标准的甲状腺全切术。术后，评估甲状腺腺体组织。用甲状腺转录因子 -1（thyroid transcription factor-1, TTF-1）和抗线粒体抗体（克隆 113I）对所选石蜡包埋块进行免疫组织化学分析检测肿瘤及周围实质细胞活力。TTF-1 阳性通过核标记来确定，而抗线粒体抗体的免疫反应性与颗粒胞质染色相对应。

三组病例的组织学特征基本一致，也就是空化周围的肿瘤组织表现出典型的热损伤改变，包括细胞形状扭曲或细胞皱缩和核染色质凝结。在高倍镜下，病例 2 和 3 在离消融区较远的地方发现偶有乳头状微病灶，在病例 2 中，切除 3 个淋巴结，发现有 1 个淋巴结发生微转移，但甲状腺内 PTMC 病灶与淋巴转移之间没有连续性。

热损伤的征象包括肿瘤周围 2～3mm 的正常组织边缘，其在空化作用后逐渐消失。在残留的甲状腺组织中，滤泡结构保持不变，无明显的滤泡外胶体溢出或出血，无血管侵犯。在所有病例中，消融区域和肿瘤周围正常组织的边缘都完全失去 TTF-1 和抗线粒体抗体。相比之下，TTF-1 和抗线粒体抗体的免疫反应性在非靶向组织中很容易检测到，这说明消融后的肿瘤组织受到了不可逆性损伤。

综上所述，本研究证实了经皮 LA 在技术上完全灭活 PTMC 是可行的。现在，LA 也可用于拒绝手术或者手术风险较高的 PTMC 患者。然而，LA 不能作为 PTMC 的常规首选治疗方法，因为至今还很难监测到多灶性微小癌及淋巴结的微转移。

（九）功能性甲状旁腺腺瘤的临床结果

2012 年，我们发表了一篇评估 LA 治疗 6 名因甲状旁腺瘤（parathyroid adenomas，PAs）引起的原发性甲状旁腺功能亢进症（primary hyperparathyroidism，PHPT）患者的长期疗效文章[56]。激光消融后 2 个月，6 名患者的血清甲状旁腺激素（parathyroid hormone，PTH）下降，5 名患者的血钙水平下降。在最后一次随访检查中，即 LA 术后 1～7 年，血清 PTH、血钙水平均升高超过正常范围的分别为 6 名和 3 名。3 名患者因持续性 PHPT 而接受手术。尽管如此，LA 治疗是安全的，没有永久性的不良反应，仅 1 名患者有短暂的发声困难。总之，我们发现 LA 可使 PAs 患者体内的血清 PTH 以及钙含量短暂的降低，但这不是治疗甲状旁腺功能亢进症的长久之计。

四、甲状腺射频消融

射频消融（radiofrequency ablation，RFA）的目的是通过电磁能量沉积引起组织发生热损伤。射频使用的是 200～1200kHz 之间高频交流电流，其通过组织可引起组织温度上升，但不引起肌肉收缩或疼痛[11]。在组织中的交变电场的作用下改变了分子的运动，首先向一个方向运动，然后向相反方向运动，这种振动使其摩擦生热。在最常用的单极射频电极针治疗时，患者也是闭合电路的一部分，闭合电路还包括射频发生器、射频电极针和大分散电极（地线）（图 13-11）。因射频电极针的表面积明显小于大分散电极的表面积，这种差异使得温度聚集在射频电极针周围组织内。典型治疗可见产生 90℃ 高

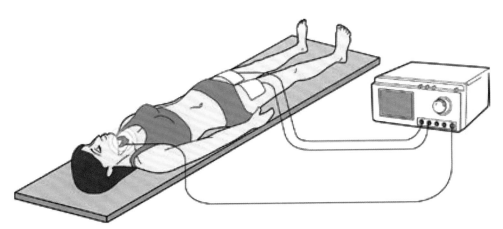

◀图 13-11　甲状腺 RFA 系统

患者也是闭合电路的一部分，闭合电路还包括射频发生器、射频电极针和大分散电极（地线）。因射频电极针的表面积明显小于大分散电极的表面积，这种差异使得温度聚集在射频电极针周围组织内（图片由 STARmed Co., Ltd., Gyeonggi-do, Korea 提供）

温，甚至更高，可以在几分钟内导致组织发生凝固性坏死，组织干燥，随后组织阻抗升高[57]。小血管被完全摧毁，而直径达 3mm 的大血管内形成血栓。对于激光，炭化导致的温度过高会限制热量的传导和组织破坏。与之不同的是，射频消融含有内冷却针头，可以使射频针尖端温度始终维持在 90℃ 左右，不会产生组织炭化，从而提高消融组织病变的能力。

（一）设备

对于单极甲状腺射频仪，目前使用的连接到射频发生器电极针，它是直的、内含冷却系统，短的（7cm 或 10cm）、薄的（18G 或 19G）（图 13-12）。电极针的有效尖端可根据不同的消融面积可以选用不同的长度（0.5 ~ 2.0cm）[58, 59]。双极射频电极针用于甲状腺消融的经验有限[60-62]。对于以往曾用于甲状腺 RFA 其他类型的电极针（例如，可扩张电极多材质镀锡膨胀电极），目前不再推荐使用[63-65]。

（二）技术

甲状腺 RFA 作为介入治疗可在门诊手术室进行。术前患者禁食，取仰卧位躺在手术床上，颈部后伸，充分暴露颈前区，前臂建立静脉通道。操作人员坐在患者的头侧，整个操作过程始终监视着超声显示器（图 13-13）。在手术过程中，为保证患者安全，应对患者心电进行全程实时监测，观察患者心率、脉搏、血氧饱和度、血压和呼吸频率变化情况。静脉注射镇静药咪达唑仑（2 ~ 5mg），可以减少

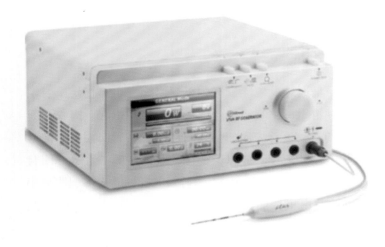

◀ 图 13-12　射频消融治疗系统 VIVA RF Generator®（STARmed，Korea）通过对各种不同结节采用优化的消融模式，实现与预测一致的消融区

它拥有一个智能用户界面，提供与消融过程相关的准确信息，并记录患者治疗数据。STARF 电极装置（STARmed，Korea）用于经皮甲状腺射频消融。电极针的冷却剂循环系统使电极表面保持合适的阻抗。它还可以防止有效尖端附近的组织烧焦，并有助于形成一个球形消融区（图片由 STARmed Co.，Ltd.，Gyeonggi-do，Korea 提供）

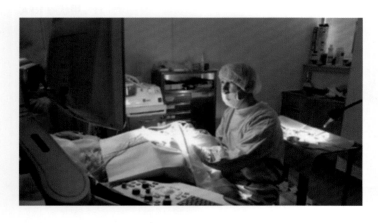

◀ 图 13-13　在甲状腺 RFA 期间，操作者坐在患者的头侧，整个操作过程始终监视着超声显示器。助理（护士、超声医师或二助）在甲状腺消融术中很有帮助

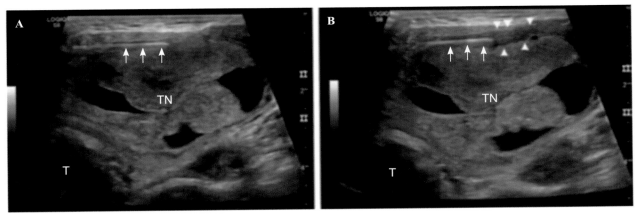

▲ 图 13–14　**RFA 前 2% 盐酸罗哌卡因（2 ～ 5ml）局部麻醉**

A.27G 腰麻针（箭）插入甲状腺结节（TN）前表面上方的囊周间隙。B. 超声下麻醉药（箭头）呈低回声，聚集在针（箭）周围。灰阶超声纵切面显示甲状腺右叶以实性为主结节。T. 气管

患者焦虑，吞咽，咳嗽和运动。使用细针（27G）（图 13–14）抽吸 2% 的盐酸罗哌卡因 2 ～ 5ml，在超声引导下对皮下局部麻醉和甲状腺被膜下周围浸润。

在甲状腺单极消融技术中，患者也是闭环电路的一部分：地线（分散电极），一端贴在双侧大腿上，一端连于射频发生器，而射频发生器连接着电极针。这些电极针是直的，内含冷却系统，长约 7cm，型号为 18G，有效尖端通常为 1.0cm。消融使用"移动消融技术"，将病灶分为多个小的消融单元，通

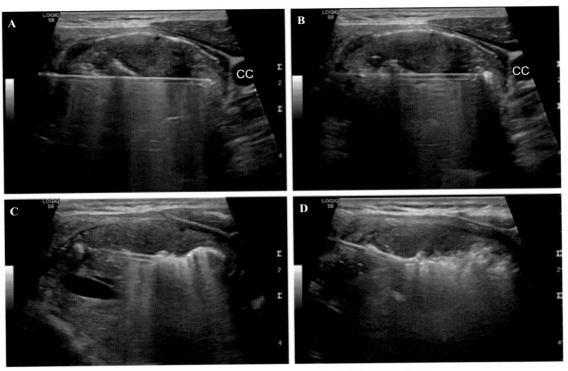

▲ 图 13–15　**纵切超声图像显示甲状腺"移动消融技术"**

针是瞬间插入的。甲状腺结节分为多个消融单元，RFA 逐个进行消融。A. 朝颈总动脉的方向插入电极针。B-D. 将针回退，并从结节的深层向上倾斜，使其在甲状腺内移动。消融区因组织汽化而呈强回声

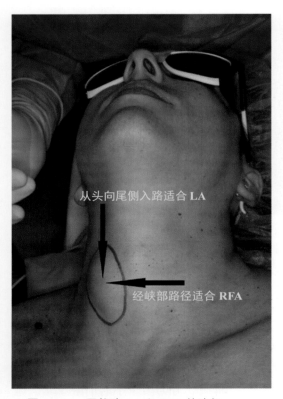

从头向尾侧入路适合 LA

经峡部路径适合 RFA

▲ 图 13-16　甲状腺 LA 和 RFA 的路径
纵向入路，通过甲状腺结节的长轴，适用于 LA。经峡部入路，经甲状腺结节短轴（从内侧至外侧）适用于 RFA

过移动电极尖端，逐个对单元进行热消融处理（图 13-15）[66-68]。消融从结节最深处开始，经峡部入路（图 13-16）。根据人体解剖电极针从较高水平瞬间插入，相对于入针点，电极针可以倾斜 60°～90°，这样有助于中间组织的消融。这种手法不会增加不良反应，尤其是声带麻痹，但当电极针不断倾斜，特别是穿刺针靠近喉下神经走行的气管食管沟时（所谓的危险三角），需要对针尖内侧区域进行密切监测，查看有无发热征象（微气泡）。结节开始消融时，当针尖周围出现强回声并且阻抗增加，应后退电极针尖到未消融的区域，然后重新布针，开始消融，如此往返，直到所有的区域都被消融。通常射频功率从 30W 开始，每 5W 向上调整直至 60W[69]，而在韩国，使用的射频功率更高。消融成功表现是射频针周围出现强回声（消融产生微气泡导致的），和射频消融监视器上记录的阻抗突然增加（所谓的断点）。

对于囊实性混合回声结节，应先吸出囊性液体，然后进行消融。

（三）射频消融术后护理
RFA 术后的护理与 LA 相同（见上文）。

（四）不良反应
甲状腺 RFA 的并发症虽然不是很常见，但也应该引起重视。韩国一项大型多中心研究报告称，RFA 治疗甲状腺良性结节的总并发症发生率为 3.3%[70]。为了防止并发症的发生，我们必须充分了解颈部的超声解剖结构[71]。

在术中可能出现疼痛，可以使用罗哌卡因局部麻醉和咪达唑仑镇静药可以很好地控制。尽管如此，如果局部疼痛剧烈或放射到下颌、牙齿、胸部或背部，建议马上关闭射频发生器。随后重新布针，定位于更靠近结节中心区域，开始消融。穿刺过程可发生结节内出血，表现为结节组织内出现快速增大的低回声或无回声，射频针迅速插入发热可以进行止血，因此结节内出血不影响整个消融过程。甲状腺被膜外血肿是甲状腺周围出现低回声区。一般通过颈部压迫几分钟就可以控制。几天后颈部可能出现瘀青，3～4 周内即可完全消失。那些心动过缓、低血压、呕吐和腹泻等血管迷走反应的并发症也非常少见，如果出现这种情况，应立即停止消融，将床调为头低足高位置，患者常在几分钟可自行缓解，这可能是结节使颈动静脉移位，而迷走神经受到热刺激引起，因此，在甲状腺消融过程中我们要掌握颈部迷走神经位置[72]，同时消融过程中也可能出现因气管受刺激引起的咳嗽，此时我们应后退针尖。

结节破裂表现为颈部突发肿大和疼痛[73]，通常发生在早期（术后 2～4 周），可能是由于结节内出血体积增大所致。出现这种情况时，最初建议压迫保守治疗。肿瘤破裂的另一个原因可能是液化，通常发生在射频消融术后 2～4 周。然而，当症状持续加重，则需要引流或切除。对于感染或脓肿的形成比较少见，因为术前都用聚维酮碘溶液对皮肤进行了消毒灭菌。有报道消融针穿刺处有过皮肤烧伤。为了防止皮肤烧伤，在消融或注射液体的过程中，在结节和皮肤之间放置冰袋。声音改变是甲状腺 RFA 的一种严重并发症，是由喉返神经热损伤导致。可以通过对危险三角附近的区域（即包含喉返神经的气管食管沟）进行不充分的治疗来预防。最后，RFA 还可能会导致甲状腺抗体（抗甲状腺球蛋白、抗甲状腺过氧化物酶或抗促甲状腺激素受体抗体）的升高，但迄今为止还没有关于甲状腺功能减退或甲亢的临床结果的报道[79-81]。

（五）良性甲状腺冷结节的临床结果

RFA 在颈部内分泌疾病治疗中的主要适应证是减少良性甲状腺结节体积，从而缓解患者局部压迫症状或改善外观。在 RFA 前，通常至少需要两次独立细针穿刺（fine-needle aspiration，FNA）证实结节为良性方可进行 RFA。事实上，经过两次良性细胞学检查结果后确诊为恶性概率极低[74-77]。虽然细胞学和超声检查证实引起压迫感及影响外观的甲状腺结节是良性的，但患者如果拒绝手术，可以选择超声随访。

首个建议使用射频消融术治疗有症状甲状腺结节的研究发表于 2006 年[78]。此后，许多研究证实了 RFA 治疗甲状腺良性结节是安全有效的。到目前为止，有 3 篇系统评价的 Meta 分析已经证实 RFA 可以缩小甲状腺结节的体积能够改善压迫症状和外观问题[79-81]，不会造成甲状腺功能障碍或严重的并发症。此外，我们已经证明有症状甲状腺结节的射频消融可以改善患者健康相关生活质量[68]。同样的一些学者也发现甲状腺 RFA 的疗效可以与手术相媲美[82, 83]。

不过 RFA 术后甲状腺结节体积缩小率差异很大，可从 50% 缩小至 90%[84-90]。造成这种结果的差异有以下几个原因：①使用的电极类型不同；②单次与多次 RFA 治疗；③治疗前结节的体积不同；④结节的成分不同（实性、囊性或混合性）。结节体积减小是逐步的，最终结果通常是在 RFA 术后 1 年，但大的结节则需要更长的时间。一般来说甲状腺 RFA 只进行一次，但如果出现结果不满意或者结节生长则需要进行额外的消融治疗[91-93]。在一项为期四年的随访研究中，甲状腺结节的再生率仅为 5.6%（7/126）[93]。值得注意的是，RFA 最终结果不会影响随后的甲状腺手术[94]。在图 13-17 和图 13-18 中，我们显示了一个有症状甲状腺结节患者在我们中心接受 RFA 治疗的疗效，该结节较大，且为良性。

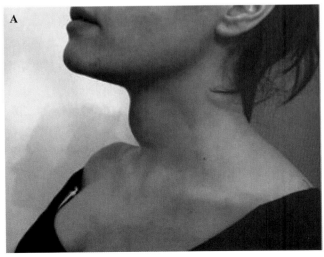
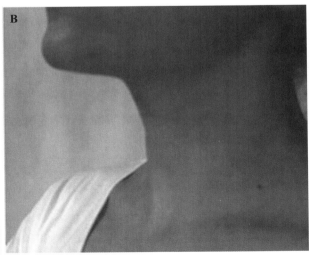

▲ 图 13-17　29 岁白种女性患者的大的良性甲状腺结节行射频消融术前（A）和术后 10 个月（B）的照片。该患者的甲状腺超声图像如图 13-18 所示

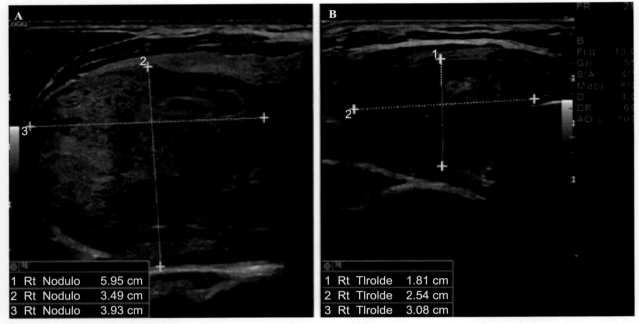

▲ 图 13-18　超声示图 13-17 中患者甲状腺射频消融术前（A）和术后 10 个月结节（B）

甲状腺右叶不均匀等回声实性结节，边缘规则，大小 5.95cm（L）× 3.49cm（H）× 3.93cm（W）（体积 42.44ml），两次细胞学检查均提示良性，射频消融后体积缩小至 3.08cm（L）× 1.81cm（H）× 2.54cm（W）（体积 7.36ml），体积缩小率为 82.7%

　　RFA 不改变甲状腺功能[68]，即使甲状腺组织扩大消融范围也是如此。事实上，在甲状腺叶切除术的患者中，RFA 也不影响血液中甲状腺激素水平[95]。同样，双侧良性结节行 RFA 治疗的患者甲状腺功能亦不受影响[96]。不过我们需要注意的是，消融后的甲状腺结节变成低回声、不均匀且无血供[97]，这和甲状腺癌表现相似，不要相混淆。

（六）囊性甲状腺结节的临床结果

　　正如我们前面讨论的，EA 是治疗良性、有症状的、复发性囊肿和以囊性为主的混合性结节的一线治疗手段[13, 15, 47]。虽然如此，但 RFA 在治疗囊性或以囊性为主甲状腺结节中同样有效，不足之处是价格较 EA 高且可能需要多次治疗[98-100]。尽管 EA 治疗有效，但是有些患者疗效可能不理想，主要是因为结节中的实性成分对乙醇无反应。这种情况下，RFA 可解决 EA 治疗后的持续性临床问题[101, 102]。

（七）自主功能性甲状腺结节的临床结果

　　2008 年发表了第一个用 RFA 成功治疗自主功能性甲状腺结节（autonomous functioning thyroid nodule，AFTN）的病例报告[103]。随后，其他文章也证实了 RFA 对 AFTNs 患者治疗是有效的，因为它可以减少结节的体积，并且可以控制甲状腺功能亢进[64, 65, 104]。不过 AFTNs 患者行 RFA 时需要消融完全，因为周边消融不彻底的区域往往会重新生长，导致甲状腺功能亢进复发。研究表明对于 AFTNs 治疗需要多次才能达到满意效果。关于 AFTNs 的治疗是选择放射性碘治疗还是 RFA 治疗，目前还没有相关研究。不过我们的观点是只有其他治疗方案不可用或患者拒绝时，RFA 才用于 AFTNs 的治疗。

（八）复发性甲状腺癌的临床结果

2001 年，RFA 被推荐作为 DTC 局部复发的治疗手段[105]。随后，其他研究也证实了 RFA 治疗复发性甲状腺癌的疗效，它可以减小肿瘤体积，某些条件下甚至能够使肿瘤完全消失，降低了血清甲状腺球蛋白浓度，从而改善相关的临床症状[106-113]。

RFA 技术用于治疗 DTC 复发类似于用于良性甲状腺结节，但需要额外的准备。首先，必须通过 UG-FNA 活检和 FNA 甲状腺球蛋白测定来确认病变为恶性。其次，因为这些病变通常较小，使用具有较短的有效尖端的电极针（即 0.5cm 或 0.7cm）通常更合适。RFA 应从低功率（5W）开始，逐渐增加，直到形成强回声。在 RFA 治疗过程中，神经的热损伤，特别是喉返神经和迷走神经我们要重点关注，而不是血管损伤，因为血液在血管内流动而导致热量损失（所谓的热沉效应）。另一方面，如果病变靠近大血管（颈总动脉或颈内静脉），由于血流的冷却作用，热沉效应可能会降低射频消融的疗效。为避免颈部 RFA 时热损伤神经，可以用 23G 针在这些重要结构和肿瘤之间注入无菌水或 5% 葡萄糖溶液形成隔离带，从而使病变区与重要结构（不仅是神经，还有气管和食管）分离开来。不推荐使用盐水用于隔离带，因为它导电。在隔离带技术中，如果需要连续输注液体，注液的针尖应离射频针尖至少 1cm。另一种防止神经热损伤的策略是使用电极针作为杠杆，增加肿瘤和重要结构之间的距离。在消融过程中，通过超声的持续引导下，可倾斜电极针使肿瘤来远离重要结构来预防热损伤。

（九）功能性甲状旁腺腺瘤的临床结果

RFA 治疗甲状旁腺腺瘤引起甲状旁腺功能亢进[114-116]和继发性甲状旁腺功能亢进的经验非常有限[117]，因此没有可以提出的建议。

五、射频消融和激光消融在良性实性甲状腺结节疗效的比较及总结

目前还没有直接比较 RFA 和 LA 治疗良性实性甲状腺结节疗效的研究。然而，最近系统评价的 meta 分析发现虽然 RFA 治疗良性实性甲状腺结节疗程少，但在体积减小方面优于 LA，且无明显不良反应[61]。我们中心更喜欢用 RFA 治疗大的良性实性或以实性为主的甲状腺结节。相反，如前所述，我们常常以 LA 治疗多房性甲状腺囊肿及以囊性成分为主的甲状腺结节。最后，对于单纯甲状腺囊肿，我们通常以 EA 治疗。总而言之，对于有症状的实性、混合性或囊性甲状腺结节，这三种甲状腺介入技术，即 RFA、LA 和 EA，都可以很好地替代外科手术[118]。

参 考 文 献

[1] Bown SG. Phototherapy in tumors. World J Surg. 1983; 7(6):700–9.

[2] Nolsøe CP, Torp–Pedersen S, Burcharth F, Horn T, Pedersen S, Christensen NE, et al. Interstitial hyperthermia of colorectal liver metastases with a US–guided Nd–YAG laser with a diffuser tip: a pilot clinical study. Radiology. 1993;187(2):333–7.

[3] Amin Z, Harries SA, Lees WR, Bown SG. Interstitial tumour photocoagulation. Endosc Surg Allied Technol. 1993;1(4):224–9.

[4] Germer CT, Roggan A, Ritz JP, Isbert C, Albrecht D, Müller G, et al. Optical properties of native and coagulated human liver tissue and liver metastases in the near infrared range. Lasers Surg Med. 1998;23(4):194–203.

[5] Heisterkamp J, van Hillegersberg R, Ijzermans JN. Interstitial laser coagulation for hepatic tumours. Br J Surg.

1999;86(3):293–304.

[6] Nikfarjam M, Muralidharan V, Malcontenti-Wilson C, Christophi C. Progressive microvascular injury in liver and colorectal liver metastases following laser induced focal hyperthermia therapy. Lasers Surg Med. 2005;37(1): 64–73.

[7] Ritz JP, Lehmann KS, Zurbuchen U, Knappe V, Schumann T, Buhr HJ, et al. Ex vivo and in vivo evaluation of laser-induced thermotherapy for nodular thyroid disease. Lasers Surg Med. 2009;41(7):479–86.

[8] Piana S, Riganti F, Froio E, Andrioli M, Pacella CM, Valcavi R. Pathological findings of thyroid nodules after percutaneous laser ablation: a series of 22 cases with cyto-histological correlation. Endocr Pathol. 2012;23(2):94–100.

[9] Ritz JP, Roggan A, Isbert C, Müller G, Buhr HJ, Germer CT. Optical properties of native and coagulated porcine liver tissue between 400 and 2400nm. Lasers Surg Med. 2001;29(3):205–12.

[10] Hegedus L. Therapy: a new nonsurgical therapy option for benign thyroid nodules? Nat Rev Endocrinol. 2009;5(9):476–8.

[11] Baek JH, Lee JH, Valcavi R, Pacella CM, Rhim H, Na DG. Thermal ablation for benign thyroid nodules: radio-frequency and laser. Korean J Radiol. 2011;12(5):525–40.

[12] Gharib H, Hegedüs L, Pacella CM, Baek JH, Papini E. Clinical review: nonsurgical, image-guided, minimally invasive therapy for thyroid nodules. J Clin Endocrinol Metab. 2013;98(10):3949–57.

[13] Haugen BR, Alexander EK, Bible KC, Doherty GM, Mandel SJ, Nikiforov YE, et al. 2015 American Thyroid Association management guidelines for adult patients with thyroid nodules and differentiated thyroid cancer: the American Thyroid Association guidelines task force on thyroid nodules and differentiated thyroid cancer. Thyroid. 2016;26(1):1–133.

[14] Gharib H, Papini E, Paschke R, Duick DS, Valcavi R, Hegedüs L, AACE/AME/ETA Task Force on Thyroid Nodules, et al. American Association of Clinical Endocrinologists, Associazione Medici Endocrinologi, and European Thyroid Association medical guidelines for clinical practice for the diagnosis and management of thyroid nodules. Endocr Pract. 2010;16(Suppl 1):1–43.

[15] Gharib H, Papini E, Garber JR, Duick DS, Harrell RM, Hegedüs L. American Association of Clinical Endocrinologists, American College of Endocrinology, and Associazione Medici Endocrinologi medical guidelines for clinical practice for the diagnosis and management of thyroid nodules–2016 update. Endocr Pract. 2016;22(5): 622–39.

[16] Pacella CM, Bizzarri G, Guglielmi R, Anelli V, Bianchini A, Crescenzi A, et al. Thyroid tissue: US–guided percutaneous interstitial laser ablation–a feasibility study. Radiology. 2000;217(3):673–7.

[17] Døssing H, Bennedbaek FN, Karstrup S, Hegedüs L. Benign solitary solid cold thyroid nodules: US–guided interstitial laser photocoagulation—initial experience. Radiology. 2002;225(1):53–7.

[18] Pacella CM, Bizzarri G, Spiezia S, Bianchini A, Guglielmi R, Crescenzi A, et al. Thyroid tissue: US–guided percu-taneous laser thermal ablation. Radiology. 2004;232(1): 272–80.

[19] Papini E, Guglielmi R, Bizzarri G, Pacella CM. Ultrasound–guided laser thermal ablation for treatment of benign thyroid nodules. Endocr Pract. 2004;10(3): 276–83.

[20] Cakir B, Topaloglu O, Gul K, Agac T, Aydin C, Dirikoc A, et al. Effects of percutaneous laser ablation treatment in benign solitary thyroid nodules on nodule volume, thyroglobulin and anti–thyroglobulin levels, and cytopathology of nodule in 1 yr follow–up. J Endocrinol Investig. 2006;29(10):876–84.

[21] Amabile G, Rotondi M, De Chiara G, Silvestri A, Di Filippo B, Bellastella A, et al. Low–energy interstitial laser photocoagulation for treatment of nonfunctioning thyroid nodules: therapeutic outcome in relation to pretr–eatment and treatment parameters. Thyroid. 2006;16(8): 749–55.

[22] Døssing H, Bennedbaek FN, Hegedüs L. Effect of ultrasound–guided interstitial laser photocoagulation on benign solitary solid cold thyroid nodules: one versus three treatments. Thyroid. 2006;16(8):763–8.

[23] Valcavi R, Riganti F, Bertani A, Formisano D, Pacella CM. Percutaneous laser ablation of cold benign thyroid nodules. A three–year follow–up in 122 patients. Thyroid. 2010;20(11):1253–61.

[24] Døssing H, Bennedbæk FN, Hegedüs L. Long–term outcome following interstitial laser photocoagulation of benign cold thyroid nodules. Eur J Endocrinol. 2011; 165(1):123–8.

[25] Amabile G, Rotondi M, Pirali B, Dionisio R, Agozzino L, Lanza M, et al. Interstitial laser photocoagulation for benign thyroid nodules: time to treat large nodules. Lasers Surg Med. 2011;43(8):797–803.

[26] Gambelunghe G, Fede R, Bini V, Monacelli M, Avenia N, D'Ajello M, et al. Ultrasound–guided interstitial laser ablation for thyroid nodules is effective only at high total amounts of energy: results from a three–year pilot study. Surg Innov. 2013;20(4):345–50.

[27] Achille G, Zizzi S, Di Stasio E, Grammatica A, Gram-matica L. Ultrasound–guided percutaneous laser ablation in treating symptomatic solid benign thyroid nodules: our experience in 45 patients. Head Neck. 2016;38(5):677–82.

[28] Pacella CM, Mauri G, Achille G, Barbaro D, Bizzarri G, De Feo P, et al. Outcomes and risk factors for compli-cations of laser ablation for thyroid nodules: a Multicenter study on 1531 patients. J Clin Endocrinol Metab. 2015; 100(10):3903–10.

[29] Negro R, Salem TM, Greco G. Laser ablation is more

effective for spongiform than solid thyroid nodules. A 4-year retrospective follow-up study. Int J Hyperth. 2016;32(7):822–8.

[30] Døssing H, Bennedbaek FN, Hegedüs L. Beneficial effect of combined aspiration and interstitial laser therapy in patients with benign cystic thyroid nodules: a pilot study. Br J Radiol. 2006;79(948):943–7.

[31] Døssing H, Bennedbæk FN, Hegedüs L. Interstitial laser photocoagulation (ILP) of benign cystic thyroid nodules—a prospective randomized trial. J Clin Endocrinol Metab. 2013;98(7):E1213–7.

[32] Døssing H, Bennedbaek FN, Hegedüs L. Ultrasound-guided interstitial laser photocoagulation of an autonomous thyroid nodule: the introduction of a novel alternative. Thyroid. 2003;13(9):885–8.

[33] Spiezia S, Vitale G, Di Somma C, Pio Assanti A, Ciccarelli A, Lombardi G, et al. Ultrasound-guided laser thermal ablation in the treatment of autonomous hyperfunctioning thyroid nodules and compressive nontoxic nodular goiter. Thyroid. 2003;13(10):941–7.

[34] Barbaro D, Orsini P, Lapi P, Pasquini C, Tuco A, Righini A, et al. Percutaneous laser ablation in the treatment of toxic and pretoxic nodular goiter. Endocr Pract. 2007;13(1):30–6.

[35] Cakir B, Gul K, Ugras S, Ersoy R, Topaloglu O, Agac T, et al. Percutaneous laser ablation of an autonomous thyroid nodule: effects on nodule size and histopathology of the nodule 2 years after the procedure. Thyroid. 2008;18(7):803–5.

[36] Rotondi M, Amabile G, Leporati P, Di Filippo B, Chiovato L. Repeated laser thermal ablation of a large functioning thyroid nodule restores euthyroidism and ameliorates constrictive symptoms. J Clin Endocrinol Metab. 2009;94(2):382–3.

[37] Chianelli M, Bizzarri G, Todino V, Misischi I, Bianchini A, Graziano F, et al. Laser ablation and 131–iodine: a 24-month pilot study of combined treatment for large toxic nodular goiter. J Clin Endocrinol Metab. 2014; 99(7):E1283–6.

[38] Negro R, Greco G. Large multinodular toxic goiter: is surgery always necessary? Case Rep Endocrinol. 2016; 2016:1320827.

[39] Døssing H, Bennedbaek FN, Hegedüs L. Effect of ultrasound-guided interstitial laser photocoagulation on benign solitary solid cold thyroid nodules – a randomised study. Eur J Endocrinol. 2005;152(3):341–5.

[40] Papini E, Guglielmi R, Bizzarri G, Graziano F, Bianchini A, Brufani C, et al. Treatment of benign cold thyroid nodules: a randomized clinical trial of percutaneous laser ablation versus levothyroxine therapy or follow-up. Thyroid. 2007;17(3):229–35.

[41] Døssing H, Bennedbaek FN, Bonnema SJ, Grupe P, Hegedüs L. Randomized prospective study comparing a single radioiodine dose and a single laser therapy session

in autonomously functioning thyroid nodules. Eur J Endocrinol. 2007;157(1):95–100.

[42] Gambelunghe G, Fatone C, Ranchelli A, Fanelli C, Lucidi P, Cavaliere A, et al. A randomized controlled trial to evaluate the efficacy of ultrasound-guided laser photocoagulation for treatment of benign thyroid nodules. J Endocrinol Investig. 2006;29(9):RC23–6.

[43] Papini E, Rago T, Gambelunghe G, Valcavi R, Bizzarri G, Vitti P, et al. Long-term efficacy of ultrasound-guided laser ablation for benign solid thyroid nodules. Results of a three-year multicenter prospective randomized trial. J Clin Endocrinol Metab. 2014;99(10):3653–9.

[44] Cakir B, Gul K, Ersoy R, Topaloglu O, Korukluoglu B. Subcapsular hematoma complication during percutaneous laser ablation to a hypoactive benign solitary thyroid nodule. Thyroid. 2008;18(8):917–8.

[45] Di Rienzo G, Surrente C, Lopez C, Quercia R. Tracheal laceration after laser ablation of nodular goitre. Interact Cardiovasc Thorac Surg. 2012;14(1):115–6.

[46] Valcavi R, Stecconi Bortolani G, Riganti F, Pacella C. Thyroid spongiform nodules are the best candidates for percutaneous laser ablation. A 5 year follow-up study in 72 patients. Presented at 15th International & 14th European Congress of Endocrinology, 2012, Florence, Italy. Endocrine Abstracts 29 OC2.5.

[47] Valcavi R, Frasoldati A. Ultrasound-guided percutaneous ethanol injection therapy in thyroid cystic nodules. Endocr Pract. 2004;10(3):269–75.

[48] Durante C, Montesano T, Torlontano M, Attard M, Monzani F, Tumino S, et al. Papillary thyroid cancer: time course of recurrences during post surgery surveillance. Clin Endocrinol Metab. 2013;98(2):636–42.

[49] Samaan NA, Schultz PN, Hickey RC, Goepfert H, Haynie TP, Johnston DA, et al. The results of various modalities of treatment of well differentiated thyroid carcinomas: a retrospective review of 1599 patients. J Clin Endocrinol Metab. 1992;75(3):714–20.

[50] Papini E, Bizzarri G, Bianchini A, Valle D, Misischi I, Guglielmi R, et al. Percutaneous ultrasound-guided laser ablation is effective for treating selected nodal metastases in papillary thyroid cancer. J Clin Endocrinol Metab. 2013;98(1):E92–7.

[51] Mauri G, Cova L, Tondolo T, Ierace T, Baroli A, Di Mauro E, et al. Percutaneous laser ablation of metastatic lymph nodes in the neck from papillary thyroid carcinoma: preliminary results. J Clin Endocrinol Metab. 2013;98 (7):E1203–7.

[52] Zhou W, Zhang L, Zhan W, Jiang S, Zhu Y, Xu S. Percutaneous laser ablation for treatment of locally recurrent papillary thyroid carcinoma <15mm. Clin Radiol. 2016;71(12):1233–9. https://doi.org/10.1016/j.crad.2016. 07.010.

[53] Mauri G, Cova L, Ierace T, Baroli A, Di Mauro E, Pacella CM, et al. Treatment of metastatic lymph nodes in the

neck from papillary thyroid carcinoma with percutaneous laser ablation. Cardiovasc Intervent Radiol. 2016;39(7): 1023–30. https://doi.org/10.1007/s00270-016-1313-6.

[54] Valcavi R, Piana S, Bortolan GS, Lai R, Barbieri V, Negro R. Ultrasound-guided percutaneous laser ablation of papillary thyroid microcarcinoma: a feasibility study on three cases with pathological and immunohistochemical evaluation. Thyroid. 2013;23(12):1578–82.

[55] Baloch ZW, LiVolsi VA, Asa SL, Rosai J, Merino MJ, Randolph G, et al. Diagnostic terminology and morphologic criteria for cytologic diagnosis of thyroid lesions: a synopsis of the National Cancer Institute thyroid fine-needle aspiration state of the science conference. Diagn Cytopathol. 2008;36(6):425–37.

[56] Andrioli M, Riganti F, Pacella CM, Valcavi R. Long-term effectiveness of ultrasound-guided laser ablation of hyperfunctioning parathyroid adenomas: present and future perspectives. AJR Am J Roentgenol. 2012;199(5): 1164–8.

[57] Ha EJ, Baek JH, Lee JH. The efficacy and complications of radiofrequency ablation of thyroid nodules. Curr Opin Endocrinol Diabetes Obes. 2011;18(5):310–4.

[58] Na DG, Lee JH, Jung SL, Kim JH, Sung JY, Shin JH, Korean Society of Thyroid Radiology (KSThR); Korean Society of Radiology, et al. Radiofrequency ablation of benign thyroid nodules and recurrent thyroid cancers: consensus statement and recommendations. Korean J Radiol. 2012;13(2):117–25.

[59] Garberoglio R, Aliberti C, Appetecchia M, Attard M, Boccuzzi G, Boraso F, et al. Radiofrequency ablation for thyroid nodules: which indications? The first Italian opinion statement. J Ultrasound. 2015;18(4):423–30.

[60] Korkusuz Y, Erbelding C, Kohlhase K, Luboldt W, Happel C, Grünwald F. Bipolar radiofrequency ablation of benign symptomatic thyroid nodules: initial experience. Rofo. 2016;188(7):671–5.

[61] Li XL, Xu HX, Lu F, Yue WW, Sun LP, Bo XW, et al. Treatment efficacy and safety of ultrasound-guided percutaneous bipolar radiofrequency ablation for benign thyroid nodules. Br J Radiol. 2016;89(1059):2015085. https://doi.org/10.1259/bjr.20150858.

[62] Kohlhase KD, Korkusuz Y, Gröner D, Erbelding C, Happel C, Luboldt W, et al. Bipolar radiofrequency ablation of benign thyroid nodules using a multiple overlapping shot technique in a 3-month follow-up. Int J Hyperth. 2016;32(5):511–6. https://doi.org/10.3109/02 656736.2016.1149234.

[63] Spiezia S, Garberoglio R, Di Somma C, Deandrea M, Basso E, Limone PP, et al. Efficacy and safety of radiofrequency thermal ablation in the treatment of thyroid nodules with pressure symptoms in elderly patients. J Am Geriatr Soc. 2007;55(9):1478–9.

[64] Deandrea M, Limone P, Basso E, Mormile A, Ragazzoni F, Gamarra E, et al. US-guided percutaneous radiofrequency thermal ablation for the treatment of solid

benign hyperfunctioning or compressive thyroid nodules. Ultrasound Med Biol. 2008;34(5):784–91.

[65] Spiezia S, Garberoglio R, Milone F, Ramundo V, Caiazzo C, Assanti AP, et al. Thyroid nodules and related symptoms are stably controlled two years after radiofrequency thermal ablation. Thyroid. 2009;19(3):219–25.

[66] Baek JH, Moon WJ, Kim YS, Lee JH, Lee D. Radiofrequency ablation for the treatment of autonomously functioning thyroid nodules. World J Surg. 2009;33(9): 1971–7.

[67] Shin JH, Baek JH, Ha EJ, Lee JH. Radiofrequency ablation of thyroid nodules: basic principles and clinical application. Int J Endocrinol. 2012;2012:919650.

[68] Valcavi R, Tsamatropoulos P. Health-related quality of life after percutaneous radiofrequency ablation of cold, solid, benign thyroid nodules: a 2-year follow-up study in 40 patients. Endocr Pract. 2015;21(8):887–96.

[69] Deandrea M, Sung JY, Limone P, Mormile A, Garino F, Ragazzoni F, et al. Efficacy and safety of radiofrequency ablation versus observation for nonfunctioning benign thyroid nodules: a randomized controlled international collaborative trial. Thyroid. 2015;25(8):890–6.

[70] Baek JH, Lee JH, Sung JY, Bae JI, Kim KT, Sim J, et al. Korean Society of Thyroid Radiology. Complications encountered in the treatment of benign thyroid nodules with US-guided radiofrequency ablation: a multicenter study. Radiology. 2012;262(1):335–42.

[71] Ha EJ, Baek JH, Lee JH. Ultrasonography-based thyroidal and perithyroidal anatomy and its clinical significance. Korean J Radiol. 2015;16(4):749–66.

[72] Ha EJ, Baek JH, Lee JH, Kim JK, Shong YK. Clinical significance of vagus nerve variation in radiofrequency ablation of thyroid nodules. Eur Radiol. 2011;21(10): 2151–7.

[73] Shin JH, Jung SL, Baek JH, Kim JH. Rupture of benign thyroid tumors after radio-frequency ablation. AJNR Am J Neuroradiol. 2011;32(11):2165–9.

[74] Chehade JM, Silverberg AB, Kim J, Case C, Mooradian AD. Role of repeated fine-needle aspiration of thyroid nodules with benign cytologic features. Endocr Pract. 2001;7(4):237–43.

[75] Illouz F, Rodien P, Saint-André JP, Triau S, Laboureau-Soares S, Dubois S, et al. Usefulness of repeated fine-needle cytology in the follow-up of non-operated thyroid nodules. Eur J Endocrinol. 2007;156(3):303–8.

[76] Kwak JY, Koo H, Youk JH, Kim MJ, Moon HJ, Son EJ, et al. Value of US correlation of a thyroid nodule with initially benign cytologic results. Radiology. 2010; 254(1):292–300.

[77] Piana S, Frasoldati A, Ferrari M, Valcavi R, Froio E, Barbieri V, et al. Is a five-category reporting scheme for thyroid fine needle aspiration cytology accurate? Experience of over 18,000 FNAs reported at the same institution during 1998–2007. Cytopathology. 2011;22(3): 164–73.

[78] Kim YS, Rhim H, Tae K, Park DW, Kim ST. Radio-frequency ablation of benign cold thyroid nodules: initial clinical experience. Thyroid. 2006;16(4):361–7.

[79] Fuller CW, Nguyen SA, Lohia S, Gillespie MB. Radio-frequency ablation for treatment of benign thyroid nodules: systematic review. Laryngoscope. 2014;124(1):346–53.

[80] Bandeira-Echtler E, Bergerhoff K, Richter B. Levothyroxine or minimally invasive therapies for benign thyroid nodules. Cochrane Database Syst Rev. 2014;6:CD004098.

[81] Chen F, Tian G, Kong D, Zhong L, Jiang T. Radiofrequency ablation for treatment of benign thyroid nodules: a PRISMA-compliant systematic review and meta-analysis of outcomes. Medicine (Baltimore). 2016;95(34):e4659.

[82] Bernardi S, Dobrinja C, Fabris B, Bazzocchi G, Sabato N, Ulcigrai V, et al. Radiofrequency ablation compared to surgery for the treatment of benign thyroid nodules. Int J Endocrinol. 2014;2014:934595.

[83] Che Y, Jin S, Shi C, Wang L, Zhang X, Li Y, Baek JH. Treatment of benign thyroid nodules: comparison of surgery with radiofrequency ablation. AJNR Am J Neuroradiol. 2015;36(7):1321–5.

[84] Baek JH, Kim YS, Lee D, Huh JY, Lee JH. Benign predominantly solid thyroid nodules: prospective study of efficacy of sonographically guided radiofrequency ablation versus control condition. AJR Am J Roentgenol. 2010;194(4):1137–42.

[85] Faggiano A, Ramundo V, Assanti AP, Fonderico F, Macchia PE, Misso C, et al. Thyroid nodules treated with percutaneous radiofrequency thermal ablation: a comparative study. J Clin Endocrinol Metab. 2012;97(12):4439–45.

[86] Wong KP, Lang BH. Use of radiofrequency ablation in benign thyroid nodules: a literature review and updates. Int J Endocrinol. 2013;2013:428363.

[87] Turtulici G, Orlandi D, Corazza A, Sartoris R, Derchi LE, Silvestri E, et al. Percutaneous radiofrequency ablation of benign thyroid nodules assisted by a virtual needle tracking system. Ultrasound Med Biol. 2014;40(7):1447–52.

[88] Cesareo R, Pasqualini V, Simeoni C, Sacchi M, Saralli E, Campagna G, et al. Prospective study of effectiveness of ultrasound-guided radiofrequency ablation versus control group in patients affected by benign thyroid nodules. J Clin Endocrinol Metab. 2015;100(2):460–6.

[89] Ugurlu MU, Uprak K, Akpinar IN, Attaallah W, Yegen C, Gulluoglu BM. Radiofrequency ablation of benign symptomatic thyroid nodules: prospective safety and efficacy study. World J Surg. 2015;39(4):961–8.

[90] De Bernardi IC, Floridi C, Muollo A, Giacchero R, Dionigi GL, Reginelli A, et al. Vascular and interventional radiology radiofrequency ablation of benign thyroid nodules and recurrent thyroid cancers: literature review. Radiol Med. 2014;119(7):512–20.

[91] Jeong WK, Baek JH, Rhim H, Kim YS, Kwak MS, Jeong HJ, et al. Radiofrequency ablation of benign thyroid nodules: safety and imaging follow-up in 236 patients. Eur Radiol. 2008;18(6):1244–50.

[92] Huh JY, Baek JH, Choi H, Kim JK, Lee JH. Symptomatic benign thyroid nodules: efficacy of additional radiofrequency ablation treatment session–prospective randomized study. Radiology. 2012;263(3):909–16.

[93] Lim HK, Lee JH, Ha EJ, Sung JY, Kim JK, Baek JH. Radiofrequency ablation of benign non-functioning thyroid nodules: 4-year follow-up results for 111 patients. Eur Radiol. 2013;23(4):1044–9.

[94] Dobrinja C, Bernardi S, Fabris B, Eramo R, Makovac P, Bazzocchi G, et al. Surgical and pathological changes after radiofrequency ablation of thyroid nodules. Int J Endocrinol. 2015;2015:576576.

[95] Ha EJ, Baek JH, Lee JH, Sung JY, Lee D, Kim JK, et al. Radiofrequency ablation of benign thyroid nodules does not affect thyroid function in patients with previous lobectomy. Thyroid. 2013;23(3):289–93.

[96] Ji Hong M, Baek JH, Choi YJ, Lee JH, Lim HK, Shong YK, et al. Radiofrequency ablation is a thyroid function-preserving treatment for patients with bilateral benign thyroid nodules. J Vasc Interv Radiol. 2015;26(1):55–61.

[97] Andrioli M, Valcavi R. The peculiar ultrasonographic and elastographic features of thyroid nodules after treatment with laser or radiofrequency: similarities and differences. Endocrine. 2014;47(3):967–8.

[98] Sung JY, Kim YS, Choi H, Lee JH, Baek JH. Optimum first-line treatment technique for benign cystic thyroid nodules: ethanol ablation or radiofrequency ablation? AJR Am J Roentgenol. 2011;196(2):W210–4.

[99] Sung JY, Baek JH, Kim KS, Lee D, Yoo H, Kim JK, Park SH. Single-session treatment of benign cystic thyroid nodules with ethanol versus radiofrequency ablation: a prospective randomized study. Radiology. 2013;269(1):293–300.

[100] Baek JH, Ha EJ, Choi YJ, Sung JY, Kim JK, Shong YK. Radiofrequency versus ethanol ablation for treating predominantly cystic thyroid nodules: a randomized clinical trial. Korean J Radiol. 2015;16(6):1332–40.

[101] Lee JH, Kim YS, Lee D, Choi H, Yoo H, Baek JH. Radiofrequency ablation (RFA) of benign thyroid nodules in patients with incompletely resolved clinical problems after ethanol ablation (EA). World J Surg. 2010;34(7):1488–93.

[102] Jang SW, Baek JH, Kim JK, Sung JY, Choi H, Lim HK, et al. How to manage the patients with unsatisfactory results after ethanol ablation for thyroid nodules: role of radiofrequency ablation. Eur J Radiol. 2012;81(5):905–10.

[103] Baek JH, Jeong HJ, Kim YS, Kwak MS, Lee D. Radio-frequency ablation for an autonomously functioning thyroid nodule. Thyroid. 2008;18(6):675–6.

[104] Sung JY, Baek JH, Jung SL, Kim JH, Kim KS, Lee D,

et al. Radiofrequency ablation for autonomously functioning thyroid nodules: a multicenter study. Thyroid. 2015; 25(1):112–7.

[105] Dupuy DE, Monchik JM, Decrea C, Pisharodi L. Radiofrequency ablation of regional recurrence from well-differentiated thyroid malignancy. Surgery. 2001; 130(6):971–7.

[106] Monchik JM, Donatini G, Iannuccilli J, Dupuy DE. Radiofrequency ablation and percutaneous ethanol injection treatment for recurrent local and distant welldifferentiated thyroid carcinoma. Ann Surg. 2006;244(2): 296–304.

[107] Baek JH, Kim YS, Sung JY, Choi H, Lee JH. Locoregional control of metastatic well-differentiated thyroid cancer by ultrasound-guided radiofrequency ablation. AJR Am J Roentgenol. 2011;197(2):W331–6.

[108] Park KW, Shin JH, Han BK, Ko EY, Chung JH. Inoperable symptomatic recurrent thyroid cancers: preliminary result of radiofrequency ablation. Ann Surg Oncol. 2011;18(9):2564–8.

[109] Shin JE, Baek JH, Lee JH. Radiofrequency and ethanol ablation for the treatment of recurrent thyroid cancers: current status and challenges. Curr Opin Oncol. 2013; 25(1):14–9.

[110] Lee SJ, Jung SL, Kim BS, Ahn KJ, Choi HS, Lim DJ, et al. Radiofrequency ablation to treat loco-regional recurrence of well-differentiated thyroid carcinoma. Korean J Radiol. 2014;15(6):817–26.

[111] Wang L, Ge M, Xu D, Chen L, Qian C, Shi K, et al. Ultrasonography-guided percutaneous radiofrequency ablation for cervical lymph node metastasis from thyroid carcinoma. J Cancer Res Ther. 2014;10(Suppl): C144–9.

[112] Lim HK, Baek JH, Lee JH, Kim WB, Kim TY, Shong YK, et al. Efficacy and safety of radiofrequency ablation for treating locoregional recurrence from papillary thyroid cancer. Eur Radiol. 2015;25(1):163–70.

[113] Kim JH, Yoo WS, Park YJ, Park do J, Yun TJ, Choi SH, et al. Efficacy and safety of radiofrequency ablation for treatment of locally recurrent thyroid cancers smaller than 2 cm. Radiology. 2015;276(3):909–18.

[114] Kim HS, Choi BH, Park JR, Hahm JR, Jung JH, Kim SK, et al. Delayed surgery for parathyroid adenoma misdiagnosed as a thyroid nodule and treated with radiofrequency ablation. Endocrinol Metab (Seoul). 2013;28(3):231–5.

[115] Xu SY, Wang Y, Xie Q, Wu HY. Percutaneous sonography guided radiofrequency ablation in the management of parathyroid adenoma. Singap Med J. 2013;54(7): e137–40.

[116] Kim BS, Eom TI, Kang KH, Park SJ. Radiofrequency ablation of parathyroid adenoma in primary hyperparathyroidism. J Med Ultrason (2001). 2014;41(2):239–43.

[117] Carrafiello G, Laganà D, Mangini M, Dionigi G, Rovera F, Carcano G, et al. Treatment of secondary hyperparathyroidism with ultrasonographically guided percutaneous radiofrequency thermoablation. Surg Laparosc Endosc Percutan Tech. 2006;16(2):112–6.

[118] Lupo MA. Radiofrequency ablation for benign thyroid nodules–a look towards the future of interventional thyroidology. Endocr Pract. 2015;21(8):972–4.

第 14 章　经皮乙醇注射治疗甲状腺囊肿和其他颈部疾病

Percutaneous Ethanol Injection (PEI) for Thyroid Cysts and Other Neck Lesions

Andrea Frasoldati，Petros Tsamatropoulos，Daniel S. Duick　著

一、概述

经皮乙醇消融治疗是超声引导下通过乙醇硬化作用获得化学性消融的方法，主要用于甲状腺良恶性疾病的治疗[1, 2]。最初用于肝癌、肝囊肿和肾囊肿的硬化治疗[3-5]，后来该技术逐渐被用于慢性肾衰、甲状旁腺功能亢进[6, 7]和甲状腺囊肿/有功能的腺瘤[8-14]患者的治疗中。乙醇注射以后会迅速发挥硬化特性引起细胞脱水和蛋白变性，并导致组织的凝固性坏死和纤维化。组织损伤主要继发于微血管栓塞引起的缺血性改变，表现为出血性梗死和纤维化[15, 16]。乙醇/乙醇消融常常用 PEI 代替[1, 2]。

如今，PEI 作为甲状腺囊肿引流后复发的首选治疗手段，得到大家一致认可，但在甲状腺实性结节的应用却逐渐被取代[17, 18]。因此本章节主要关注 PEI 在甲状腺囊肿中的治疗。另外，乙醇消融在颈部其他疾病（如甲状舌管囊肿、甲状旁腺增生、淋巴结转移等）中的应用本章节也会简要地阐述。

二、PEI 治疗甲状腺囊性结节的临床结果

甲状腺囊性结节包括单纯性胶质囊肿和带有胶质、血液和细胞碎片的混合性结节（图 14-1），不过后者更常见[19]。大部分甲状腺囊性结节是惰性，无症状，但是典型的甲状腺出血性囊肿，常表现为颈部突然出现肿块，伴随着一过性质软，疼痛和压迫症状。少数患者可有吞咽困难和声音沙哑。虽然这些病变可自行消退，或就在细针穿刺（FNA）引流液体后消失，但常常会复发[20-23]。对于甲状腺囊性结节的治疗我们对比乙醇硬化治疗和单独的 FNA 抽液治疗发现，在疾病的稳定转归上，乙醇硬化治疗至少提高了一倍[24-25]（图 14-2）。而在一项对比乙醇注射和生理盐水冲洗效果的随机前瞻性研究中，6个月后随访随机对照试验发现：PEI 可以获得 82% 的治愈率而生理盐水冲洗治愈率低于 50%[25]。更重要的是，PEI 效果是长久的，5 年复发率仅为 3.4%，10 年复发率仅 6.5%[27, 28]。

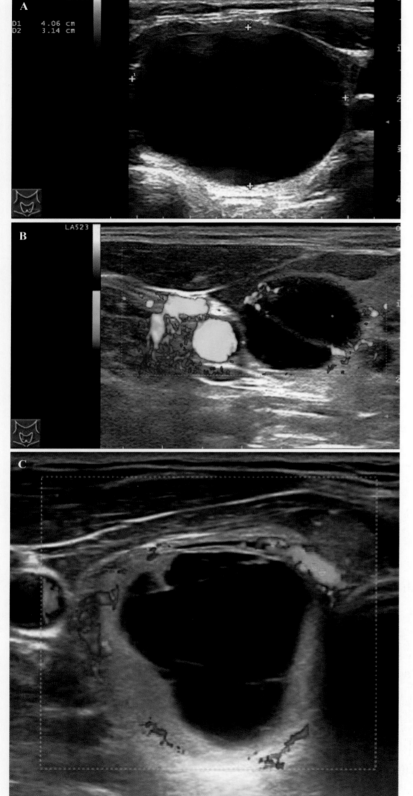

◀ **图 14-1　囊性和混合性甲状腺结节类型**

A. 单房，甲状腺左叶单纯性囊肿，表现为无回声（B 超横切面）；B. 多房，甲状腺右叶复杂性囊肿内分隔（能量多普勒超声横切面）；C. 甲状腺右叶囊肿内有实性成分，囊壁有血供（彩色多普勒超声横切面）；D. 出血性甲状腺左叶囊肿（彩色多普勒超声，左边为横切面，右边为纵切面）；E. 甲状腺右叶，混合性结节 50% 实性，50% 囊性（B 超，左边为横切面，右边为纵切面）；F. 甲状腺右叶，以实性为主的混合性结节（B 超，左边为横切面，右边为纵切面）；G. 甲状腺左叶，以囊性为主的混合性结节（B 超，左边为横切面，右边为纵切面）。所有这些类型的甲状腺结节，除了实性为主的混合性结节（F），均是 PEI 的适应证

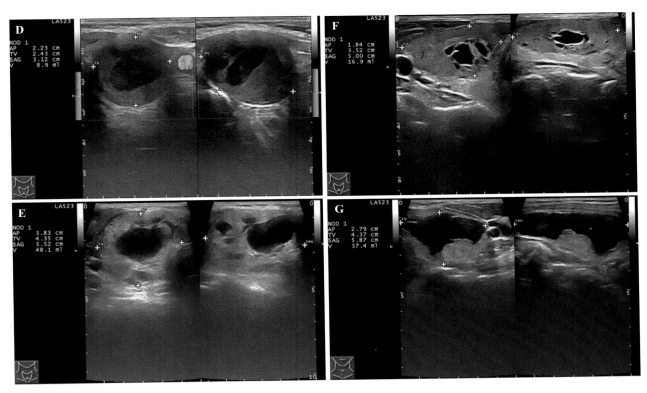

▲ 图 14-1 （续）

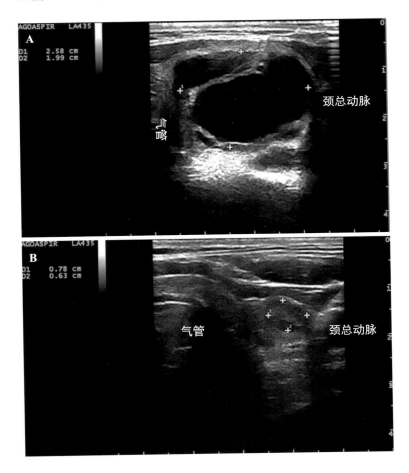

◀ 图 14-2　乙醇经皮注射前（A）和注射后 6 个月（B）的复杂甲状腺囊肿（游标所示）。CC. 颈总动脉

　　临床研究显示 PEI 治疗甲状腺囊性结节可以显著缩小肿块体积，可达 65%～90%。大部分患者（70%～95%）可以获得约 50% 以上的肿块缩小率[14, 21, 22, 25-33]。在过去的 20 年，尽管技术略有差异，但 PEI 疗效的一致性已经得到很多不同中心及作者的研究证实[14, 21, 22, 25-33]（表 14-1）。同时比起其他硬化剂（四环素、多聚正癸醇、精氨酸、硫酸四癸钠[34-37]），乙醇消融更安全，花费低且可以多次重复操作。关于 PEI 治疗后疗效的评估不仅可以测量乙醇注射前后囊肿体积的变化，还可以从临床角度去评估，治疗后 75%～95% 患者压迫症状明显缓解，外观亦明显改善[24]。虽然治疗前后囊肿体积的测量为提供临床一个客观的参数，但临床效果往往更依赖于主观评价。关于主观评价目前有两种评分方法，一个是西班牙提出的甲状腺肿症状的 10 项条目的综合问卷，每一项 1～5 分，最后计算总分[38]。一个是韩国对主观压迫症状和外观进行评分，其中患者使用 10cm 的视觉模拟量表对主观压迫症状进行评分，医务人员按照 1～4 分对外观进行评价[33]。

表 14-1　甲状腺囊性结节 PEI 硬化治疗结果

	患者数	平均随访时间（月）	治疗前平均体积（ml）	PEI 治疗次数	平均体积缩小率（%）	成功率（%）[a]
Yasuda 等[13]	61	6	n.r.	1～3	n.r.	72.1
Monzani 等[21]	20	12	约 12.0	1～2	n.r.	95
Verde 等[14]	32	12	14.5（1.5～65.8）	n.r.	71	75
Antonelli 等[22]	26	12	16.8 ± 9.9	1～5（平均 2.5）	n.r.	77
Zingrillo 等[30]	43	37.0 ± 14.0	38.4（4.8～166）	1～4（平均 1.5）	91.9	93
Cho 等[40]	22（13/9）	3.5（1～10）	13.0（3.5～42.0）	1～6	64.0	68.1
Del Prete 等[27]	98	120 ± 14	35.2 ± 20	1～4（平均 1.8）	59.9	93.8
Kim 等[29]	20	4.4（1～6）	15.7（12.0～48.6）	1～3（平均 1.8）	64.0	65.0
Bennedbaek 等[25]	33（26/7）	6	8.0（5.0～14.0）	1～3	100[b]	82.0
Valcavi 等[26]	135	12	19.0 ± 19.0	1～3	85.6[b]	n.r.
Guglielmi 等[28]	58	82	13.7 ± 14.0	2.2 ± 1.3	86.6	86.2
Lee 等[31]	432	36.5 ± 12.9	15.6 ± 12.6	1～7（平均 2.3）	66.1	79.4
Kanotra 等[32]	40（24/16）	13.8 ± 5	12.2（5.8～18.5）	1～3（平均 1.5）	70.0	85.0
Sung 等[33]	36	17.0 ± 7.46	13.8 ± 11.9	1～2（平均 1.2）	93.0	94.4
Kim 等[42, 43]	217	6.0 ± 5.6	15.7 ± 18.1	1～3	85.2	90.3
In 等，2015	62	14.1（12～24）	7.2（1.3～54.1）	1～2	n.r.	81.3
Reverter 等[38]	30	2.1 ± 1.4	18.2 ± 15.5	1～3	85.9	100
Suh 等[44]	107	17.1 ± 12.2	20.8 ± 31.1	1～2	61.6	61.7

a. 成功率：在大多数研究中，治疗成功定义为结节的体积缩小率≥ 50%；b. 中位体积缩小率；n.r. 无数据

对于影响手术的成功因素，目前已知有 3 个：①体积巨大（大于 40～50ml）；②混合性而不是单纯囊性；③囊液黏稠，囊壁厚，而不是含如水状内容物的囊肿。前两个问题主要是影响乙醇均匀弥散，可在术前预见。而第三个问题可能造成引流障碍，同时术前无法预测。因此为了避免后一个问题，常在术前使用细针穿刺来评估囊液的黏稠度。一般来说，在探头的轻微压力下，结节内的细小强回声如果像雪花一样在一阵风下飘散在无回声内中（"雪球效应"），表明该结节内液体成分较多，容易被完全引流。相反的，如果液体内容物黏度很高，可能不能抽吸出足够的物质以确保灌注乙醇时留有足够的体积而影响治疗效果[39]。

非常大的囊性结节可能更具挑战性，因为引流和灌注需要更长的时间，从而影响患者的依从性。同时在实际操作中，乙醇也不容易完全均匀分布在囊肿内表面上。关于囊肿体积与 PEI 手术成功率之间的反比关系，根据现有证据，未能得到最终证实[25, 30-32, 40]。不过目前大家比较认可的是影响 PEI 治疗最终疗效的主要因素是结节内成分。虽然"单纯"囊性结节体积可以达到显著（> 90%）减少，但在"混合"结节中通常无法达到类似的效果[39, 41-44]；而后者可能需要多次 PEI 治疗。为了治疗这类疾病，最近提出了一种两步法，分两次行 PEI 治疗，初次治疗主要治疗结节囊性成分，而结节的实性成分可在 1 个月后进行第二次的 PEI 治疗[45]。

三、乙醇消融治疗甲状腺囊肿：技术要点

患者仰卧位，肩下放置枕头，以确保颈部充分伸展。仔细消毒颈前皮肤，并在患者的胸前铺无菌单；同时操作人员应佩戴无菌手套；在超声引导下穿刺也应使用无菌耦合剂和探头保护套，以保证绝对的无菌操作。嘱患者佩戴眼镜，避免操作过程中乙醇溅入眼睛。细针下通常无须局部麻醉，而使用较粗的穿刺针（如 16～18G）可行局部麻醉，减轻患者疼痛，有利于操作。同时为了确保液体快速而充分排出，选择合适的针头是关键。一般来说，对于大多数囊性病变通过 20～23G 穿刺针就可以排空液体。而粗针主要用于处理黏稠的病变。在我们医院实际操作过程中，通常先用 22G 穿刺针，然后根据情况需要可随时可更换粗针（图 14-3）。针对教学，PEI 通常分为 4 步：①针的插入；②囊肿内容物的排出；③向病变内注入乙醇；④穿刺针拔出。上述所有操作均应在超声引导下进行，并始终注意针尖的位置（图 14-4A、B）。有时，为了缓解病人疼痛，可在 PEI 治疗之前使用利多卡因在甲状腺被膜周围进行局部麻醉（图 14-4C）。

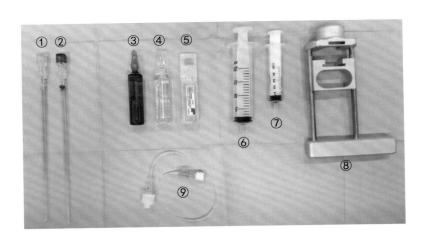

◀ 图 14-3　**乙醇消融甲状腺囊肿的设备**
①带针芯的 20G 穿刺针；②带针芯的 22G 穿刺针；③2% 利多卡因（局麻，很少需要）；④95% 无水乙醇；⑤盐水溶液（操作结束时清洗针头）；⑥20ml 注射器（乙醇注射）；⑦5ml 注射器（利多卡因注射）；⑧手持注射器支架（可施加负压）；⑨连接管（连接针头和注射器）

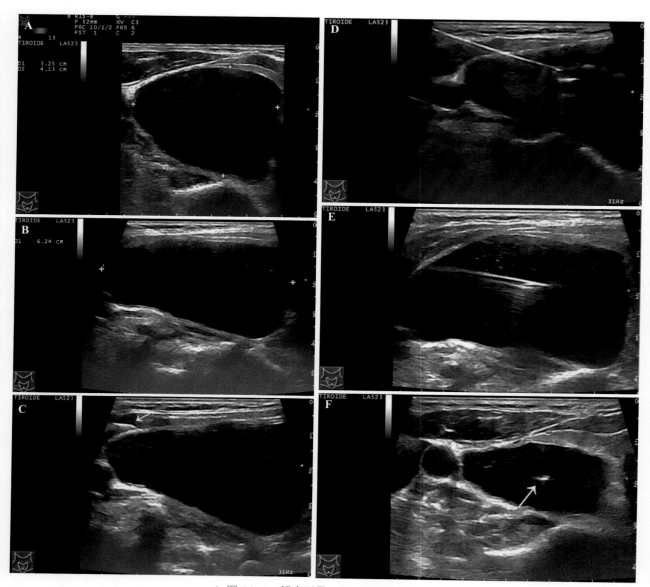

▲ 图 14-4　超声引导下的甲状腺囊肿 PEI

A. 甲状腺右叶囊肿的横切面声像图；B. 甲状腺右叶囊肿的纵切面声像图；C. 用 27G 穿刺针于甲状腺被膜周围局部麻醉（箭）；D. 针插入囊肿；E. 抽吸囊肿内液体（纵切面）；F. 继续抽吸，囊肿缩小，针尖（箭所示）（横切面）；G. 在乙醇注射之前的甲状腺囊肿（箭）（纵切面）；H. 注入乙醇，所注乙醇在声像图表现为高回声（箭）；I. 甲状腺囊肿乙醇的灌注量相当于抽吸液体体积的 50%；J. 操作结束后的甲状腺囊肿

（一）针的插入

　　针插入技巧与 FNA 建议的技术要点类似（参见第 12 章），该步骤有两种方法：一种是通过安装在超声探头上的引导装置插入，另一种是根据垂直或平行法将针"徒手"引导到病变中。徒手操作，探头可由操作者或助手握持，针应该始终保持在视野内，如果不在视野中，可轻微调整探头（图 14-4D），而探头操作者和助手都可以握持。研究的结果表明，这两种方法都各有优点：采用引导装置通常可使整个操作更加安全和快捷，而徒手技术允许沿不同的轴面不断调整针的方向。还应注意的是，通过引导装置插入针后，移除引导装置，同样可以自由调节针的方向。

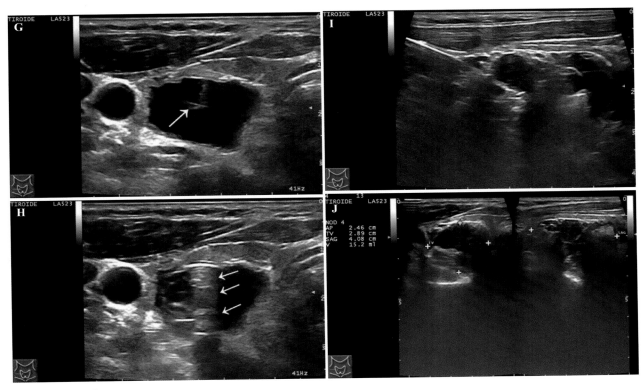

▲ 图 14-4　（续）

（二）液体引流

一旦针芯（如果使用）被移除，液体将迅速到达针尾部并准备溢出。此时应连接导管（长度为 20 ~ 25cm）和注射器（20ml），可轻松地抽出液体内容物。为了保证液体顺利抽出，在抽液过程中，应实时关注针尖位置，以防止液体抽出后囊肿形状改变，导致针尖相对移位（图 14-4E 至 G）。而通过注射器支架及连接针头和注射器的导管可使得该项操作变得简单。这两种装置都便于引流液的排出以及随后的乙醇注入，同时连接管还可以防止压力的突然变化而导致针的位置改变。

应该注意，大的囊肿可能需要用 1 ~ 2 个注射器来排空，这些所有潜在必需的材料和装置应始终由操作者在术前充分准备。如果病变较大而致密，黏性内容物含量较高且手术持续时间较长，可能会导致针头堵塞。这种情况下可以使用针芯疏通针管。对于经验较少的操作者可能把更多的注意力放在穿刺上，而认为引流液体非常简单，却不知这个非常细微的步骤也会导致整个手术的失败。最理想的抽吸过程是以缓慢而恒定的速度抽吸流体并同时保持针尖处于可视范围内。不过随着囊腔体积的逐渐减小，针尖随时可能被囊壁堵塞，这时需要缓慢抽吸并实时调整针尖的位置。另外，抽吸的力量过大也可能导致毛细血管出血从而引起囊肿的实时被填充。处于学习期的操作者还应避免将流体内容物彻底排空，因为如果留下少量无回声区残余物有利于针尖的显示。

当囊肿内容物由黏性胶质物质组成而不易引流时，一般建议采用两步法：注射少量（如 1 ~ 2ml）乙醇以改变黏液的性质并将操作推迟 1 ~ 4 周[46, 47]。根据我们的经验，这种处理是有效的。另一种更为烦琐的方法是使用 16G 穿刺针连接到抽吸泵在 10 ~ 100mmHg 真空下抽吸。如果引流仍然无效，可以用 8.5-French pigtail 导管代替 16 号针。一旦液体成功排出，则可通过该装置注入乙醇，10min 后可以完全移出此装置[48]。不过最近有人提出了有一种开窗针，可以排出更黏稠液体，目前它被用来治疗最黏稠的囊肿[49]。

（三）乙醇注射

乙醇囊内注射的操作过程应该格外小心。一旦操作人员在操作过程中察觉注射的阻力持续增加或者患者突然抱怨灼痛时就应该立即中断操作。乙醇进入无回声囊肿在超声表现为囊肿的无回声被高回声的密集物代替（图 14-4H）。在注射过程中若无阻力增加以及囊肿体积逐渐增大表明乙醇被准确地灌注到病变内。与引流操作类似，乙醇注射操作时间过长也会导致针头阻塞。乙醇注射关键是注入合适的乙醇量。关于这个问题，没有能遵循的绝对规则或确切的方案：一般来说，所需的乙醇量大致相当于总引流量的 50%（图 14-4I），并以此原则作为标准指南。操作者还应考虑到可能限制或扩大注射乙醇体积的各种情况和因素。比如说乙醇注射过程中有阻力时且无法对针头重新定位的话，不管还剩下多少乙醇没有注射完成，都可能需要停止操作。相反如果 PEI 过程进行顺利，患者依从性好且针尖处于最佳视觉下，则乙醇量可能超过计算值。尽管大多数甲状腺囊肿的硬化疗法通常需要乙醇的最大量＜ 10 ～ 15ml，但偶尔也需要使用更大的体积来达到最佳的效果（如高达 30ml）。一旦注射结束，随后有两种处理途径：①将所有注射的乙醇留在病变内，以允许乙醇在随后的几天内发挥硬化作用；②一段时间后（如 3 ～ 10min），排出所有注射的乙醇。显然，这两种替代方法具有相似的效果和相同的安全性[50]。后一种方法的特点是：过程稍微复杂和耗时，但是其减少了组织对乙醇渗漏的刺激。此外，大的囊肿可能对乙醇的再吸收不完全，从而使得囊肿回缩达不到预期效果。同样，我们反对教条地应用上述技术，而是结合临床实践和实际操作，以便为每个病例提供最合适和最有效的治疗方法。

（四）拔出针头

一旦注射结束应迅速拔出针头，尽量减少皮下组织与含有乙醇中的针尖的接触（图 14-4J）。因为此操作会给患者带来痛苦，但幸运的是，该症状很短暂，持续时间一般少于 30s，偶尔会长达 60s。拔出穿刺针前使用少量生理盐水冲洗针尖也可以减轻疼痛。术后放置冰袋可以降低轻微出血的风险。

（五）副作用

甲状腺囊性结节的 PEI 很安全，通常不会出现严重的不良反应，这在所有已发表的研究中已经得到证实[24]，同时这种技术的全球应用也是个很好的验证。尽管如此，操作者仍不可掉以轻心，虽然喉返神经（RLN）损伤的风险极低，但在治疗各阶段中都应始终保持高度的警惕性并避免危险的操作，例如当注射阻力增加时，还长时间注射乙醇。正常情况下，囊肿纤维囊壁的完整性可以确保乙醇完全包含在病变内，使其不易渗漏到周围组织中，但是随着注射器阻力的不断增加可导致囊肿壁完整性的破坏，从而引起乙醇的外渗。另外即使注射器的压力以及针位置正确都是正常，如果患者突发剧烈疼痛，操作者也要立即停止手术。对于导致喉返神经麻痹原因的研究数据较少，有两项研究一致认为，发声障碍的概率与使用乙醇的剂量有关，剂量越大，发声障碍的概率就越高[25]。囊肿的 PEI 另一个不良反应就是术后疼痛，如前所述，穿刺针拔除之后会有轻至中度疼痛，通常持续一分钟，有时甚至更长。疼痛可能辐射到下颌角或耳朵，较少辐射到肩部、胸部和背部等区域。为了减轻拔针带来的疼痛，我们建议在拔针前先用生理盐水冲洗针尖。根据我们的经验，这个简单的操作虽然不能完全避免疼痛，但在一定程度上可以缓解疼痛。

四、实性"热"和"冷"良性甲状腺结节

在 20 世纪 90 年代早期，PEI 首次被提出用于治疗自主功能性甲状腺结节（AFTNs）的患者[8-11, 51]。据许多已发表的研究报告（主要是意大利研究团队），最初的结果非常令人鼓舞。在 10 个受试者中，有 9 个甲状腺功能恢复正常及病变体积缩小（缩小为 60%～90%）[8, 9, 11, 52-54]。与显性甲亢小结节（小于 20～40ml）和复杂结节相比，亚临床型患者甲状腺结节治疗效果最好[28, 55-57]，而在实性热结节中疗效次之。不幸的是，AFTN 中的 PEI 效果被证实只是暂时性的，有 15%～35% 的甲状腺功能亢进症患者再次复发[58, 59]。这也被一些研究所证实，研究发现大部分（35%～50%）自主功能结节中在 PEI 治疗后，通过甲状腺核素成像，结节依然呈高摄取状态[60, 61]。

除了长期监测的数据令人失望之外，PEI 还有两大缺点限制其在 AFTN 治疗中的应用。首先，治疗非常耗时，绝大多数患者需要多次治疗（通常多达 5～10 次）。其次，与 PEI 应用于囊性结节的结果不同，PEI 治疗 AFTN 有严重的不良反应。多项研究中发生了喉返神经麻痹，发生率在 0.7%～4.0%[53, 56, 59]。此外，还有些偶发的严重不良事件的发生（如患侧面部感觉障碍、短暂的霍纳综合征、败血症并发症、颈静脉血栓和严重的甲状腺毒症等）[62, 63]。近年来，为了减少 ^{131}I 的治疗剂量，有人提出基于 PEI 和放射性 ^{131}I 和（或）其他介入技术相结合的多模式治疗策略，目前相关试验结果值得期待[60]。

在对比乙醇和左甲状腺素（LT$_4$）注射效果的回顾性研究及前瞻性随机试验[31, 64, 65]中发现，PEI 治疗非功能性实性甲状腺结节效果显著，可以使结节体积明显缩小。但是在 AFTN 治疗中，则需要多次操作，同时为了达到良好效果，肯定会增加很多不良反应的发生[6, 29, 66]。由于这个原因，并且鉴于其他介入技术（如激光消融或射频消融）效果显著，PEI 在治疗实体冷结节中只作为其他治疗效果不佳时的替代治疗[17, 18, 24, 67, 68]。

五、PEI 在甲状旁腺囊性和实性病变中的应用

PEI 长期用于慢性肾功能衰竭和继发性（或三发性）甲状旁腺功能亢进（HPT）患者的甲状旁腺增生硬化治疗，在 20 世纪 80 年代首次发表了相关研究[6, 7]。虽然终末期肾病患者的甲状旁腺功能亢进治疗可以在内科治疗中获益，但仍有许多患者药物难以治愈，这使得手术和其他治疗变得尤为重要。甲状旁腺功能亢进的术后复发在这类患者中也是频繁发生[69, 70]。有研究已经表明 PEI 可以有效控制甲状旁腺功能亢进。在 PEI 治疗后，PTH 水平显著下降，同时改善了高钙血症，且无严重并发症[69-72]，仅有些暂时性轻度发音困难或"声音嘶哑"的报道。因此，继发性或特发性甲状旁腺功能亢进患者的 PEI 治疗尚未过时[73]。PEI 最佳适应证是具有较高手术风险的患者，其 PTH 水平（300～1500pg/ml）明显升高，并且有少于 4 个甲状旁腺腺体（如 1～2）的增生[73]。在原发性甲状旁腺功能亢进症中，PEI 已经被试用于有手术禁忌证的患者，据报道治愈率为 30%，而短暂性发声障碍的并发症较为罕见[74, 75]。同时与甲状腺功能性腺瘤使用 PEI 治疗相比，自发性甲状旁腺功能亢进不推荐 PEI 作为一线治疗。有趣的是，PEI 最近在患有多发性内分泌瘤 1 型和复发性甲状旁腺功能亢进的患者中尝试使用[76]。

甲状旁腺实性病变的乙醇硬化疗法常需要多次注射（如 3～5 次），通常使用 23～25G 穿刺针内

含少量的乙醇，在超声引导下注射乙醇，乙醇的量常为甲状旁腺体积 50% ~ 85%，在乙醇注射过程中应该极其谨慎地缓慢推入以防止其扩散到周围组织中，从而造成喉返神经潜在的化学损伤。在乙醇注射完成后，超声下甲状旁腺由典型的低回声变为高回声。

甲状旁腺囊肿通常是无功能的囊性结节，其源自胚胎残留[77, 78]（图 14-5）。然而我们应同时排除功能亢进的甲状旁腺腺瘤伴大部分囊性变的可能。典型 PT 腺瘤超声表现为实性结节，血流丰富，而 PT 囊肿由于其内含无色的"清水"样的成分超声表现为无回声[79-81]。它们位置较深，常位于甲状腺叶下方甚至部分位于上纵隔内，多在颈部超声或 CT 扫描中偶然发现，最初易被误诊为体积较大的甲状腺囊性结节[81, 82]。尽管大多数患者无症状，但体积较大者可出现相应的压迫症状（例如，语言障碍、咳嗽、打嗝）。对该结节进行超声引导的 FNA 并在针洗脱液中通过测得甲状旁腺激素（PTH）[82, 83] 即可确诊。经 FNA 引流后，PT 囊肿往往容易复发；在这种情况下，PEI 可能为手术提供另一种选择[69, 84-86]。PEI 用于甲状腺的处理与甲状腺类似，但需要特别注意应避免乙醇外渗而造成喉返神经损伤。

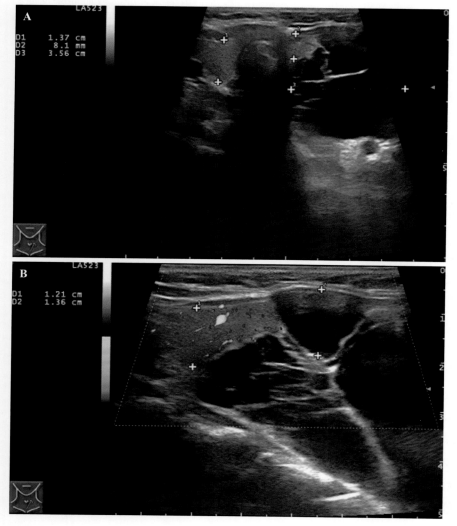

◀ 图 14-5 　一个左上甲状旁腺的大囊肿

A. 灰阶超声，横切面；B. 彩色多普勒，纵切面

六、PEI 在甲状腺癌的颈部转移中的应用

PEI 用于甲状腺癌颈部转移性淋巴结的治疗开始于 1993 年在明尼苏达州罗彻斯特市的梅奥诊所里。当时主要是作为接受多次外科手术和（或）放射性碘治疗的晚期甲状腺癌患者的姑息疗法[87, 88]。不过，最近报道显示 PEI 用于治疗颈部复发患者转移性淋巴结有很好的效果，其成功率接近 90%，病变完全消除率为 16.5% ~ 66.0%，严重并发症发生率较低（1.2%）[88-96]（表 14-2）。根据这些数据，PEI 可被认为是不适合二次手术和（或）放射性碘治疗的患者的有价值的治疗选择。同时 PEI 治疗过程很简单，只需向病变内注射少量（0.1 ~ 3ml）的乙醇，而且为了得到最佳治疗效果，可以反复注射。不过在注射过程中应该特别注意防止乙醇渗漏到周围组织，特别是当目标病灶位于颈部中央时，因为大多数转移性淋巴结质地较硬。治疗后可通过彩色多普勒超声检查血管有无减少来评估其疗效，而血清甲状腺球蛋白（Tg）水平的测量是临床治疗效果评判最可靠的指标[88-96]。但 PEI 疗法不一定都会起效，即使在治疗病灶明显减小的情况下，也不能乐观认为可以完全根除肿瘤细胞。虽然病理标本已显示在 PEI 后无活癌细胞[97]，但在治疗后随访期间部分组织学显示纤维化组织之间仍残留癌细胞[90]。关于 PEI 相对于其他介入治疗技术在甲状腺癌颈部复发患者中起的重要作用还需要更多的研究进行相应的评估[98-100]。

表 14-2　甲状腺癌颈部复发（NR）PEI 硬化疗法的临床结果

	NR（pts）	平均随访时间（月）	定位（中央区 vs 侧颈区）	平均基本体积	平均减少体积（%）	完全消失（%）
Lewis 等[88]	29（14）	18（2 ~ 77）	n.r.	492 mm³	95.9	31.0
Monchik 等[89]	11（6）	18.7	1 vs. 10	n.r.	n.r.	n.r.
Lin 等[90]	24（16）	24（13 ~ 43）	11 vs. 13	9.9mm（平均 Ø）	37.5 ~ 43.5	16.5
Kim 等[91]	47（27）	26（10 ~ 38）	7 vs. 40	678.8 mm³	93.6 ± 12.6	44.7
Heilo 等[92]	109（63）	32（3 ~ 72）	49 vs. 60	340mm³	n.r.	66.0
Hay 等[93]	37（25）	65.0	16 vs. 21	223mm³	95.0	46.0
Guenette 等[94]	21（14）	38.5	5 vs. 16	10mm（平均 Ø）	n.r.	69.0

n.r. 无数据

七、结论

目前，PEI 在甲状腺疾病中主要应用于单纯甲状腺囊肿和以囊性为主的混合性结节的硬化治疗。在临床工作中，PEI 无论在缩小病变体积上，还是在疗效的一致性和稳定性上都已获得认可，且副作用较小。相反，对于自主动能性甲状腺结节治疗，PEI 很少单独使用，多是联合放射性碘、消融介入技术（如 RF、LTA）综合治疗。同时对于手术风险高的患者或拒绝手术的大结节，多选择 RF、LTA。

此外，PEI 也可长期用于治疗慢性肾功能衰竭和继发性（三发性）甲状旁腺增生患者的病变，以及

原发性甲状旁腺功能亢进不适合甲状旁腺手术的患者，均取得了不错的效果。然而，鉴于其可增加喉返神经损伤的风险，在采用甲状旁腺乙醇消融术上应慎重。近年来，PEI 在分化型甲状腺癌颈淋巴结转移中的应用受到越来越多的关注。虽然相关研究较少，但在已报道的结果都令人满意。

参 考 文 献

[1] Lubiensky A, Simon M, Helmberger TK. Percutaneous Alcohol Instillation In: Vogl TJ, Helmberger T, Mack MG, Reiser MF, editors. Percutaneous tumor ablation in medical radiology. Berlin Heidelberg: Springer-Verlag; 2008. p. 123–8.

[2] Ahmed M, Solbiati L, Brace CL, Breen DJ, Callstrom MR, Charboneau JW, et al. International Working Group on Imageguided Tumor Ablation; Interventional Oncology Sans Frontières Expert Panel; Technology Assessment Committee of the Society of Interventional Radiology; Standard of Practice Committee of the Cardiovascular and Interventional Radiological Society of Europe. Image-guided tumor ablation: standardization of terminology and reporting criteria—a 10-year update. Radiology. 2014; 273:241–60.

[3] Bean WJ. Renal cysts: treatment with alcohol. Radiology. 1981;138:329–31.

[4] Livraghi T, Giorgio A, Marin G, Salmi A, de Sio I, Bolondi L, et al. Hepatocellular carcinoma and cirrhosis in 746 patients: long term results of percutaneous ethanol injection. Radiology. 1985;197:101–8.

[5] Bean WJ, Rodan BA. Hepatic cysts: treatment with alcohol. Am J Radiol. 1985;144:237–41.

[6] Solbiati L, Giangrande A, De Pra L, Bellotti E, Cantù P, Ravetto C. Percutaneous ethanol injection of parathyroid tumors under US guidance: treatment for secondary hyperparathyroidism. Radiology. 1985;155:607–10.

[7] Giangrande A, Castiglioni A, Solbiati L, Allaria P. Ultrasound-guided percutaneous fine-needle ethanol injection into parathyroid glands in secondary hyperparathyroidism. Nephrol Dial Transplant. 1992; 7(5):412–21.

[8] Livraghi T, Paracchi A, Ferrari C, Bergonzi M, Garavaglia G, Raineri P, et al. Treatment of autonomous thyroid nodule with percutaneous ethanol injection: preliminary results. Radiology. 1990;175:827–9.

[9] Martino E, Murtas ML, Loviselli A, Piga M, Petrini L, Miccoli P, et al. Percutaneous intranodular ethanol injection for treatment of autonomously functioning thyroid nodules. Surgery. 1992;112:1161–5.

[10] Goletti O, Monzani F, Caraccio N, Del Guerra P, Lippolis PV, Pucciarelli M, et al. Percutaneous ethanol injection treatment of autonomously functioning single thyroid nodules: optimization of treatment and short term outcome. World J Surg. 1992;16:784–9; discussion 789–90.

[11] Papini E, Panunzi C, Pacella CM, Bizzarri G, Fabbrini R, Petrucci L, et al. Percutaneous ultrasound-guided ethanol injection: a new treatment of toxic autonomously functioning thyroid nodules? J Clin Endocrinol Metab. 1993;76:411–6.

[12] Rozman B, Bence-Zigman Z, Tomic-Brzac H, Skreb F, Pavlinovic Z, Simonovic I. Sclerosation of thyroid cysts by ethanol. Period Biol. 1989;91:1116–8.

[13] Yasuda K, Ozaki O, Sugino K, Yamashita T, Toshima K, Ito K, et al. Treatment of cystic lesions of the thyroid by ethanol instillation. World J Surg. 1992;16:958–61.

[14] Verde G, Papini E, Pacella CM, et al. Ultrasound guided percutaneous ethanol injection in the treatment of cystic thyroid nodules. Clin Endocrinol. 1994;41:719–24.

[15] Crescenzi A, Papini E, Pacella CM, Rinaldi R, Panunzi C, Petrucci L, et al. Morphological changes in a hyperfunctioning thyroid adenoma after percutaneous ethanol injection: histological, enzymatic and sub-microscopical alterations. J Endocrinol Investig. 1996; 19:371–6.

[16] Monzani F, Caraccio N, Basolo F, Iacconi P, LiVolsi V, Miccoli P. Surgical and pathological changes after percutaneous ethanol injection therapy of thyroid nodules. Thyroid. 2000;10:1087–92.

[17] Gharib H, Papini E, Garber JR, Duick DS, Harrell RM, Hegedüs L, Paschke R, Valcavi R, Vitti P. AACE/ACE/AME Task Force on Thyroid Nodules. American Association of Clinical Endocrinologists (AACE), Ame-rican College of Endocrinology (ACE), and Associazione Medici Endocrinologi (AME) medical guidelines for clinical practice for the diagnosis and management of thyroid nodules– 2016 update. Endocr Pract. 2016;22: 622–39.

[18] Haugen BR, Alexander EK, Bible KC, Doherty GM, Mandel SJ, Nikiforov YE, Pacini F, Randolph GW, Sawka AM, Schlumberger M, Schuff KG, Sherman SI, Sosa JA, Steward DL, Tuttle RM, Wartofsky L. 2015 American Thyroid Association management guidelines for adult patients with thyroid nodules and differentiated thyroid cancer: the American Thyroid Association (ATA) guidelines task force on thyroid nodules and differentiated thyroid cancer. Thyroid. 2016;26(1):1–133.

[19] De Los Santos ET, Keyhani-Rofagha S, Cunningham JJ, et al. Cystic thyroid nodules:the dilemma of malignant

lesions. Arch Intern Med. 1990;150:422–7.

[20] Jensen F, Rasmussen SN. The treatment of thyroid cysts by ultrasonographically-guided fine needle aspiration. Acta Chir Scand. 1976;142:209–11.

[21] Monzani F, Lippi F, Goletti O, et al. Percutaneous aspiration and ethanol sclerotherapy for thyroid cysts. J Clin Endocrinol Metab. 1994;78:800–2.

[22] Antonelli A, Campatelli A, Di Vito A, et al. Comparison between ethanol sclerotherapy and emptying with injection of saline in treatment of thyroid cysts. Clin Investig. 1994;72(12):971–4.

[23] Kim DW. Ultrasound-guided fine-needle aspiration of benign thyroid cysts or partially cystic thyroid nodules: a preliminary study for factors predicting successful collapse. Endocrine. 2014;45:67–72.

[24] Bandeira-Echtler E, Bergerhoff K, Richter B. Levothyroxine or minimally invasive therapies for benign thyroid nodules. Cochrane Database Syst Rev. 2014;6:CD004098.

[25] Bennedbaek FN, Hegedus L. Treatment of recurrent thyroid cysts with ethanol: a randomized double blind controlled trial. J Clin Endocrinol Metab. 2003;88:5773–7.

[26] Valcavi R, Frasoldati A. Ultrasound-guided percutaneous ethanol injection therapy in thyroid cystic nodules. Endocr Pract. 2004;10:269–75.

[27] Del Prete S, Caraglia M, Russo D, Vitale G, Giuberti G, Marra M, et al. Percutaneous ethanol injection efficacy in the treatment of large symptomatic thyroid cystic nodules: ten-year follow-up of a large series. Thyroid. 2002;12:815–21.

[28] Guglielmi R, Pacella CM, Bianchini A, Bizzarri G, Rinaldi R, Graziano FM, et al. Percutaneous ethanol injection treatment in benign thyroid lesions: role and efficacy. Thyroid. 2004;14:125–31.

[29] Kim JH, Lee HK, Lee JH, Ahn IM, Choi CG. Efficacy of sonographically guided percutaneous ethanol injection for treatment of thyroid cysts versus solid thyroid nodules. Am J Roentgenol. 2003;180:1623–726.

[30] Zingrillo M, Torlontano M, Chiarella R, et al. Percutaneous ethanol injection may be a definitive treatment for symptomatic thyroid cystic nodules not treatable by surgery: five-year followup study. Thyroid. 1999;9:763–7.

[31] Lee SJ, Ahn I-M. Effectiveness of percutaneous ethanol injection therapy in benign nodular and cystic thyroid disease: long-term follow-up experience. Endocr J. 2005;52:455–62.

[32] Kanotra SP, Lateef M, Kirmani O. Non-surgical management of benign thyroid cysts: use of ultrasound-guided ethanol ablation. Postgrad Med J. 2008;84(998):639–43.

[33] Sung JY, Kim YS, Choi H, et al. Optimum first-line treatment technique for benign cystic thyroid nodules: ethanol ablation or radiofrequency ablation. AJR Am J Roentgenol. 2011;196(2):W210–4.

[34] Porenta M, Fettich JJ. Treatment of thyroid cysts by sclerosation. Radiobiol Radiother. 1985;26:249–54.

[35] Hegedüs L, Hansen JM, Karstrup S, Torp-Pedersen S, Juul N. Tetracycline for sclerosis of thyroid cysts. A randomized study. Arch Intern Med. 1988;148(5):1116–8.

[36] Kalra N, Ahuja CK, Dutta P, Rajwanshi A, Mittal BR, Bhansali A, et al. Comparison of sonographically guided percutaneous sodium tetradecyl sulfate injection with ethanol injection in the treatment of benign nonfunctioning thyroid nodules. J Vasc Interv Radiol. 2014;25:1218–24.

[37] Zhao Y, Guan X, Liu Y, Liu S, Hussain A, Shi B. The efficacy of percutaneous AHI (arginine hydrochloride injection) for the treatment of recurrent thyroid cysts. Ann Endocrinol. 2015;76:281–5.

[38] Reverter JL, Alonso N, Avila M, Lucas A, Mauricio D, Puig-Domingo M. Evaluation of efficacy, safety, pain perception and health-related quality of life of percutaneous ethanol injection as first-line treatment in symptomatic thyroid cysts. BMC Endocr Disord. 2015;15:73.

[39] In HS, Kim DW, Choo HJ, Jung SJ, Kang T, Ryu JH. Ethanol ablation of benign thyroid cysts and predominantly cystic thyroid nodules: factors that predict outcome. Endocrine. 2014;46:107–13.

[40] Cho YS, Lee HK, Ahn IM, Lim SM, Kim DH, Choi CG, et al. Sonographically guided ethanol sclerotherapy for benign thyroid cysts: results in 22 patients. AJR Am J Roentgenol. 2000;174:213–6.

[41] Kim DW, Rho MH, Park HJ, Kwag HJ. Ultrasonography-guided ethanol ablation of predominantly solid thyroid nodules: a preliminary study for factors that predict the outcome. Br J Radiol. 2012;85:930–6.

[42] Kim YJ, Baek JH, Ha EJ, Lim HK, Lee JH, Sung JY, et al. Cystic versus predominantly cystic thyroid nodules: efficacy of ethanol ablation and analysis of related factors. Eur Radiol. 2012;22:1573–8.

[43] Baek JH, Ha EJ, Choi YJ, Sung JY, Kim JK, Shong YK. Radiofrequency versus ethanol ablation for treating predominantly cystic thyroid nodules: a randomized clinical trial. Korean J Radiol. 2015;16:1332–40.

[44] Suh CH, Baek JH, Ha EJ, Choi YJ, Lee JH, Kim JK, et al. Ethanol ablation of predominantly cystic thyroid nodules: evaluation of recurrence rate and factors related to recurrence. Clin Radiol. 2015;70:42–7.

[45] Kim DW. Usefulness of two-stage ethanol ablation in the treatment of benign predominantly cystic thyroid nodules. Endocr Pract. 2014;20:548–55.

[46] Zingrillo M, Torlantano M, Ghiggi MR, D'Aloiso L, Nirchino V, Bisceglia M, et al. Percutaneous ethanol injection of large thyroid cystic nodules. Thyroid. 1996;6:403–8.

[47] Zieleźnik W, Kawczyk-Krupka A, Peszel Barlik M, Cebula W, Sieroń A. Modified percutaneous ethanol injection in the treatment of viscous cystic thyroid nodules. Thyroid. 2005;15:683–7.

[48] Sung JY, Baek JH, Kim YS, Jeong HJ, Kwak MS, Lee D, Moon W. One-step ethanol ablation viscous cystic thyroid nodules. AJR. 2008;191:1730–173.

[49] Lv G, Chen S, Li B, Chen X, Li S. Efficacy assessment of newly developed open-window intervention needles for the treatment of cystic thyroid nodules that cannot be aspirated. Thyroid. 2014;24:1012–7.

[50] Kim DW, Rho MH, Kim HJ, Kwon JS, Sung YS, Lee SW. Percutaneous ethanol injection for benign cystic thyroid nodules: is aspiration of ethanol-mixed fluid advantageous? AJNR Am J Neuroradiol. 2005;26:2122–7.

[51] Monzani F, Goletti O, Caraccio N, Del Guerra P, Ferdeghini M, Pucci E, et al. Percutaneous ethanol injection treatment of autonomous thyroid adenoma: hormonal and clinical evaluation. Clin Endocrinol. 1992; 36:491–7.

[52] Di Lelio A, Rivolta M, Casati M, Capra M. Treatment of autonomous thyroid nodules: value of percutaneous ethanol injection. Am J Roentgenol. 1995;164:207–13.

[53] Ferrari C, Reschini E, Paracchi A. Treatment of the autonomous thyroid nodule: a review. Eur J Endocrinol. 1996;135:383–90.

[54] Lippi F, Ferrari C, Manetti L, Rago T, Santini F, Monzani F, et al. Treatment of solitary autonomous thyroid nodules by percutaneous etanol injection. Results of an Italian multicenter study. J Clin Endocrinol Metab. 1996;81: 3261–4.

[55] Monzani F, Caraccio N, Goletti O. Five year follow-up of percutaneous ethanol injection for the treatment of hyperfunctioning thyroid nodules: a study of 117 patients. Clin Endocrinol. 1997;46:9–15.

[56] Zingrillo M, Torlontano M, Ghiggi MR, Frusciante V, Varraso A, Liuzzi A, et al. Radioiodine and percutaneous ethanol injection in the treatment of large toxic thyroid nodule: a long-term study. Thyroid. 2000;10:985–9.

[57] Del Prete S, Russo D, Caraglia M, Giuberti G, Marra M, Vitale G, et al. Percutaneous ethanol injection of autono-mous thyroid nodules with a volume larger than 40 ml: three years of follow-up. Clin Radiol. 2001;56:895–901.

[58] Tarantino L, Francica G, Sordelli I, Sperlongano P, Parmeggiani D, Ripa C, et al. Percutaneous ethanol injection of hyperfunctioning thyroid nodules: long-term follow-up in 125 patients. AJR Am J Roentgenol. 2008;190:800–8.

[59] Yano Y, Sugino K, Akaishi J, Uruno T, Okuwa K, Shibuya H, et al. Treatment of autonomously functioning thyroid nodules at a single institution: radioiodine therapy, surgery, and ethanol injection therapy. Ann Nucl Med. 2011;25:749–54.

[60] Zingrillo M, Modoni S, Conte M, Frusciante V, Trischitta V. Percutaneous ethanol injection plus radioiodine versus radioiodine alone in the treatment of large toxic thyroid nodules. J Nucl Med. 2003;44:207–10.

[61] Pacini F. Role of percutaneous ethanol injection in management of nodular lesions of the thyroid gland. J Nucl Med. 2003;44:211–2.

[62] Pishdad GR, Pishdad P, Pishdad R. Horner's syndrome as a complication of percutaneous ethanol treatment of thyroid nodule. Thyroid. 2011;21:327–8.

[63] Regalbuto C, Le Moli R, Muscia V, Russo M, Vigneri R, Pezzino V. Severe graves' ophthalmopathy after percut-aneous ethanol injection in a nontoxic thyroid nodule. Thyroid. 2012;22:210–3.

[64] Zingrillo M, Collura D, Ghiggi MR, Nirchio V, Trischitta V. Treatment of large cold benign thyroid nodules not eligible for surgery with percutaneous ethanol injection. J Clin Endocrinol Metab. 1998;83:3905–7.

[65] Bennedbaek FN, Nielsen LK, Hegedus L. Effect of percutaneous ethanol injection therapy versus suppressive doses of L-thyroxine on benign solitary solid cold thyroid nodules: a randomized trial. J Clin Endocrinol Metab. 1998;83:830–5.

[66] Bennedbaek FN, Hegedüs L. Percutaneous ethanol injection therapy in benign solitary solid cold thyroid nodules: a randomized trial comparing one injection with three injections. Thyroid. 1999;9:225–33.

[67] Papini E, Pacella CM, Hegedus L. Diagnosis of endocrine disease: thyroid ultrasound (US) and US-assisted procedures: from the shadows into an array of applications. Eur J Endocrinol. 2014;170:R133–46.

[68] Papini E, Pacella CM, Misischi I, Guglielmi R, Bizzarri G, Døssing H, et al. The advent of ultrasound-guided ablation techniques in nodular thyroid disease: towards a patient-tailored approach. Best Pract Res Clin Endocrinol Metab. 2014;28:601–18.

[69] Douthat WG, Cardozo G, Garay G, Orozco S, Chiurchiu C, de la Fuente J, et al. Use of percutaneous ethanol injection therapy for recurrent secondary hyperparathyroidism after subtotal parathyroidectomy. Int J Nephrol. 2011;2011:246734.

[70] Chen HH, Lin CJ, Wu CJ, Lai CT, Lin J, Cheng SP, et al. Chemical ablation of recurrent and persistent secondary hyperparathyroidism after subtotal parathyroidectomy. Ann Surg. 2011;253:786–90.

[71] Kitaoka M. Ultrasonographic diagnosis of parathyroid glands and percutaneous ethanol injection therapy. Nephrol Dial Transplant. 2003;18(Suppl 3):ii27–30.

[72] Tanaka M, Itoh K, Matsushita K, Matsushita K, Fukagawa M. Efficacy of percutaneous ethanol injection therapy for secondary hyperparathyroidism in patients on hemo-dialysis as evaluated by parathyroid hormone levels according to K/DOQI guidelines. Ther Apher Dial. 2005; 9:48–52.

[73] Douthat WG, Chiurchiu CR, Massari PU. New options for the management of hyperparathyroidism after renal transplantation. World J Transplant. 2012;2(3):41–5.

[74] Harman CR, Grant CS, Hay ID, et al. Indications, technique, and efficacy of alcohol injection of enlarged parathyroid glands in patients with primary hyperpara-thyroidism. Surgery. 1998;124:1011–9.

[75] Cercueil JP, Jacob D, Verges B, Holtzmann P, Lerais JM, Krause D. Percutaneous ethanol injection into parathyroid adenomas: mid−and long−term results. Eur Radiol. 1998; 8:1565−156.

[76] Singh Ospina N, Thompson GB, Lee RA, Reading CC, Young WF Jr. Safety and efficacy of percutaneous parathyroid ethanol ablation in patients with recurrent primary hyperparathyroidism and multiple endocrine Neoplasia type 1. J Clin Endocrinol Metabol. 2015; 100(1):E87−90.

[77] Clark OH, Okerlund MD, Cavalieri RR, Greenspan FS. Diagnosis and treatment of thyroid parathyroid and thyroglossal duct cysts. J Clin Endocrinol Metab. 1979; 48:983−8.

[78] Ippolito G, Palazzo FF, Sebag F, Sierra M, De Micco C, Henry JF. A single institution 25−year review of true parathyroid cysts. Langenbecks Arch Surg. 2006;391: 13−8.

[79] Goomany A, Rafferty A, Smith I. An unusual neck mass: a case of a parathyroid cyst and review of the literature. Case Rep Surg. 2015;2015:243527.

[80] Prinz RA, Peters JR, Kane JM, Wood J. Needle aspiration of nonfunctioning parathyroid cysts. Am Surg. 1990; 56:420−2.

[81] Akel M, Salti I, Azar ST. Successful treatment of parathyroid cyst using ethanol sclerotherapy. Am J Med Sci. 1999;317:50−2.

[82] Baskin HJ. New applications of thyroid and parathyroid ultrasound. Minerva Endocrinol. 2004;29:195−206.

[83] Frasoldati A, Valcavi R. Challenges in neck ultrasonography: lymphadenopathy and parathyroid glands. Endocr Pract. 2004;10:261−8.

[84] Koiwa F, Hasegawa T, Tanaka R, Kakuta T. Indication and efficacy of PEIT in the management of secondary hyperparathyroidism. NDT Plus. 2008;1(Suppl 3):14−7.

[85] Sung JY, Baek JH, Kim KS, Lee D, Ha EJ, Lee JH. Symptomatic nonfunctioning parathyroid cysts: role of simple aspiration and ethanol ablation. Eur J Radiol. 2013;82:316−20.

[86] Kim JH. Ultrasound−guided sclerotherapy for benign non−thyroid cystic mass in the neck. Ultrasonography. 2014;33:83−90.

[87] Hay ID, Charboneau JW. The coming of age of ultrasound−guided percutaneous ethanol ablation of selected neck nodal metastases in well−differentiated thyroid carcinoma. J Clin Endocrinol Metab. 2011;96:2717−20.

[88] Lewis BD, Hay ID, Charboneau JW, McIver B, Reading CC, Goellner JR. Percutaneous ethanol injection for treatment of cervical lymph node metastases in patients with papillary thyroid carcinoma. Am J Roentgenol. 2002;178:699−704.

[89] Monchik JM, Donatini G, Iannuccilli J, Dupuy DE. Radiofrequency ablation and percutaneous ethanol injection treatment for recurrent local and distant well−differentiated thyroid carcinoma. Ann Surg. 2006;244: 296−304.

[90] Lim CY, Yun JS, Lee J, Nam KH, Chung WY, Park CS. Percutaneous ethanol injection therapy for locally recurrent papillary thyroid carcinoma. Thyroid. 2007;17: 347−35.

[91] Kim BM, Kim MJ, Kim EK, et al. Controlling recurrent papillary thyroid carcinoma in the neck by ultrasonography−guided percutaneous ethanol injection. Eur Radiol. 2008;18:835−42.

[92] Heilo A, Sigstad E, Fagerlid KH, Håskjold OI, Grøholt KK, Berner A, et al. Efficacy of ultrasound−guided percutaneous ethanol injection treatment in patients with a limited number of metastatic cervical lymph nodes from papillary thyroid carcinoma. J Clin Endocrinol Metab. 2011;96:2750−5.

[93] Hay ID, Lee RA, Davidge−Pitts C, Reading CC, Charboneau JW. Long−term outcome of ultrasoundguided percutaneous ethanol ablation of selected "recurrent" neck nodal metastases in 25 patients with TNM stages III or IVA papillary thyroid carcinoma previously treated by surgery and ^{131}I therapy. Surgery. 2013;154:1448−54; discussion 1454−5.

[94] Guenette JP, Monchik JM, Dupuy DE. Image−guided ablation of postsurgical locoregional recurrence of biopsy−proven well−differentiated thyroid carcinoma. J Vasc Interv Radiol. 2013;24(5):672−9.

[95] Vannucchi G, Covelli D, Perrino M, De Leo S, Fugazzola L. Ultrasound−guided percutaneous ethanol injection in papillary thyroid cancer metastatic lymph−nodes. Endocrine. 2014;47:648−51.

[96] Fontenot TE, Deniwar A, Bhatia P, Al−Qurayshi Z, Randolph GW, Kandil E. Percutaneous ethanol injection vs reoperation for locally recurrent papillary thyroid cancer: a systematic review and pooled analysis. JAMA Otolaryngol Head Neck Surg. 2015;141:512−8.

[97] Sohn YM, Hong SW, Kim EK, Kim MJ, Moon HJ, Kim SJ, et al. Complete eradication of metastatic lymph node after percutaneous ethanol injection therapy: pathologic correlation. Thyroid. 2009;19:317−9.

[98] Pacella CM, Papini E. Image−guided percutaneous ablation therapies for local recurrences of thyroid tumors. J Endocrinol Investig. 2013;36:61−70.

[99] Yue W, Chen L, Wang S, Yu S. Locoregional control of recurrent papillary thyroid carcinoma by ultrasound−guided percutaneous microwave ablation: a prospective study. Int J Hyperth. 2015;3:403−8.

[100] Lim HK, Baek JH, Lee JH, Kim WB, Kim TY, Shong YK, et al. Efficacy and safety of radiofrequency ablation for treating locoregional recurrence from papillary thyroid cancer. Eur Radiol. 2015;25:163−70.

第 15 章 分子标志物在甲状腺结节诊断及临床处理中的应用

Utilization of Molecular Markers in the Diagnosis and Management of Thyroid Nodules

Susan J. Hsiao，Yuri E. Nikiforov 著

一、概述

分子检测技术的进步使得常规使用分子标记物指导细胞学尚不明确的甲状腺结节患者的临床处理成为可能。超声和细胞病理学检查是甲状腺结节非常重要的诊断手段，利用这些方法能够明确大多数（70%～80%）甲状腺结节的良、恶性[1, 2]。2007年，美国国家癌症研究所首次提出了Bethesda报告系统，为诊断类别提供了风险分层和临床管理建议[3, 4]。然而，20%～30%的甲状腺结节属于以下三个不确定类别之一：意义不明确的细胞非典型性病变/滤泡性病变（AUS/FLUS）（Bethesda Ⅲ）；滤泡或嗜酸细胞（Hürthle细胞）肿瘤/可疑滤泡或嗜酸细胞（Hürthle细胞）肿瘤（FN/SFN）（Bethesda Ⅳ）；可疑恶性细胞（SMC）（Bethesda Ⅴ）[4, 5]。

AUS/FLUS的恶性可能性为5%～15%，患有AUS/FLUS结节的患者通常需要进行重复细针穿刺（FNA）。FN/SFN的恶性可能性为15%～30%，通常建议这类患者进行诊断性甲状腺叶切除术。SMC的恶性可能性最高，为60%～70%，建议这类患者行甲状腺全切术或甲状腺叶切除术[3]。

术后病理发现大多数性质不确定的甲状腺结节为良性[4-6]，对性质不确定最终证实为良性的甲状腺结节，避免或减少诊断性手术可使患者受益。性质不确定的甲状腺结节中有10%～40%的患者最终被证实为恶性，如果恶性结节最大径大于1cm，这些患者需要在诊断性甲状腺叶切除术后再行甲状腺全切术。这些患者本可以从一次甲状腺全切术中受益，而无须分两次手术。

为了提高术前风险评估水平，减少诊断性手术，分子学分析等辅助方法越来越多地应用于性质不确定的结节。在最近对内分泌学会、美国甲状腺协会和美国临床内分泌学家协会成员实践模式的调查发现，38.8%的受访者用分子检测指导AUS/FLUS患者的临床治疗，29.0%的受访者用分子检测指导FN/SFN患者的临床治疗[7]。

目前市场上有多种分子检测方法（表 15-1）。这些检测利用基因突变 / 重排、mRNA 表达或 microRNA（miRNA）表达等各种方法来评估甲状腺结节 [8-12]。

二、基因突变 / 重排检测

基因突变和重排检测是基于数十年来关于甲状腺肿瘤发生的分子机制的研究。近年来，这些研究在大规模测序方面，如癌症基因组图谱（TCGA）测序研究中达到了高峰，并对甲状腺肿瘤的基因改变进行了全面分析。

甲状腺乳头状癌的 TCGA 研究检测了 496 例甲状腺乳头状癌的单核苷酸变异体、小片段插入缺失、拷贝数改变、重排、mRNA 表达、miRNA 表达和 DNA 甲基化 [13]。通过此分析，96.5% 的病例确定为驱动基因的改变 [13]。因此，现在几乎所有甲状腺乳头状癌驱动基因的突变都已被描述。在甲状腺乳头状癌中看到的大多数改变包括有丝分裂原活化蛋白激酶（MAPK）和磷脂酰肌醇 –3– 激酶（PI3K）途径。前期研究和大规模测序项目获得的数据指导了基因突变 / 重排的设计。

表 15-1　已批准上市的未定性甲状腺结节的分子检测方法

	突变检测			mRNA 基因表达分选	miRNA 分选	
检测	ThyroSeq v2	ThyGenX	Thyroid ancer Mutation Panel	Afirma	ThyraMIR 如果 ThyGenX 检测结果为阴性，加做该项检测	RosettaGX Reveal
公司	UPMC,via CBLPath	Interpace Diagnostics	Quest	Veracyte	Interpace Diagnostics	Rosetta Genomics
方法学	二代测序	二代测序	实时定量 PCR 焦磷酸测序	mRNA 表达阵列	qRT-PCR	qRT-PCR
检测目标的数量	14 种基因的热点突变及 42 种类型基因融合，包括 RET、PPARG、NTRK1、NTRK3、BRAF、THADA 和 ALK 基因	5 种基因的热点突变以及 RET/PTC1、RET/PTC3、PAX8/PPARG 的融合	4 种基因的热点突变以及 RET/PTC1、RET/PTC3、PAX8/PPARG 的融合	142 mRNAs	10 miRNAs	24 miRNAs
样本需求	FNA 最开始的穿刺液 1 ~ 2 滴滴入收集管	1 针 FNA 的穿刺标本全部收集进收集管	针头在乙醇固定剂（如细胞固定液）中冲洗后样本，2 张未染色组织切片或 4 张未染色 FNA 涂片	2 针 FNA 的穿刺标本全部收集进收集管	1 针 FNA 的穿刺标本全部收集进收集管	1 张染色的 FNA 涂片

（一）7 个基因突变 / 重排组套

甲状腺癌中最常见 7 个基因的突变和重排组套（约占甲状腺癌的 70%）是一种突变检测方法。通常包括 BRAF、NRAS、HRAS 和 KRAS 中的热点突变，以及融合基因 RET/PTC1、RET/PTC3 和 PAX8/PPARG 的检测。

BRAF 是一种丝氨酸 / 苏氨酸激酶，它在 MAPK 通路、细胞分裂和分化中都起着至关重要的作用。40%～45% 的甲状腺乳头状癌中可见 BRAF 突变[14, 15]。最常见的 BRAF 突变是 V600E 激活突变，还有已经报道的其他突变，如 K601E 或小的框内插入或缺失[16-19]。此外，BRAF 信号的激活可能通过 BRAF 与 AKAP9、SND1 或 MKRN1 等基因的融合而发生[13, 20]。

NRAS、HRAS 和 KRAS 是三种致癌基因，在一些肿瘤中常发生突变。激活突变通常发生在 61 号密码子（最常见），也可发生于 12 和 13 号密码子。据报道，NRAS、HRAS 或 KRAS 突变可发生于 40%～50% 的滤泡性癌和 20%～40% 的滤泡性腺瘤[21-24]，也可发生于具有乳头状核特征的非浸润性甲状腺滤泡性肿瘤（NIFTP）及滤泡亚型乳头状癌[25-27]。

在 7 个基因突变 / 重排组套中，融合包括 RET/PTC1（RET 与 CCDC6 的融合）、RET/PTC3（RET 与 NCOA4 的融合）和 PAX8/PPARG 融合。在甲状腺乳头状癌中可见 RET/PTC1 和 RET/PTC3 融合，其发生率约为 10%（低于 20 年前发病率 20%～30%）[28-30]。PAX8/PPARG 融合主要见于滤泡性癌（30%～40%）[31-33]。尽管发生率较低，PAX8/PPARG 融合也可见于滤泡性腺瘤和滤泡亚型乳头状癌[31-35]。

7 个基因突变 / 重排组套中的所有基因和重排显示癌症的高特异性和阳性预测值（PPV）（尽管 NRAS、HRAS 和 KRAS 的 PPV 较低）[12, 36, 37]，它（或类似的 8 个基因检测组套，其中也包括 5% 甲状腺乳头状癌中发生的 TRK 重排）在两个机构的三项前瞻性研究中得到了初步验证，并被认为具有 97%～100% 高特异性和 86%～100% 高 PPV[12, 36, 37]。随后对类似 7 个基因组套的研究，包括单机构回顾性研究和两项前瞻性多机构研究 AsuragenmiRInform 检测（现在由 Interpace Diagnostics 商业提供，作为 ThyGenX 检测）显示，在 FN/SFN 甲状腺结节中可观察到类似的 86%～92% 高特异性和 71%～80%PPV[38-40]。7 个基因突变 / 重排组套检测可从 Quest Diagnostics 或 Interpace Diagnostics（ThyGenX）等供应商购买获得。ThyGenX 检测已经从 miRInform 检测修改为还包括 PIK3CA 中的突变。PIK3CA 突变主要用于描述低分化和未分化的甲状腺癌[41-43]。

（二）ThyroSeq v2 突变 / 重排组套

ThyroSeq v2 组套是一项基于二代测序（NGS）的大型检测。利用 NGS 技术可以同时对多个基因进行以低成本和高通量检测。该检测包括其他突变 / 重排组套中的 7 个基因（BRAF、NRAS、HRAS、KRAS、RET/PTC1、RET/PTC3、PAX8/PPARG），以及与甲状腺癌有关的其他基因：AKT1、PTEN、TP53、TSHR、GNAS、CTNNB1、RET、PIK3CA、EIF1AX、TERT、RET、BRAF、NTRK1、NTRK3、PPARG 和 THADA 的重排[44]。

EIF1AX 是近年来在甲状腺乳头状癌 TCGA 研究中发现的新基因[13]。EIF1AX 是一种翻译起始因子，在 2% 的甲状腺乳头状癌中可见，然而，在随后的研究中，在两个滤泡性腺瘤和一个增生性结节中也发现 EIF1AX 突变，这表明 EIF1AX 突变对诊断癌并不特异[45]。在 11% 的低分化和 9% 的未分化甲状腺癌中也观察到 EIF1AX 突变[46, 47]。有趣的是，在甲状腺乳头状癌中，EIF1AX 突变通常与其他驱动突变相互排斥，与之相反，在低分化和未分化的甲状腺癌中，EIF1AX 和 RASyu 突变有同时发生的倾向[13, 46, 47]。目前仍需要进一步研究以充分阐明 EIF1AX 在甲状腺癌中的作用，并研究 EIF1AX 与 RAS 在低分化和未分化甲状腺癌中是否存在协同作用。

TERT 启动子突变是 ThyroSeq v2 组套中另一重要改变。TERT 启动子突变位于起始密码子上游 124 或 146bp，被称作为甲状腺滤泡性癌的复发性改变，它们在甲状腺髓样癌或良性甲状腺病变中未被发现[48-51]。这些存在于分化良好的甲状腺乳头状癌和滤泡性癌的突变在侵袭性肿瘤中，如低分化癌、间变性甲状腺癌和广泛侵袭性嗜酸性粒细胞癌[48-51]，发生频率更高[48-51]。此外，研究发现 TERT 启动子突变与疾病特异性死亡率、远处转移和持续性疾病风险增加有关[51]。

ThyroSeq v2 检测组套还包括 TP53、PIK3CA 和 AKT1 基因。这些基因与侵袭性行为和肿瘤进展相关，这些基因的突变在低分化和未分化的甲状腺癌中更常见[41-43, 52-56]。预测良性行为的基因，如 TSHR 和 GNAS 的激活突变，也包含在这项检测[57-61]组套中。甲状腺高功能结节中 50% ～ 80% 具有 TSHR 突变，3% ～ 6% 具有 GNAS 突变[57-61]。TSHR 或 GNAS 的突变在滤泡性癌中很少被报道[62]。

ThyroSeq v2 组套还可以检测甲状腺髓样癌中的 RET 突变。该组套可检测到与散发性甲状腺髓样癌或 MEN2B 综合征相关的所有突变，如激活酪氨酸激酶结构域突变 M918T 或与 MEN2A 综合征或家族性甲状腺髓样癌相关的细胞外结构域半胱氨酸突变。

最后，ThyroSeq v2 组套可以检测到一组扩展的融合基因。5% 的甲状腺乳头状癌中可见 NTRK1 和 NTRK3 的重排[62-66]。在儿童甲状腺乳头状癌中，NTRK1 或 NTRK3 重排的发生率可能更高[67]。据报道，约 1% 的乳头状甲状腺癌有 THADA 的融合[13]。涉及 ALK 基因的融合存在可以应用靶向药物的可能，并可见于 1% ～ 2% 的甲状腺乳头状癌，4% ～ 9% 的低分化癌，4% 的甲状腺未分化癌和 1% ～ 2% 的甲状腺髓样癌[47, 68, 69]。

ThyroSeq v2 最初在单一的研究中心进行验证，该中心对 143 个 FN/SFN 细胞学甲状腺结节进行可回顾性和前瞻性研究[44]。结果总体表现出非常好的检测效果，特异度为 93%，灵敏度为 90%，PPV 为 83%，NPV 为 96%[44]。在对 465 例 AUS/FLUS 甲状腺结节进行的单一机构前瞻性的后续研究中，观察到了相似的良好效果，灵敏度为 90.9%，特异度为 92.1%，PPV 为 76.9%，NPV 为 97.2%[70]。

三、表达分类检测

（一）mRNA 基因表达分类检测

由 Veracyte 提供的 Afirma 基因表达分类（GEC）是通过检查甲状腺结节的基因表达谱模式并使用该数据产生的[71]。Afirma 分类使用 142 个基因的表达模式将结节分为两类：良性或可疑[8, 71]。有多中心研究报道，利用 265 个不确定结节进行 Afirma 试验初步验证[71]，灵敏度（90%）和 NPV（94%）均较高，但特异性（52%）和 PPV（37%）较低[71]。后续有研究报告也发现 NPV 较低[72-75]。在众多研究之中，真阴性或假阴性的比率很难确定，因为 Afirma 检测的许多良性结果患者没有接受手术切除。最近对 7 项研究进行的 Meta 分析显示，总体灵敏度为 95.7%，总体特异度为 30.5%[76]。

除了 Afirma GEC，Afirma 还提供两种恶性分类指标，Afirma MTC 和 Afirma BRAF。建议对甲状腺结节进行这些恶性分类，这些结节由 Afirma GEC 产生可疑结果，或者是细胞学上的 SMC。Afirma MTC 分类指标在甲状腺髓样癌中也存在差异表达。在最近对 MTC 分类指标进行的小型验证研究中，报告的灵敏度为 96.3%[77]。Afirma BRAF 分类指标用 BRAF V600E 突变分析甲状腺结节差异表达的基因的表达。

（二）miRNA 表达分类

微小 RNA（miRNA）是小的非编码 RNA，其在基因表达的调节中是非常重要的。研究表明，几种在甲状腺癌中差异表达的 miRNA 与预后相关，如甲癌晚期或甲状腺外侵袭[78, 79]。

Rosetta Genomics（Rosetta GX Reveal）提供 miRNA 分类测定。该测定检查来自单个染色诊断涂片的 24 种 miRNA 的表达，以将结节分类为"通过 miRNA 谱分析可疑恶性""对髓质标记物呈阳性"或"良性"[80]。在一项多中心回顾性研究中，该试验共使用了 109 个 Bethesda Ⅲ 和 Bethesda Ⅳ 细胞学样本，据报道该试验的灵敏度为 85%，特异度为 72%，NPV 为 91%[9]。

ThyraMIR 检测（Interpace Diagnostics）是利用一组 miRNA 将甲状腺结节分类为"阳性"或"阴性"。ThyraMIR 检测分析了 10 种 miRNA 的表达，对 10 个基因 ThyGenX 突变 / 重排检测阴性结节的反射检测。有研究对总共 150 个 Bethesda Ⅲ 和 Bethesda Ⅳ 细胞学样本(其中不包括 Hürthle 细胞癌的任何病例）进行初始验证研究，灵敏度为 57%，特异度为 92%，NPV 为 82%，PPV 为 77%[40]。

四、检测方法效能比较

灵敏度衡量的是实际的阳性比例即真阳性率，特异度衡量的是真阴性率。灵敏度和特异度反映了检测方法的性能特征。然而，PPV 和 NPV 会随着疾病的流行而变化。如甲状腺癌发病率高于实验验证人群的患者。另一个可能影响观察到的 NPV 和 PPV 的因素是各种未确定细胞学分类的恶性率的差异。表 15-2 总结了已发布的检测方法的特征。

表 15-2　已发布的甲状腺分子检测方法性能比较

	研究类型	细胞学（Bethesda 分类）	病例数	灵敏度	特异度	阴性预测率	阳性预测率
ThyroSeq	前瞻性	Ⅲ	96	91%	92%	97%	77%
	前瞻性和回顾性	Ⅳ	143	90%	93%	96%	83%
Afirma	前瞻性	Ⅲ	129	90%	53%	95%	38%
		Ⅳ	81	90%	49%	94%	37%
RosettaGX Reveal	回顾性	Ⅲ、Ⅳ	150	74%	74%	92%	43%
ThyGenX 和 ThyraMIR	前瞻性	Ⅲ	58	94%	80%	97%	68%
		Ⅳ	51	82%	91%	91%	82%

基因突变 / 重排检测的优势在于其对恶性肿瘤的高特异性和 PPV。一般来说，这些检测方法被用来"检出"恶性肿瘤。基因表达谱分类的优势在于其高灵敏度和 NPV。这种检测方法被用来"排除"恶性肿瘤。理想的诊断检测方法应当同时具有较高的灵敏度、特异度、NPV 和 PPV，既能检出恶性肿瘤，又能排除恶性肿瘤。联合检测是一种正在开发的方法，如在 ThyGenX 检测中加入 ThyraMIR 检测，其

灵敏度为 89%，特异度为 85%，NPV 为 94%，PPV 为 74%。此外，结合 Afirma MTC 或 Afirma BRAF 恶性肿瘤分类可能会提高 Afirma GEC 的特异度，尽管还没有关于这方面的数据发表。

在目前已商业化的检测方法中，ThyroSeq v2 检测作为一种独立的检测方法显示了广阔的应用前景，它可以用来检出和排除恶性肿瘤，FN/SFN 结节的 NPV 为 96%，PPV 为 83%，AUS/FLUS 结节的 NPV 为 97.2%，PPV 为 76.9%。进一步了解甲状腺发病机制和合作基因或突变的潜在作用可能有助于进一步提高 NPV 和 PPV。特别是在癌和良性 / 惰性肿瘤（如滤泡腺瘤或 NIFTP）中可见的 RAS 突变提示具有 74% ~ 87% 的恶性风险，与其他突变相比恶性风险较低（如 BRAF V600E 突变提示恶性风险大于 95%）[12, 36, 37]。认识到基于特定基因突变的风险差异可以指导患者的治疗。此外，使用基于 NGS 的大型突变也许可以发现可能与恶性风险增加相关的并发突变（如 TP53 或 EIF1AX）。

五、分子表达谱结果在临床管理中的应用

检测表达特征形成了临床算法的基础，指导分子检测在围术期决策中的应用[81]。对于基因突变 / 重排检测为阳性结果时，由于其特异性高，PPV 高，细胞学性质待定的甲状腺结节可通过甲状腺肿瘤切除术治疗。基因突变 / 重排检测为阴性结果时，AUS/FLUS 结节可选择观察或诊断性甲状腺叶切除术治疗，FN/SFN 或 SMC 结节可选择诊断性甲状腺叶切除术治疗。基因表达谱分类具有高灵敏度和高 NPV。对于良性结果，观察或诊断性甲状腺叶切除是合适的，对于 AUS/FLUS 或 FN/SFN 结节的可疑结果，至少应考虑诊断性甲状腺叶切除。

对于具有良好的整体灵敏度、特异度、NPV 和 PPV 的 ThyroSeq v2，可以考虑以下临床路径（图 15-1）。当所有变异的检测结果均为阴性时，在细胞学 Bethesda Ⅲ 和 Bethesda Ⅳ 类结节中（Bethesda 分类被期望用于预测癌症的可能性），癌症漏检率预计为 3% ~ 4%。根据 NCCN 指南，这类患者采取类似于细胞学良性结节的建议，进行随访观察。对于 ThyroSeq 结果阳性的结节，突变类型和其他检测结果可以预测甲状腺结节恶性的可能性，并估计癌细胞的侵袭性，帮助确定最合适的手术方式。单独的 RAS 或 RAS 样突变可以大概率（约 80%）预测低风险癌症或癌前病变 NIFTP。这类患者中许多可以通过治疗性甲状腺叶切除术来治疗，这是目前推荐用于低风险甲状腺癌的方法。单独的 BRAF V600E 或其他 BRAF V600E 样突变提示中度风险癌症复发的概率非常高（> 95%）。复发风险可以依据临床参数进一步调整，如微小（< 1cm）肿瘤的风险可能依然很低。这类患者可以通过甲状腺全切除术或甲状腺叶切除术治疗。多个驱动基因突变检测阳性结果实际上是对癌症的诊断，并可以预测癌症复发和肿瘤相关死亡率的巨大风险。采取甲状腺全切术，并考虑中央区淋巴结清扫对这类患者更为有利。

研究表明，使用分子检测有助于避免不必要的手术，并可以减少二次手术的数量（腺叶切除术后甲状腺全部切除）。在一项纳入 471 名细胞学 AUS/FLUS 或 FN/SFN 的甲状腺结节患者的研究中，没有进行 7 基因突变 / 重排检测的患者需要二次手术的可能性增加了 2.5 倍[82]。成本效益建模研究表明 7 基因突变 / 重排检测、基因表达谱分类检测以及联合突变和 miRNA 检测都显示出降低成本的潜力[83, 84]。

六、结论

技术的进步以及甲状腺肿瘤发病机制的分子机制的进一步阐明，使分子检测与超声和细胞病理学

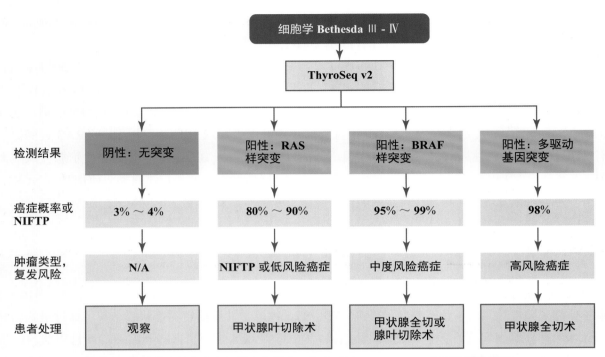

▲ 图 15-1　基于特定突变所带来的风险，临床对于 ThyroSeq v2 检测结果的处理

阴性结节有 3%～4% 的癌症风险，类似于细胞学良性结节，可以通过观察来处理。RAS 样突变阳性的结节提示低风险癌症或 NIFTP，可以通过甲状腺叶切除术进行治疗。BRAF 样突变阳性的结节提示中等风险癌症，可以通过甲状腺全切术或甲状腺叶切除术来治疗。多个驱动基因突变阳性的结节提示高风险癌症，可以通过甲状腺全切术及可能的局部淋巴结切除术进行治疗

检查相结合用于指导甲状腺结节患者的治疗成为可能。市面上有多种检测方法，每种都利用不同的方法来分析性质待定的甲状腺结节的分子变化。这些检测方法都有其自身的优缺点，有的在检出恶性肿瘤方面效果显著，有的在排除恶性肿瘤方面卓有成效。临床实践中正越来越多地采用这些检测方法，并有可能通过减少不必要的手术数量来降低成本。今后的检测方法和检测效能可能会进一步推进，并有可能会被证实具有更多的作用，如预测肿瘤的侵袭性或对治疗的反应。

参 考 文 献

[1] Cooper DS, Doherty GM, Haugen BR, Kloos RT, Lee SL, Mandel SJ, et al. Revised American Thyroid Association management guidelines for patients with thyroid nodules and differentiated thyroid cancer. Thyroid. 2009; 19(11):1167–214.

[2] Gharib H, Papini E, Paschke R, Duick DS, Valcavi R, Hegedus L, et al. American Association of Clinical Endocrinologists, Associazione Medici Endocrinologi, and European Thyroid Association medical guidelines for clinical practice for the diagnosis and management of thyroid nodules: executive summary of recommendations. J Endocrinol Investig. 2010;33(Suppl 5):51–6.

[3] Ali SZ, Cibas ES. The Bethesda system for reporting thyroid cytopathology. New York: Springer; 2010.

[4] Baloch ZW, LiVolsi VA, Asa SL, Rosai J, Merino MJ, Randolph G, et al. Diagnostic terminology and morphologic criteria for cytologic diagnosis of thyroid lesions: a synopsis of the National Cancer Institute thyroid fine-needle aspiration state of the science conference. Diagn Cytopathol. 2008;36(6):425–37.

[5] Baloch ZW, Fleisher S, LiVolsi VA, Gupta PK. Diagnosis of "follicular neoplasm": a gray zone in thyroid fine-needle aspiration cytology. Diagn Cytopathol. 2002; 26(1):41–4.

[6] Mazzaferri EL. Management of a solitary thyroid nodule. N Engl J Med. 1993;328(8):553–9.

[7] Burch HB, Burman KD, Cooper DS, Hennessey JV, Vietor NO. A 2015 survey of clinical practice patterns in the management of thyroid nodules. J Clin Endocrinol Metab. 2016;101(7):2853–62.

[8] Alexander EK, Kennedy GC, Baloch ZW, Cibas ES, Chudova D, Diggans J, et al. Preoperative diagnosis of benign thyroid nodules with indeterminate cytology. N Engl J Med. 2012;367(8):705–15.

[9] Lithwick–Yanai G, Dromi N, Shtabsky A, Morgenstern S, Strenov Y, Feinmesser M, et al. Multicentre validation of a microRNA–based assay for diagnosing indeterminate thyroid nodules utilising fine needle aspirate smears. J Clin Pathol. 2017;70(6):500–7.

[10] Bartolazzi A, Orlandi F, Saggiorato E, Volante M, Arecco F, Rossetto R, et al. Galectin–3–expression analysis in the surgical selection of follicular thyroid nodules with indeterminate fineneedle aspiration cytology: a prospective multicentre study. Lancet Oncol. 2008;9(6):543–9.

[11] Keutgen XM, Filicori F, Crowley MJ, Wang Y, Scognamiglio T, Hoda R, et al. A panel of four miRNAs accurately differentiates malignant from benign indeterminate thyroid lesions on fine needle aspiration. Clin Cancer Res. 2012;18(7):2032–8.

[12] Nikiforov YE, Ohori NP, Hodak SP, Carty SE, LeBeau SO, Ferris RL, et al. Impact of mutational testing on the diagnosis and management of patients with cytologically indeterminate thyroid nodules: a prospective analysis of 1056 FNA samples. J Clin Endocrinol Metab. 2011;96(11):3390–7.

[13] Cancer Genome Atlas Research N. Integrated genomic characterization of papillary thyroid carcinoma. Cell. 2014;159(3): 676–90.

[14] Cohen Y, Xing M, Mambo E, Guo Z, Wu G, Trink B, et al. BRAF mutation in papillary thyroid carcinoma. J Natl Cancer Inst. 2003;95(8):625–7.

[15] Kimura ET, Nikiforova MN, Zhu Z, Knauf JA, Nikiforov YE, Fagin JA. High prevalence of BRAF mutations in thyroid cancer: genetic evidence for constitutive activation of the RET/PTC–RAS–BRAF signaling pathway in papillary thyroid carcinoma. Cancer Res. 2003;63(7): 1454–7.

[16] Chiosea S, Nikiforova M, Zuo H, Ogilvie J, Gandhi M, Seethala RR, et al. A novel complex BRAF mutation detected in a solid variant of papillary thyroid carcinoma. Endocr Pathol. 2009;20(2):122–6.

[17] Ciampi R, Nikiforov YE. Alterations of the BRAF gene in thyroid tumors. Endocr Pathol. 2005;16(3):163–72.

[18] Hou P, Liu D, Xing M. Functional characterization of the T1799–1801del and A1799–1816ins BRAF mutations in papillary thyroid cancer. Cell Cycle. 2007;6(3):377–9.

[19] Soares P, Trovisco V, Rocha AS, Lima J, Castro P, Preto A, et al. BRAF mutations and RET/PTC rearrangements are alternative events in the etiopathogenesis of PTC. Oncogene. 2003;22(29):4578–80.

[20] Ciampi R, Knauf JA, Kerler R, Gandhi M, Zhu Z, Nikiforova MN, et al. Oncogenic AKAP9–BRAF fusion is a novel mechanism of MAPK pathway activation in thyroid cancer. J Clin Invest. 2005;115(1):94–101.

[21] Lemoine NR, Mayall ES, Wyllie FS, Williams ED, Goyns M, Stringer B, et al. High frequency of ras oncogene activation in all stages of human thyroid tumorigenesis. Oncogene. 1989;4(2):159–64.

[22] Motoi N, Sakamoto A, Yamochi T, Horiuchi H, Motoi T, Machinami R. Role of ras mutation in the progression of thyroid carcinoma of follicular epithelial origin. Pathol Res Pract. 2000;196(1):1–7.

[23] Namba H, Rubin SA, Fagin JA. Point mutations of ras oncogenes are an early event in thyroid tumorigenesis. Mol Endocrinol. 1990;4(10):1474–9.

[24] Suarez HG, du Villard JA, Severino M, Caillou B, Schlumberger M, Tubiana M, et al. Presence of mutations in all three ras genes in human thyroid tumors. Oncogene. 1990;5(4):565–70.

[25] Nikiforov YE, Seethala RR, Tallini G, Baloch ZW, Basolo F, Thompson LD, et al. Nomenclature revision for encapsulated follicular variant of papillary thyroid carcinoma: a paradigm shift to reduce overtreatment of indolent tumors. JAMA Oncol. 2016;2(8):1098.

[26] Adeniran AJ, Zhu Z, Gandhi M, Steward DL, Fidler JP, Giordano TJ, et al. Correlation between genetic alterations and microscopic features, clinical manifestations, and prognostic characteristics of thyroid papillary carcinomas. Am J Surg Pathol. 2006;30(2):216–22.

[27] Zhu Z, Gandhi M, Nikiforova MN, Fischer AH, Nikiforov YE. Molecular profile and clinical–pathologic features of the follicular variant of papillary thyroid carcinoma. An unusually high prevalence of ras mutations. Am J Clin Pathol. 2003;120(1):71–7.

[28] Jung CK, Little MP, Lubin JH, Brenner AV, Wells SA Jr, Sigurdson AJ, et al. The increase in thyroid cancer incidence during the last four decades is accompanied by a high frequency of BRAF mutations and a sharp increase in RAS mutations. J Clin Endocrinol Metab. 2013. https://doi.org/10.1210/jc.2013–2503.

[29] Nikiforov YE. RET/PTC rearrangement—a link between Hashimoto's thyroiditis and thyroid cancer…or not. J Clin Endocrinol Metab. 2006;91(6):2040–2.

[30] Zhu Z, Ciampi R, Nikiforova MN, Gandhi M, Nikiforov YE. Prevalence of RET/PTC rearrangements in thyroid papillary carcinomas: effects of the detection methods and genetic heterogeneity. J Clin Endocrinol Metab. 2006;91(9):3603–10.

[31] Dwight T, Thoppe SR, Foukakis T, Lui WO, Wallin G, Hoog A, et al. Involvement of the PAX8/peroxisome proliferator–activated receptor gamma rearrangement in follicular thyroid tumors. J Clin Endocrinol Metab.

2003;88(9):4440–5.

[32] French CA, Alexander EK, Cibas ES, Nose V, Laguette J, Faquin W, et al. Genetic and biological subgroups of low-stage follicular thyroid cancer. Am J Pathol. 2003; 162(4):1053–60.

[33] Nikiforova MN, Lynch RA, Biddinger PW, Alexander EK, Dorn GW 2nd, Tallini G, et al. RAS point mutations and PAX8-PPAR gamma rearrangement in thyroid tumors: evidence for distinct molecular pathways in thyroid follicular carcinoma. J Clin Endocrinol Metab. 2003;88(5):2318–26.

[34] Marques AR, Espadinha C, Catarino AL, Moniz S, Pereira T, Sobrinho LG, et al. Expression of PAX8-PPAR gamma 1 rearrangements in both follicular thyroid carcinomas and adenomas. J Clin Endocrinol Metab. 2002;87(8):3947–52.

[35] Nikiforova MN, Biddinger PW, Caudill CM, Kroll TG, Nikiforov YE. PAX8-PPARgamma rearrangement in thyroid tumors: RT-PCR and immunohistochemical analyses. Am J Surg Pathol. 2002;26(8):1016–23.

[36] Cantara S, Capezzone M, Marchisotta S, Capuano S, Busonero G, Toti P, et al. Impact of proto-oncogene mutation detection in cytological specimens from thyroid nodules improves the diagnostic accuracy of cytology. J Clin Endocrinol Metab. 2010;95(3):1365–9.

[37] Nikiforov YE, Steward DL, Robinson-Smith TM, Haugen BR, Klopper JP, Zhu Z, et al. Molecular testing for mutations in improving the fine-needle aspiration diagnosis of thyroid nodules. J Clin Endocrinol Metab. 2009;94(6):2092–8.

[38] Beaudenon-Huibregtse S, Alexander EK, Guttler RB, Hershman JM, Babu V, Blevins TC, et al. Centralized molecular testing for oncogenic gene mutations complements the local cytopathologic diagnosis of thyroid nodules. Thyroid. 2014;24(10):1479–87.

[39] Eszlinger M, Piana S, Moll A, Bosenberg E, Bisagni A, Ciarrocchi A, et al. Molecular testing of thyroid fine-needle aspirations improves presurgical diagnosis and supports the histologic identification of minimally invasive follicular thyroid carcinomas. Thyroid. 2015;25(4):401–9.

[40] Labourier E, Shifrin A, Busseniers AE, Lupo MA, Manganelli ML, Andruss B, et al. Molecular testing for miRNA, mRNA, and DNA on fine-needle aspiration improves the preoperative diagnosis of thyroid nodules with indeterminate cytology. J Clin Endocrinol Metab. 2015;100(7):2743–50.

[41] Garcia-Rostan G, Costa AM, Pereira-Castro I, Salvatore G, Hernandez R, Hermsem MJ, et al. Mutation of the PIK3CA gene in anaplastic thyroid cancer. Cancer Res. 2005;65(22):10199–207.

[42] Hou P, Liu D, Shan Y, Hu S, Studeman K, Condouris S, et al. Genetic alterations and their relationship in the phosphatidylinositol 3-kinase/Akt pathway in thyroid cancer. Clin Cancer Res. 2007;13(4):1161–70.

[43] Ricarte-Filho JC, Ryder M, Chitale DA, Rivera M, Heguy A, Ladanyi M, et al. Mutational profile of advanced primary and metastatic radioactive iodine-refractory thyroid cancers reveals distinct pathogenetic roles for BRAF, PIK3CA, and AKT1. Cancer Res. 2009;69(11):4885–93.

[44] Nikiforov YE, Carty SE, Chiosea SI, Coyne C, Duvvuri U, Ferris RL, et al. Highly accurate diagnosis of cancer in thyroid nodules with follicular neoplasm/suspicious for a follicular neoplasm cytology by ThyroSeq v2 next-generation sequencing assay. Cancer. 2014;120(23): 3627–34.

[45] Karunamurthy A, Panebianco F, Hsiao S, Vorhauer J, Nikiforova M, Chiosea SI, et al. Prevalence and phenotypic characteristics of EIF1AX mutations in thyroid nodules. Endocr Relat Cancer. 2016;23(4): 295–301.

[46] Kunstman JW, Juhlin CC, Goh G, Brown TC, Stenman A, Healy JM, et al. Characterization of the mutational landscape of anaplastic thyroid cancer via whole-exome sequencing. Hum Mol Genet. 2015;24(8):2318–29.

[47] Landa I, Ibrahimpasic T, Boucai L, Sinha R, Knauf JA, Shah RH, et al. Genomic and transcriptomic hallmarks of poorly differentiated and anaplastic thyroid cancers. J Clin Invest. 2016;126(3):1052–66.

[48] Landa I, Ganly I, Chan TA, Mitsutake N, Matsuse M, Ibrahimpasic T, et al. Frequent somatic TERT promoter mutations in thyroid cancer: higher prevalence in advanced forms of the disease. J Clin Endocrinol Metab. 2013;98(9):E1562–6.

[49] Liu T, Wang N, Cao J, Sofiadis A, Dinets A, Zedenius J, et al. The age- and shorter telomere-dependent TERT promoter mutation in follicular thyroid cell-derived carcinomas. Oncogene. 2013;33(42):4978–84.

[50] Liu X, Bishop J, Shan Y, Pai S, Liu D, Murugan AK, et al. Highly prevalent TERT promoter mutations in aggressive thyroid cancers. Endocr Relat Cancer. 2013;20(4):603–10.

[51] Melo M, Rocha AG, Vinagre J, Batista R, Peixoto J, Tavares C, et al. TERT promoter mutations are a major indicator of poor outcome in differentiated thyroid carcinomas. J Clin Endocrinol Metab. 2014. https://doi. org/10.1210/jc.2013-3734.

[52] Fagin JA, Matsuo K, Karmakar A, Chen DL, Tang SH, Koeffler HP. High prevalence of mutations of the p53 gene in poorly differentiated human thyroid carcinomas. J Clin Invest. 1993;91(1):179–84.

[53] Donghi R, Longoni A, Pilotti S, Michieli P, Della Porta G, Pierotti MA. Gene p53 mutations are restricted to poorly differentiated and undifferentiated carcinomas of the thyroid gland. J Clin Invest. 1993;91(4):1753–60.

[54] Dobashi Y, Sugimura H, Sakamoto A, Mernyei M, Mori M, Oyama T, et al. Stepwise participation of p53 gene

mutation during dedifferentiation of human thyroid carcinomas. Diagn Mol Pathol. 1994;3(1):9–14.

[55] Ho YS, Tseng SC, Chin TY, Hsieh LL, Lin JD. p53 gene mutation in thyroid carcinoma. Cancer Lett. 1996;103(1):57–63.

[56] Takeuchi Y, Daa T, Kashima K, Yokoyama S, Nakayama I, Noguchi S. Mutations of p53 in thyroid carcinoma with an insular component. Thyroid. 1999;9(4):377–81.

[57] Fuhrer D, Holzapfel HP, Wonerow P, Scherbaum WA, Paschke R. Somatic mutations in the thyrotropin receptor gene and not in the Gs alpha protein gene in 31 toxic thyroid nodules. J Clin Endocrinol Metab. 1997;82(11): 3885–91.

[58] Trulzsch B, Krohn K, Wonerow P, Chey S, Holzapfel HP, Ackermann F, et al. Detection of thyroid–stimulating hormone receptor and Gsalpha mutations: in 75 toxic thyroid nodules by denaturing gradient gel electrophoresis. J Mol Med. 2001;78(12):684–91.

[59] Parma J, Duprez L, Van Sande J, Hermans J, Rocmans P, Van Vliet G, et al. Diversity and prevalence of somatic mutations in the thyrotropin receptor and Gs alpha genes as a cause of toxic thyroid adenomas. J Clin Endocrinol Metab. 1997;82(8):2695–701.

[60] Garcia–Jimenez C, Santisteban P. TSH signalling and cancer. Arq Bras Endocrinol Metabol. 2007;51(5): 654–71.

[61] Nishihara E, Amino N, Maekawa K, Yoshida H, Ito M, Kubota S, et al. Prevalence of TSH receptor and Gsalpha mutations in 45 autonomously functioning thyroid nodules in Japan. Endocr J. 2009;56(6):791–8.

[62] Leeman–Neill RJ, Kelly LM, Liu P, Brenner AV, Little MP, Bogdanova TI, et al. ETV6–NTRK3 is a common chromosomal rearrangement in radiation–associated thyroid cancer. Cancer. 2013;120(6):799–807.

[63] Greco A, Pierotti MA, Bongarzone I, Pagliardini S, Lanzi C, Della PG. TRK–T1 is a novel oncogene formed by the fusion of TPR and TRK genes in human papillary thyroid carcinomas. Oncogene. 1992;7(2):237–42.

[64] Greco A, Mariani C, Miranda C, Lupas A, Pagliardini S, Pomati M, et al. The DNA rearrangement that generates the TRK–T3 oncogene involves a novel gene on chromosome 3 whose product has a potential coiled–coil domain. Mol Cell Biol. 1995;15(11):6118–27.

[65] Martin–Zanca D, Hughes SH, Barbacid M. A human oncogene formed by the fusion of truncated tropomyosin and protein tyrosine kinase sequences. Nature. 1986; 319(6056):743–8.

[66] Radice P, Sozzi G, Miozzo M, De Benedetti V, Cariani T, Bongarzone I, et al. The human tropomyosin gene involved in the generation of the TRK oncogene maps to chromosome 1q31. Oncogene. 1991;6(11):2145–8.

[67] Prasad ML, Vyas M, Horne MJ, Virk RK, Morotti R, Liu Z, et al. NTRK fusion oncogenes in pediatric papillary thyroid carcinoma in northeast United States. Cancer.

2016;122(7):1097–107.

[68] Kelly LM, Barila G, Liu P, Evdokimova VN, Trivedi S, Panebianco F, et al. Identification of the transforming STRN–ALK fusion as a potential therapeutic target in the aggressive forms of thyroid cancer. Proc Natl Acad Sci U S A. 2014;111(11):4233–8.

[69] Ji JH, Oh YL, Hong M, Yun JW, Lee HW, Kim D, et al. Identification of driving ALK fusion genes and genomic landscape of medullary thyroid cancer. PLoS Genet. 2015;11(8):e1005467.

[70] Nikiforov YE, Carty SE, Chiosea SI, Coyne C, Duvvuri U, Ferris RL, et al. Impact of the multi–gene thyroSeq next–generation sequencing assay on cancer diagnosis in thyroid nodules with atypia of undetermined significance/ follicular lesion of undetermined significance cytology. Thyroid. 2015;25(11):1217–23.

[71] Chudova D, Wilde JI, Wang ET, Wang H, Rabbee N, Egidio CM, et al. Molecular classification of thyroid nodules using high–dimensionality genomic data. J Clin Endocrinol Metab. 2010;95(12):5296–304.

[72] Alexander EK, Schorr M, Klopper J, Kim C, Sipos J, Nabhan F, et al. Multicenter clinical experience with the Afirma gene expression classifier. J Clin Endocrinol Metab. 2014;99(1):119–25.

[73] Harrell RM, Bimston DN. Surgical utility of Afirma: effects of high cancer prevalence and oncocytic cell types in patients with indeterminate thyroid cytology. Endocr Pract. 2014;20(4):364–9.

[74] Marti JL, Avadhani V, Donatelli LA, Niyogi S, Wang B, Wong RJ, et al. Wide inter–institutional variation in performance of a molecular classifier for indeterminate thyroid nodules. Ann Surg Oncol. 2015;22(12):3996–4001.

[75] McIver B, Castro MR, Morris JC, Bernet V, Smallridge R, Henry M, et al. An independent study of a gene expression classifier (Afirma) in the evaluation of cytologically indeterminate thyroid nodules. J Clin Endocrinol Metab. 2014;99(11):4069–77.

[76] Santhanam P, Khthir R, Gress T, Elkadry A, Olajide O, Yaqub A, et al. Gene expression classifier for the diagnosis of indeterminate thyroid nodules: a meta–analysis. Med Oncol. 2016;33(2):14.

[77] Pankratz DG, Hu Z, Kim SY, Monroe RJ, Wong MG, Traweek ST, et al. Analytical performance of a gene expression classifier for medullary thyroid carcinoma. Thyroid. 2016;26(11):1573–80.

[78] Chou CK, Chen RF, Chou FF, Chang HW, Chen YJ, Lee YF, et al. miR–146b is highly expressed in adult papillary thyroid carcinomas with high risk features including extrathyroidal invasion and the BRAF(V600E) mutation. Thyroid. 2010;20(5):489–94.

[79] Chou CK, Yang KD, Chou FF, Huang CC, Lan YW, Lee YF, et al. Prognostic implications of miR–146b expression and its functional role in papillary thyroid carcinoma. J Clin Endocrinol Metab. 2013;98(2):E196–205.

[80] Benjamin H, Schnitzer-Perlman T, Shtabsky A, VandenBussche CJ, Ali SZ, Kolar Z, et al. Analytical validity of a microRNA-based assay for diagnosing indeterminate thyroid FNA smears from routinely prepared cytology slides. Cancer Cytopathol. 2016; 124(10):711–21.

[81] Ferris RL, Baloch Z, Bernet V, Chen A, Fahey TJ 3rd, Ganly I, et al. American Thyroid Association statement on surgical application of molecular profiling for thyroid nodules: current impact on perioperative decision making. Thyroid. 2015;25(7):760–8.

[82] Yip L, Wharry LI, Armstrong MJ, Silbermann A, McCoy KL, Stang MT, et al. A clinical algorithm for fine-needle aspiration molecular testing effectively guides the appropriate extent of initial thyroidectomy. Ann Surg. 2014;260(1):163–8.

[83] Labourier E. Utility and cost-effectiveness of molecular testing in thyroid nodules with indeterminate cytology. Clin Endocrinol. 2016;85(4):624–31.

[84] Yip L, Farris C, Kabaker AS, Hodak SP, Nikiforova MN, McCoy KL, et al. Cost impact of molecular testing for indeterminate thyroid nodule fine-needle aspiration biopsies. J Clin Endocrinol Metab. 2012;97(6):1905–12.

第 16 章　甲状腺结节超声弹性成像

Ultrasound Elastography of Thyroid Nodules

Ghobad Azizi，Carl D. Malchoff　著

缩略语	英文全称	中文名称
ARFI	Acoustic radiation force impulse	声辐射力脉冲弹性成像技术
ES	Elastography score	弹性成像评分
FNAB	Fine needle aspiration biopsy	细针穿刺活检
kPa	Kilopascals	千帕
m/s	Meters per second	米 / 秒
NPV	Negative predictive value	阴性预测值
PPV	Positive predictive value	阳性预测值
PTC	Papillary thyroid cancer	甲状腺乳头状癌
ROI	Region of interest	感兴趣区域
SWE	Shear wave elastography	剪切波弹性成像
SWV	Shear wave velocity	剪切波速率
US	Ultrasound	超声
VTIQ	Virtual tissue imaging quantification	声触诊组织成像定量技术
VTQ	Virtual touch quantification	声触诊组织定量技术

一、概述

弹性成像是一种无创且很有前景的新技术，由 Ophir 和他的同事在休斯敦得克萨斯大学医学院提出 [2]，通过测量组织的硬度来鉴别诊断甲状腺结节的良恶性 [1]。虽然灰阶超声（US）可以很好地显示甲状腺结节，然而，对甲状腺结节仅能提供有限的力学信息 [3]，从而导致其预测甲状腺癌的灵敏度较低。

近年来的几项大型研究表明，应变弹性成像和剪切波弹性成像独立于其他超声特征[4-9]，均能对潜在恶性的甲状腺结节进行风险分层评估。在本章中，我们将首先介绍应变弹性成像，然后再讨论剪切波弹性成像（SWE）。众所周知，炎症和肿瘤的发生过程中，组织成分和硬度会发生改变[10]。而弹性成像通过施加外力和监测形变程度研究结构力学特征的差异。相对位移越低代表着弹性程度也越低，恶性可能性较高[11, 12]。为什么多数甲状腺癌比正常甲状腺组织硬度更高、弹性更低？微观上至少有3个原因：①细胞增多或肿瘤上皮细胞增加；②肿瘤非上皮细胞增多（成纤维细胞、内皮细胞、鳞状上皮细胞、梭形细胞化生和炎症细胞）；③基质物质增加（胶原蛋白、钙化、淀粉样蛋白和黏蛋白）。这些原因增加组织硬度，进而可被弹性成像检出。在不同肿瘤体外的研究中发现，恶性肿瘤的硬度是正常组织的10倍[13]。

弹性成像检测甲状腺乳头状癌（PTC）的有效性在很大程度上是取决于恶性结节中的微钙化。主要由于PTC中的沙砾体，它也常见于甲状腺髓样癌[13]。沙砾体是钙的沉积物，显微镜下可见。这个词起源于希腊语，意思是沙砾[14]。被认为是由于乳头状结构顶端梗阻进而钙化形成。

微钙化超声下显示为小而明亮的点状回声，直径 < 2mm，无声影[15]。由于体积小，一些微钙化在二维超声下可能不会被观察到，尤其在新发的甲状腺微小癌中。然而，它们却会增加组织的硬度。另外值得注意的是，沙砾体不是PTC特有的，在少数的良性增生性甲状腺结节中也会出现[16]。

Cooper等[16]的发现也证实了我们的临床经验，应变弹性成像或SWE观察到的高硬度组织并不是仅仅存在于甲状腺癌。

二、应变弹性成像

应变弹性成像需要对被观察的组织施加一个最小人工外力，然后使其发生位移。组织越软，产生的位移就越大。然后测量组织的位移或形变并将其显示为弹性图[17]。

（一）应变弹性成像：色彩图

弹性成像在灰阶图像上叠加有关弹性的彩色信息。每种颜色代表不同的弹性水平。弹性成像图常位于灰阶图像右侧[18]。大多数超声机器有多个不同模式色彩图。而最常见的弹性图中，红色代表硬组织，紫色代表软组织。图16-1显示了甲状腺等回声实性结节的三幅不同应变弹性成像图。这个结节的细针穿刺活检（FNAB）提示为甲状腺乳头状癌。第一张色彩图，紫色代表软组织和红色代表硬组织。对于第二张图，白色/黑色分别代表着软/硬组织。第三张图显示红色/蓝色分别为软/硬组织。

影响图像质量的因素包括在检查过程中患者的移动、呼吸运动、甲状腺结节的位置、医师的经验。同时甲状腺结节中液体或钙化的出现也会干扰我们对硬度的判断。最后在检查过程中，超声显示器图像不断变化，类似于视频，同样的不利于我们的判断。

（二）应变弹性成像图像如何分级

应变弹性成像的难点之一是如何对图像进行分级。分级有很多种方法，多数分为4级或5级[4, 19-21]。在本章中，我们将介绍了我们的4级评分系统，来对应变弹性成像图像进行分级。自2010年1月以来，运用该分级系统能对一些矛盾的解读作出一定的解释。在过去的几年里，我们也使用了几种不同型号

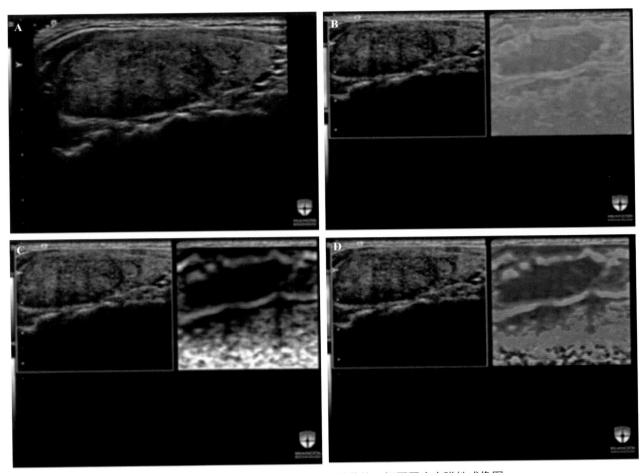

▲ 图 16-1 甲状腺右叶等回声实性结节的三幅不同应变弹性成像图

结节大小 37mm×17mm×18mm，FNAB 提示甲状腺乳头状癌。三幅图片都显示了类似的结果，提示甲状腺硬结节

的超声机器用于应变弹性成像检查，结果显示无论哪种超声机器我们的弹性成像分级评分系统都是有用的。图 16-2、图 16-3、图 16-4 和图 16-5 用彩色图 1 说明了不同的应变弹性成像评分（ES）。

弹性成像通常有左右两幅图像，左为灰阶成像，右为弹性成像，对比显示在常用的色彩图中，红色代表硬或坚固的组织，紫色代表软或有弹性的组织，绿色表示中性。根据我们的经验，大多数良性甲状腺结节是紫色或绿色。对于我们的研究，甲状腺结节弹性成像评分为 ES0，显示其弹性强于周围的甲状腺组织，如当一个结节是紫色时，周围甲状腺组织是绿色。这些结节并不常见（占所有甲状腺结节的 5%）并且恶性肿瘤的风险很低（＜ 3%）。ES1 代表大多数（60% ~ 65%）甲状腺结节。在这组中，甲状腺结节和周围的甲状腺组织都呈现绿色。这类甲状腺结节恶性风险也较低（＜ 3%）。

ES2 代表橘黄色甲状腺结节，具有中度恶性风险。这组结节的组织硬度略高于周围的甲状腺组织，恶性肿瘤的风险约 7.7%。ES3 被分类到几乎没有或没有弹性（硬）的甲状腺结节，并且包括所有在弹性图上超过 30% 是红色的甲状腺结节。该组被认为是具有高度恶性风险，甲状腺癌的患病率为 36%。但是，如果甲状腺结节仅在弹性图上有少量红色（占甲状腺结节的 1% ~ 30%），则结节被认为是 ES2 或中度风险的恶性肿瘤。

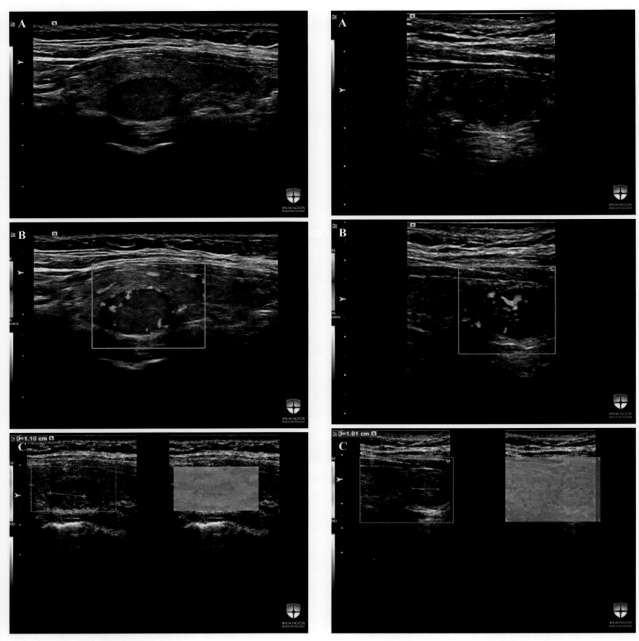

▲ 图 16-2　甲状腺实性结节
应变弹性成像评分 ES0，实性结节的硬度小于周围甲状腺组织，FNAB 提示良性

▲ 图 16-3　等回声实性甲状腺结节
应变弹性成像评分 ES1，FNAB 提示良性

（三）弹性成像上的伪影

　　甲状腺纤维化的存在和明显的不均（如在自身免疫性甲状腺炎中）可导致组织硬度增加，因此有较高的弹性成像评分。在弹性成像图像上该结节和结节周围甲状腺组织均呈红色，从而影响甲状腺结节的判断。图 16-6 显示了一个应变弹性成像的例子，甲状腺结节周围有弥漫性伪影。在这种情况下，整个的腺体在彩色图中是红色的，但 FNAB 提示是良性病变。

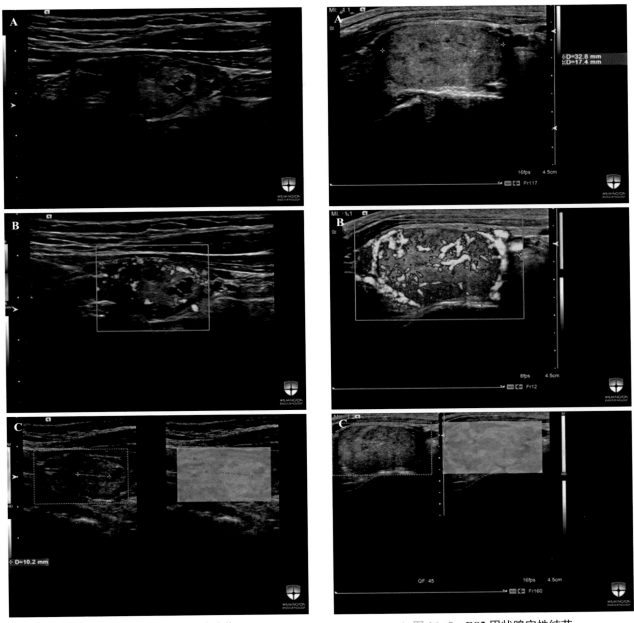

▲ 图 16-4　**ES2 甲状腺结节**
该结节是以等回声实性为主的混合性结节，FNAB 提示良性

▲ 图 16-5　**ES3 甲状腺实性结节**
血流丰富，FNAB 怀疑为滤泡性肿瘤，手术病理证实为滤泡癌

（四）弹性成像检查技术

　　弹性成像检查应该和灰阶超声检查甲状腺腺体和结节一样。整个甲状腺腺体应被包含在感兴趣区内。超声探头应该纵向放置。首先，甲状腺结节应被灰阶超声识别。而后在检查期间，嘱患者停止吞咽或呼吸 5s。我们在弹性成像检查中每次应至少重复两次，以确保检查结果一致。如果检查结果不一致或相互矛盾，我们就要寻找原因，看是否与下面影响因素有关：检查技术不佳、甲状腺实质内的桥

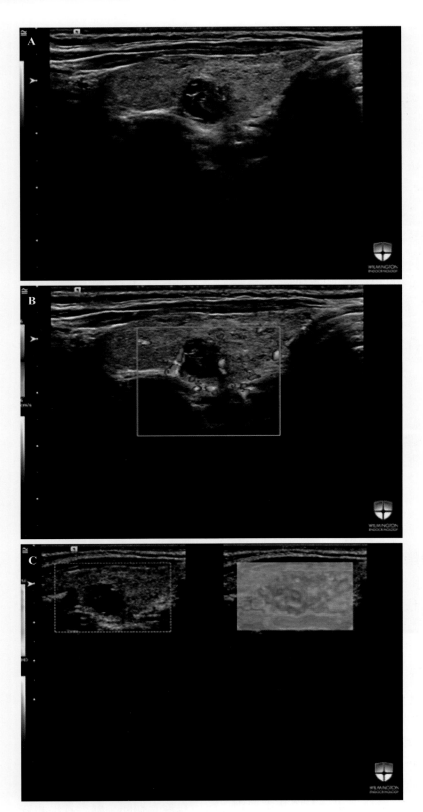

▲ 图 16-6　复杂型甲状腺结节

该患者有多年甲状腺功能减退病史，应变弹性成像显示甲状腺右叶弥漫
红色，为伪影

本甲状腺炎，和（或）甲状腺结节回声不均匀等造成的伪影。我们都知道二维图像仅仅提供关于甲状腺和结节的一个维度的信息。为了获取更多的诊断信息，我们可以进行弹性成像。不过弹性成像也会受结节位置的影响。比如，靠近颈动脉、气管或峡部，这些部位的结节均可能干扰弹性成像，并导致假阳性结果的出现。

三、剪切波弹性成像

在剪切波弹性成像中，独立的超声脉冲以一定角度发送到超声成像波上 [22-24]。这种技术被称之为声辐射力脉冲成像（ARFI）。这个脉冲的传播速度是以米 / 秒（m/s）计算和报告，或者以千帕为单位计算硬度（kPa），其与速度的平方成正比（kPa = 3pc^2；其中 c 是剪切波速度，单位为 m/s，p 为组织密度常数）[24]。与应变弹性成像不同，剪切波弹性成像不需要人工施加压力，而且它对操作者的依赖性较小 [25]。目前，该项技术已被多项研究用于甲状腺结节的风险评估 [6-9, 25-29]。

早期的剪切波技术，简称为声触诊组织定量技术（VTQ），可以产生定量的组织速度数据，但不能定性分析甲状腺结节内的不均匀性。VTQ 测量的是感兴趣（ROI）区组织的平均弹性，感兴趣区大小通常为 6mm × 5mm。

图 16-7 显示了一个甲状腺低回声实性结节剪切弹性成像，硬度通过 VTQ 软件测量。最近的两项

研究表明 VTQ 对甲状腺良恶性结节的鉴别有一定的价值[7, 9]。但这项技术的缺点是不能很好评估甲状腺结节内硬度的不均匀性。

随着剪切波技术的发展，目前可提供定性分析软件，进而可分析甲状腺结节硬度的不均匀性，并允许测量结节特定区域的组织硬度。组织硬度在整个结节和周围组织都可以进行定性分析。而连续图像也可被存储为动态影像。ROI 取样框定义为检查者感兴趣的区域，弹性成像区域可由检查者自行选取。不过弹性成像取样框的大小应包括所检查的甲状腺结节及其周围组织。剪切波成像后，可以调整 ROI 取样框去测量整个甲状腺结节或甲状腺结节内最硬的区域。该软件还可以计算 ROI 取样框内的最大、平均和最小速度。

图 16-8 和图 16-9 显示 2 个不同的甲状腺结节的剪切波弹性成像。在这两个病例中，这项技术被用来评估甲状腺结节中甲状腺癌的风险[6, 25]。术前 2 个病例都进行剪切波弹性成像评估，虽然与术后病理一致，但还是显示有必要进行大规模的前瞻性研究来验证其预测价值。第二个病例测量了甲状腺结节最硬的部分，第一个病例没有具体说明如何确定感兴趣的区域。

另一种使用剪切波弹性成像的技术被称之为声触诊组织成像定量技术（VTIQ），于 2013 年在美国正式被批准使用[24]，目前已被更广泛地用于甲状腺结节的评估。该技术可同时产生定性和定量的剪切波图像。图 16-10 显示了使用 VTIQ 软件得到的定性和定量 SWE 图像的示例。在我们使用 VTIQ 的前瞻性研究中，我们评估了 676 名 FNAB 患者的 707 个甲状腺结节[8]。在 SWV 测量之前进行常规的超声检查。将探头保持在纵轴上，并嘱咐患者禁止吞咽和呼吸 3 ～ 5s。在灰阶超声图像旁边创建定性剪切波图像，并且用 1.5mm × 1.5mm 的 ROI 取样框定量测量 SWV。定性硬度图指导检查者测量具有最高 SWV 的区域。每次检查重复进行三次。最终得出区分甲状腺良、恶性结节的最佳临界值为 3.54m/s[8]。

四、讨论

（一）应变弹性成像研究和剪切波弹性成像研究

最近的几项研究表明，应变弹性成像和 SWE 预测甲状腺癌风险两者都独立于其他超声特征。应变弹性成像技术只能产生定性图像，无法量化硬度。因此该技术更加主观，并且比 SWE 更依赖于操作员，在某些硬度不均的甲状腺结节中，图像可能难以再现。同时对于彩色编码图的分类，以及在创建应变弹性成像图像时应施加多大的压力，目前尚无共识。

Friedrich-Rust 等最近进行了应变弹性成像的一项大型多中心前瞻性研究，纳入了 602 名患者的 657 个甲状腺结节，其中 483 名患者接受了手术治疗，同时对 198 名患者的 214 个结节进行了 FNAB 检查。应变弹性成像的灵敏度、特异度、NPV 和 PPV 分别为 56%、81%、92% 和 32%。

在我们使用 VTIQ 技术的大型前瞻性剪切波研究中，纳入了 676 名患者，其中有 707 个甲状腺结节进行了 FNAB[8] 操作。所有的结节均同时进行常规 B 型 US 和 SWE。发现甲状腺癌的患病率为 11.6%。最终通过分析得出甲状腺结节的良恶性最佳 SWV 临界值为 3.54m/s。而把 SWE 作为甲状腺癌的一个独立预测因子，发现其灵敏度为 79.3%，特异度为 71.5%，PPV 为 26.7%，NPV 为 96.3%。在本研究中，与灰阶超声甲状腺癌的独立预测因子微钙化、不规则边缘相比，SWE 具有更高的灵敏度、特异度、PPV 和 NPV。在对这些结果进行的二次分析中发现，根据 SWV 值将甲状腺结节分为五组，其中 SWV

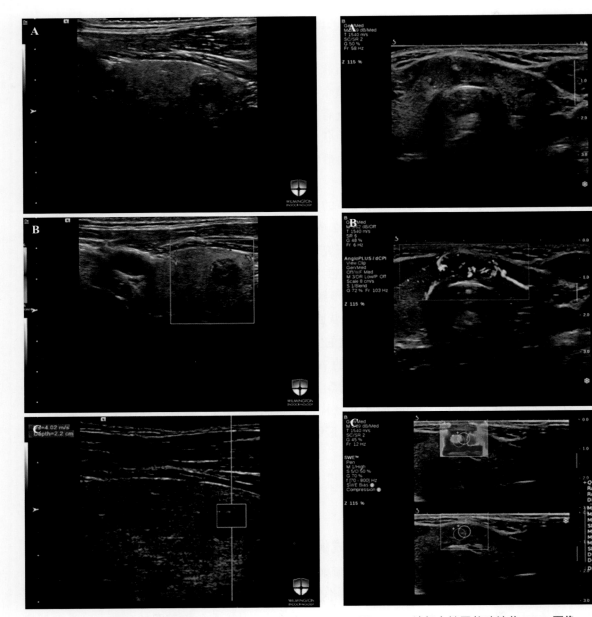

▲ 图 16-7　甲状腺左叶实性低回声结节

采用 VTQ 软件对 B 型图像进行 SWV 测量，这个结节的 SWV 为 4.02m/s。FNAB 怀疑为恶性肿瘤。最终手术病理证实为 10mm 滤泡型甲状腺乳头状癌

▲ 图 16-8　峡部实性甲状腺结节 SWE 图像

最大值和平均值 SWV 分别为 156.2kPa 和 77.9kPa。这些值瞬间转换为 m/s，最大值和平均值 SWV 为 7.2m/s，4.9m/s。FNAB 诊断为 PTC。手术病理报告证实了这一诊断

最高组（＞4.5m/s）PPV 为 39%，本组 82 个甲状腺结节中 32 个为恶性。我们的结论是 SWE 可以为灰阶超声提供更多有助于甲状腺结节良恶性判断的信息，从而提高甲状腺癌的检出率[8]。

（二）剪切波弹性成像与甲状腺癌病理

　　一些研究表明，在甲状腺癌中，乳头状甲状腺癌的 SWV 高于滤泡状甲状腺癌[4,6]。然而，这些研究结果被认为是不成熟的，因为没有充分的证据来解释这种差异。

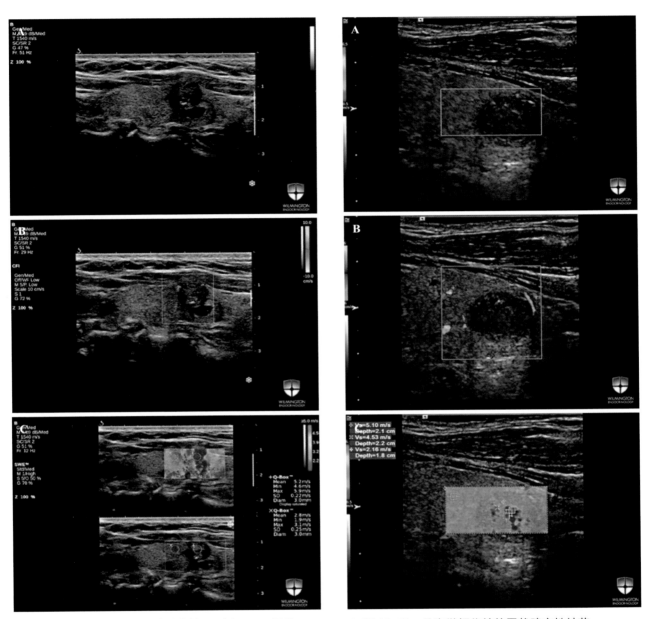

▲ 图 16-9　**10mm** 的甲状腺结节的 **B** 型和 **SWE** 图像
这个病灶最大和平均 SWV 分别为 5.9m/s 和 5.2m/s。FNAB 认为是可疑的恶性肿瘤。手术病理显示为 10mm 的 PTC

▲ 图 16-10　具有微钙化灶的甲状腺实性结节
使用 VTIQ 的最大 SWV 分别为 5.1m/s 和 4.53m/s。组织速度为 2.53m/s。FNAB 检查为恶性肿瘤。手术病理显示为 10mm 的 PTC

（三）观察者间的差异

当使用弹性成像技术评估甲状腺结节时，观察者之间的差异是相当大的。超声仪器的质量和检查人员在弹性成像和甲状腺超声方面的经验是影响检查质量和结果的重要因素[26]。

（四）弹性成像和桥本甲状腺炎

弹性成像计算结节相对于周围甲状腺组织的硬度。自身免疫性甲状腺疾病是一种潜在的干扰因素，可导致组织硬度的变化。在这种情况下，弹性成像会错误地估计甲状腺结节[27]的恶性风险。在我们的经验中，在弹性成像检查和 FNAB 之前了解患者是否有自身免疫性甲状腺疾病对弹性准确测量是有帮助的。灰阶超声上，甲状腺呈现不均匀的低回声可能提示自身免疫性甲状腺疾病。此时检查甲状腺抗体，包括甲状腺过氧化物酶和甲状腺球蛋白抗体，可能是有帮助的。

在我们的研究中，甲状腺回声轻 – 中度不均并不影响弹性成像测量，但回声明显不均和腺体纤维化会增加 ES，并出现假阳性结果。本组患者中许多有既往甲减病史，弹性成像图像通常显示弥漫性和均匀的红色，超过甲状腺结节以外的区域。图 16-6 显示了桥本甲状腺炎合并甲状腺混合性结节的病例。

（五）混合性结节的弹性成像检查

由于混合性结节中含有液体成分，故弹性成像对其评估可能受到限制。一些文献表明囊性部分可能产生伪影，因此应评估甲状腺结节的实性部分 [4, 21, 28]。

混合性结节应根据结节实性或囊性的百分比来评估。而实性部分＞ 50% 的混合性结节更有可能是恶性，而图像伪影常存在于较多囊性成分的复杂性结节（＞ 50% 囊性）。因此我们建议将复杂结节分为四组：第一组，实性成分＜ 25%；第二组，实性成分 25% ～ 50%；第三组，实性成分 51% ～ 75%；第四组，实性成分＞ 75%。我们在前两组中只发现了一个癌症患者。其余 22 例甲状腺癌分别在第三组和第四组中被发现。在我们的研究中，甲状腺混合性结节的癌症发病率与实性结节组相似 [4]。

由于剪切波在液体中不能进行传播 [22]。所以在囊性结节中 SWV 不可测量。在某些混合性结节中，当液体中含有黏性物质和碎片时，SWV 可能是可测量的。因此我们建议在囊性成分＞ 50% 的大的混合性结节中避免进行剪切波测量。

当用 SWE 检查甲状腺混合性结节时，应相应地调整弹性成像取样框的大小。在初次检查时，应使用 SWE 对整个结节进行研究。然后，弹性成像取样框应集中在结节的实性部分。检查至少要重复两次。如甲状腺混合性结节＞ 20mm，应将结节分为两至三部分，每部分单独评估。根据我们的经验，在较大的混合性或实性甲状腺结节中，＞ 20mm 的甲状腺结节其内部不同区域的硬度可能有差异。我们建议首先对硬度较大的区域采用 FNAB。在我们观察到几个大的甲状腺结节，发现结节中只有部分是恶性的。

（六）小于 10mm 结节的弹性成像检查

在对甲状腺结节进行应变弹性成像的亚组分析中，我们发现应变弹性成像对小于 10mm 结节的准确性较差 [4]。而在预测甲状腺恶性肿瘤风险上，其他超声征象如微钙化、低回声，预测价值可能更高。不过在评估小于 10mm 的甲状腺结节时，剪切波弹性成像可能比应变弹性成像更准确 [8]。不过需要用更大的数据样本来进行验证。

（七）弹性成像技术比较（应变弹性成像和剪切波弹性成像）

比较剪切波弹性成像和应变弹性成像的文献很少。那些研究规模都较小，最大的检查样本不到 200 个甲状腺结节。在最近的一篇文章中，Liu 等报道了 SWE 和应变弹性成像具有相似的预测能力 [28]。不过其仅对 49 名患者的 64 个甲状腺结节进行了检查，恶性结节 19 个（29.6%）。图 16–11 显示了用两台不同的超声仪器分别对同一个甲状腺结节进行应变弹性成像和 SWE 检查，结果是相似的。然而，已发表的研究太少，无法评估将这两种技术结合起来的真正价值。

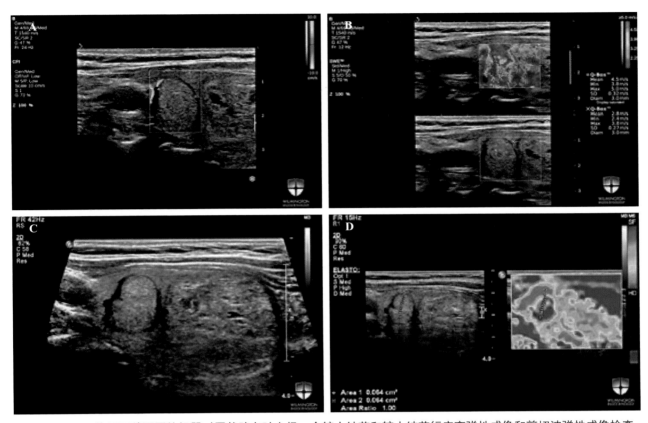

▲ 图 16-11　使用两种不同的机器对甲状腺左叶上极一个较大结节和较小结节行应变弹性成像和剪切波弹性成像检查
应变弹性成像的图像显示较小结节是 ES3 和较大结节是 ES1。对于较小的结节，最大和平均 SWV 分别为 5.0m/s 和
4.5m/s。FNAB 中较大的结节怀疑良性，较小的结节怀疑滤泡型肿瘤，手术病理证实 15mm 结节为滤泡型 PT

（八）颈部淋巴结弹性成像

SWE 似乎有助于评估颈部淋巴结。近年来，SWE 在颈淋巴结良恶性鉴别方面取得了不错的成绩[30-32]。Cheng 等用 SWE 评估了 100 个淋巴结。其中 57 个淋巴结为恶性，43 个为良性。在这个研究中，颈部转移性淋巴结平均 SWV（4.46 ± 1.46m/s）明显高于良性淋巴结（2.71 ± 0.85m/s）（$P<0.001$）。ROC 曲线分析显示，区分良性和转移性淋巴结的最佳 SWV 临界值是 3.34m/s [ROC 曲线下面积为 0.855，95% 置信区间（CI）：0.770 ~ 0.917][33]。第二个更大的前瞻性研究评估了 270 个颈部淋巴结，手术病理证实 54 个恶性淋巴结[32]。其研究基于 ROC 曲线，预测恶性淋巴结的最佳单次最大截止 SWV 为 2.93m/s，灵敏度为 92.6%。特异度、PPV、NPV 分别为 75.5%、48.5%、97.6%[32]。不过还需要更大规模的前瞻性多中心研究来验证这些结果。

（九）应变弹性成像和剪切波弹性成像检查的局限性

虽然 SWE 似乎不太依赖于操作者，但这两种技术都有类似的局限性。具体如下。

1. 含有较大囊性成分的混合性结节，囊性成分＞ 50%。

2. 甲状腺峡部结节，由于靠近气管，可产生高应变弹性成像评分或 SWV 值。

3. 距离表面＞ 4cm 甲状腺结节不适合弹性成像。包括颈部肥厚和（或）甲状腺结节位于甲状腺下极的。

4. 甲状腺结节中的钙化可能对这两种技术都构成挑战。许多良性钙化的甲状腺结节具有高 SWV 或高应变弹性成像评分。

5. 甲状腺纤维化和严重桥本甲状腺炎也可导致甲状腺结节和周围组织 ES 升高，FNAB 都是良性的。

根据我们的经验，应变弹性成像和 SWE 都需要数月的学习，类似于颈部超声学习。而弹性成像并不是对所有甲状腺结节的评估都有帮助，因为有些恶性甲状腺结节可以是软的，也有一些良性甲状腺结节是很硬的，这非常容易造成误诊。这项技术应该被认为是一个新的工具，增强了我们的诊断能力，以帮助我们更好地预测甲状腺癌的可能性。

五、结论

我们的结论是，应变弹性成像和剪切波弹性成像都可作为单一变量或结合超声特征对甲状腺结节进行恶性风险分层，可以加入到甲状腺结节的超声检查中。这项技术可以提高我们对甲状腺癌的检出率，并减少不必要的甲状腺活检和手术。然而，需要更多的前瞻性研究来确定这些新技术在特定甲状腺结节亚群中的准确价值。

公开协议：作者没有利益冲突，可以公开。

参 考 文 献

[1] Garra BS. Elastography: current status, future prospects, and making it work for you. Ultrasound Q. 2011;27(3):177–86. https://doi.org/10.1097/RUQ.0b013e31822a2138.

[2] Ophir J, Céspedes I, Ponnekanti H, Yazdi Y, Li X. Elastography: a quantitative method for imaging the elasticity of biological tissues. Ultrason Imaging. 1991; 13(2):111–34.

[3] Gharib H, Papini E, Paschke R, Duick DS, Valcavi R, Hegedüs L, Vitti P, AACE/AME/ETA Task Force on thyroid nodules. American Association of Clinical Endocrinologists, Associazione Medici Endocrinologi, and European Thyroid Association Medical guidelines for clinical practice for the diagnosis and management of thyroid nodules: executive summary of recommendations. Endocr Pract. 2010;16(3):468–75.

[4] Azizi G, Keller J, Lewis M, Puett D, Rivenbark K, Malchoff C. Performance of elastography for the evaluation of thyroid nodules: a prospective study. Thyroid. 2013; 23(6):734–40. https://doi.org/10.1089/thy.2012.0227.

[5] Friedrich-Rust M, Vorlaender C, Dietrich CF, Kratzer W, Blank W, Schuler A, Broja N, Cui XW, Herrmann E, Bojunga J. Evaluation of strain elastography for differentiation of thyroid nodules: results of a prospective degum multicenter study. Ultraschall Med. 2016;37(3):262–70. https://doi.org/10.1055/s-0042-104647.

[6] Veyrieres JB, Albarel F, Lombard JV, Berbis J, Sebag F, Oliver C, Petit P. A threshold value in shear wave elastography to rule out malignant thyroid nodules: a reality? Eur J Radiol. 2012;81:3965–72.

[7] Xu JM, Xu XH, Xu HX, Zhang YF, Zhang J, Guo LH, Liu LN, Liu C, Zheng SG. Conventional US, US elasticity imaging, and acoustic radiation force impulse imaging for prediction of malignancy in thyroid nodules. Radiology. 2014;272(2):577–86. https://doi.org/10.1148/radiol.14132438.

[8] Azizi G, Keller JM, Mayo ML, Piper K, Puett D, Earp KM, Malchoff CD. Thyroid nodules and shear wave elastography: a new tool in thyroid cancer detection. Ultrasound Med Biol. 2015;41(11):2855–65. https://doi.org/10.1016/j. ultrasmedbio.2015.06.021.

[9] Zhang FJ, Han RL. The value of acoustic radiation force impulse (ARFI) in the differential diagnosis of thyroid nodules. Eur J Radiol. 2013;82(11):e686–90. https://doi.org/10.1016/j. ejrad.2013.06.027.

[10] Goertz RS, Amann K, Heide R, Bernatik T, Neurath MF, Strobel D. An abdominal and thyroid status with acoustic radiation force impulse elastometry–a feasibility study: acoustic radiation force impulse elastometry of human organs. Eur J Radiol. 2011;80(3):e226–30. https://doi.org/10.1016/j.ejrad.2010.09.025.

[11] Ianculescu V, Ciolovan LM, Dunant A, Vielh P, Mazouni C, Delaloge S, Dromain C, Blidaru A, Balleyguier C. Added value of virtual touch IQ shear wave elastography

in the ultrasound assessment of breast lesions. Eur J Radiol. 2014;83(5):773–7. https://doi.org/10.1016/j.ejrad.2014.01.021.

[12] Krouskop TA, Wheeler TM, Kallel F, Garra BS, Hall T. Elastic moduli of breast and prostate tissues under compression. Ultrason Imaging. 1998;20(4):260–74.

[13] Asteria C, Giovanardi A, Pizzocaro A, Cozzaglio L, Morabito A, Somalvico F, Zoppo A. US–elastography in the differential diagnosis of benign and malignant thyroid nodules. Thyroid. 2008;18(5):523–31. https://doi.org/10.1089/thy.2007.0323.

[14] Johannessen JV, Sobrinho–Simões M. The origin and significance of thyroid psammoma bodies. Lab Investig. 1980;43(3):287–96.

[15] Komolafe F. Radiological patterns and significance of thyroid calcification. Clin Radiol. 1981;32(5):571–5.

[16] Cooper DS, Tiamson E, Ladenson PW. Psammoma bodies in fine needle aspiration biopsies of benign thyroid nodules. Thyroidology. 1988;1:55–9.

[17] Lazebnik RS. Whitepaper: tissue strain analytics virtual touch tissue imaging and quantification. Ultrasound, Mountain View: Siemens Medical Solutions, USA, Inc.; 2008.

[18] Xing P, Wu L, Zhang C, Li S, Liu C, Wu C. Differentiation of benign from malignant thyroid lesions: calculation of the strain ratio on thyroid sonoelastography. J Ultrasound Med. 2011;30(5):663–9.

[19] Itoh A, Ueno E, Tohno E, Kamma H, Takahashi H, Shiina T, Yamakawa M, Matsumura T. Breast disease: clinical application of US elastography for diagnosis. Radiology. 2006;239(2): 341–50.

[20] Rago T, Di Coscio G, Basolo F, Scutari M, Elisei R, Berti P, Miccoli P, Romani R, Faviana P, Pinchera A, Vitti P. Combined clinical, thyroid ultrasound and cytological features help to predict thyroid malignancy in follicular and Hupsilonrthle cell thyroid lesions: results from a series of 505 consecutive patients. Clin Endocrinol. 2007;66(1):13–20.

[21] Rago T, Scutari M, Santini F, Loiacono V, Piaggi P, Di Coscio G, Basolo F, Berti P, Pinchera A, Vitti P. Real–time elastosonography: useful tool for refining the presurgical diagnosis in thyroid nodules with indeterminate or nondiagnostic cytology. J Clin Endocrinol Metab. 2010;95(12):5274–80. https://doi.org/10.1210/jc.2010–0901.

[22] Benson J, Fan L. Tissue strain analytics, a complete ultrasound solution for elastography. https://www.cee.siemens.com/web/ua/ru/medecine/detection_diagnosis/ultrasaund/Tissue–Strain–Analytics/Documents/whitepaper_tissue_strain_pdf. Accessed 1 Dec 2012.

[23] Bell J. Siemens announces FDA clearance of virtual touch elastography imaging. Siemens Healthcare USA. Siemens, 24 June 2013. Web. 27 Oct 2014. http://usa.healthcare.siemens.com/press/pressreleases/healthcare–news–2013–06–24–1/.

[24] Bercoff J. SuperSonic imagine white paper: shear wave elastography. http://www.supersonicimagine.com/content/view/full/. Accessed 30 Oct 2012.

[25] Sebag F, Vaillant–Lombard J, Berbis J, Griset V, Henry JF, Petit P, Oliver C. Shear wave elastography: a new ultrasound imaging mode for the differential diagnosis of benign and malignant thyroid nodules. J Clin Endocrinol Metab. 2010;95:5281–8.

[26] Park SH, Kim SJ, Kim EK, Kim MJ, Son EJ, Kwak JY. Interobserver agreement in assessing the sonographic and elastographic features of malignant thyroid nodules. Am J Roentgenol. 2009;193:W416–23.

[27] Sporea I, Vlad M, Bota S, Sirli RL, Popescu A, Danila M, Sendroiu M, Zosin I. Thyroid stiffness assessment by acoustic radiation force impulse elastography (ARFI). Ultraschall Med. 2011;32(3):281–5. https://doi.org/10.1055/s–0029–1246048.

[28] Liu BX, Xie XY, Liang JY, Zheng YL, Huang GL, Zhou LY, Wang Z, Xu M, Lu MD. Shear wave elastography versus real–time elastography on evaluation thyroid nodules: a preliminary study. Eur J Radiol. 2014;83(7): 1135–43. https://doi.org/10.1016/j. ejrad.2014.02.024.

[29] Bojunga J, Dauth N, Berner C, Meyer G, Holzer K, Voelkl L, Herrmann E, Schroeter H, Zeuzem S, Friedrich–Rust M. Acoustic radiation force impulse imaging for differentiation of thyroid nodules. PLoS One. 2012;7(8):e42735. https://doi.org/10.1371/journal.pone.0042735.

[30] Desmots F, Fakhry N, Mancini J, Reyre A, Vidal V, Jacquier A, Santini L, Moulin G, Varoquaux A. Shear wave elastography in head and neck lymph node assessment: image quality and diagnostic impact compared with B–mode and Doppler ultrasonography. Ultrasound Med Biol. 2016;42(2):387–98. https://doi.org/10.1016/j.ultrasmedbio.2015.10.019.

[31] Choi YJ, Lee JH, Lim HK, Kim SY, Han MW, Cho KJ, Baek JH. Quantitative shear wave elastography in the evaluation of metastatic cervical lymph nodes. Ultrasound Med Biol. 2013;39(6):935–40. https://doi.org/10.1016/j.ultrasmedbio.2012.12.009.

[32] Azizi G, Keller JM, Mayo ML, Piper K, Puett D, Earp KM, Malchoff CD. Shear wave elastography and cervical lymph nodes: predicting malignancy. Ultrasound Med Biol. 2016;42(6): 1273–81. https://doi.org/10.1016/j.ultrasmedbio.2016.01.012.

[33] Cheng KL, Choi YJ, Shim WH, Lee JH, Baek JH. Virtual touch tissue imaging quantification shear wave elastography: prospective assessment of cervical lymph nodes. Ultrasound Med Biol. 2016;42(2):378–86. https://doi.org/10.1016/j. ultrasmedbio.2015.10.003.

第 17 章　书写高质量的超声报告

Authoring Quality Ultrasound Reports

J. Woody Sistrunk　著

一、概述

内分泌专家开始常规进行甲状腺超声检查至今已有近 20 年了。第一届美国临床内分泌协会（AACE）甲状腺超声课程于 1998 年举办。由治疗医师进行的超声检查显然让甲状腺和甲状旁腺疾病的患者大为受益。同时治疗医师进行的超声评估、超声引导下 FNA（USGFNA）和甲状腺癌的超声监测已经彻底地改变了甲状腺和甲状旁腺疾病的处理方案。

有了这门相对较新的科学，临床超声医师（执行超声检查的临床医师）的相应职责就应运而生了。与此同时，质控措施也已进入实施，如 AACE 颈部超声内分泌认证机构（Endocrine Certification in Neck Ultrasound，ECNU）和美国超声医学会（American Institute of Ultrasound Medicine，AIUM）的执业认证[1, 2]。

将超声检查中所收集到的信息清晰记录下来对于高质量的患者诊疗至关重要。报告应当完整而简洁，同时应当全面描述超声所见并提供有用的解释和建议。

本章的目的是回顾甲状腺 / 甲状旁腺超声记录报告的基本要求，这些要求既要符合颈部超声内分泌认证（ECNU）的要求，同时也要遵从美国医学超声医学会（AIUM）与美国放射学院（ACR）共同制定的甲状腺和甲状旁腺超声检查操作指南。示例将展示高质量超声报告所包含的基本内容。有关其他甲状腺超声报告示例，请参见 https://www.aace.com/files/ecnu-sample-submission.pdf.

二、质量欠佳的报告具有临床误导性

不幸的是，没有解答临床问题的甲状腺超声报告可导致不必要或不恰当的手术。以下这些是现实工作中真实的超声报告，都是我们要避免的。希望这些实例能提醒我们结合患者病史、体格检查、实时超声检查和实验室检查结果的重要性，以便我们写出质量最佳的报告。

这些是现实中甲状腺超声报告中的实际范例：

"印象：甲状腺内多发非特异性低回声结节以及小囊性结节。结节表现无特异性。"

一个结节还能有多非特异性？

"印象：甲状腺多发肿大结节符合甲状腺肿。超声无法进一步定性结节。如果临床需要进一步评估，建议进行甲状腺核素扫描。"

只能用高超的、具有洞察力的核医学核素扫描来回答。

"印象：甲状腺右叶下部冷结节是什么呢？建议结合超声。"

这不是问题的开始吗？

"印象：甲状腺多结节性改变，可能与多结节性甲状腺肿相关。"

考虑一下接收/阅读报告的人：转诊医师，有效的甲状腺超声报告将解答是否应当进行转诊的问题。甲状腺/甲状旁腺外科医师，一份有效的报告将决定其是否能做出适当的手术决定。还包括病历，其一致性将有利于患者的长期随访。

超声报告作为独立的叙述性文件应当能随时可取用，而不是由一堆复选框组成，埋藏在临床记录的电子病历中，也不应包含药物列表或与即将进行的超声检查无关的信息。作为报销所需的证明文件和良好的患者诊疗文件时，其独立性是有必要的。不过，许多人将超声报告整合到简明的临床记录中，这么做也是有意义的，并且不会导致报销问题。有关全面超声报告所需的其他信息，请参见超声检查的 AIUM 文件[3]。

（一）检查基本信息

成像设备/医师办公室的标识应位于报告的顶部，并带有设备所属单位和详细的联系信息。应当注明该检查患者的临床表现。

（二）患者身份信息

至少应包含患者姓名、出生日期、身份证号码（社会保险号或患者编号/诊所号）。注：提交给 ECNU 认证的报告必须删除所有可识别出患者身份信息的数据，以符合 HIPPA 法规[1]。

（三）检查日期

注明准确的检查日期至关重要。

（四）超声提示

高质量的甲状腺超声除了作为第三方支付所必需的凭证外，还需要回答临床提出的问题。对于这个需由超声回答的临床问题，临床医师应该简明扼要地给出超声提示，比如结节性甲状腺肿、弥漫性甲状腺肿大、甲状腺功能亢进、CT 扫描发现的甲状腺右叶结节或姐妹患有甲状腺乳头状癌病史的患者。

偶尔，临床上也可能需要给出更为复杂的提示，如"1.9cm BRAF 突变阳性的右叶高细胞乳头状癌，甲状腺近全/次全切除术及 ^{131}I 治疗后，$T_{1b}N_{1b}M_0$（Ⅰ期），甲状腺球蛋白肿瘤标记物升高。"

记住提示要简明扼要、叙述贴切，且重点突出。

（五）操作流程说明

此处简单概述检查应使用的流程。

对于常规甲状腺/甲状旁腺超声检查——"医师进行的实时超声扫查仅限于甲状腺及颈前区，获得双侧叶和峡部纵切与横切图像。"

对于甲状腺癌的监测——"医师进行的实时超声扫查仅限于甲状腺床及颈部，包括淋巴结（Ⅰ、Ⅱ、

Ⅲ、Ⅳ、Ⅴ、Ⅵ区），获得纵切与横切图像。"

甲状腺和甲状旁腺检查的 AIUM 操作指南规定"留存的甲状腺图像应包括左、右叶的上、中、下部分的横切图像，双侧叶内、中、外侧的纵切图像，至少一幅峡部的横切图像。"[2] 这 13 张图片现在也是 ECNU 认证程序中资格认证部分（Validation of Competency，VCP）所要求的 [1]。当超声医师如放射科常规流程那样采集图像供临床医师稍后查看，显然需要更多的图像来演示或记录整个检查。

进行实时超声检查的临床超声医师可能要求采集更少的图像。一个行之有效的方法应该是，如果从现在起一年内，在没有其他临床数据的情况下，可以从存档的图像中生成综合报告，就代表已经获得了足够数量的图像。需要足够数量的图像来回答面临的临床问题，以便进行超声研究。

（六）甲状腺大小

正常甲状腺的大小与饮食中碘的含量相关。美国饮食中碘含量充足，正常甲状腺双侧叶的前后径及横径小于等于 2cm，纵径为 4.5～5.5cm，总的甲状腺重量为 15～20g。在欧洲，食物碘摄入量较低，正常甲状腺可能高达 40g。

AIUM 甲状腺 / 甲状旁腺操作指南规定："应记录每个甲状腺叶前后径、横径及纵径 3 个维度的大小，并且记录横切面上峡部的厚度"[2]。

最好避免使用长度、深度、宽度等词。因为这些不是指确定的测量平面，固定的词汇会使报告保持一致。

计算或报告甲状腺体积在临床甲状腺病学中没有常规作用，被认为是非必需的。测量值可以用厘米或毫米来表示，重要的是整个报告要保持一致。

注：报告中首选 ECNU 的测量标准顺序是纵径 × 前后径 × 横径，除非另有说明 [1]。报告中应说明测量径线的书写顺序。

（七）甲状腺的描述

应提供甲状腺实质的整体描述和腺体血供的评估。

这使得超声医师在关注病理性的特异性结节或囊肿之前对腺体有个整体印象。否则，在诊断小结节的过程中，可能会忽略弥漫性自身免疫性甲状腺疾病或甲状腺淋巴瘤等疾病。这是放射科医师经常忽略的一点。

以"总体"开始陈述，以确保读者理解这是腺体实质的总结陈述。例子如下。

"总体来说，甲状腺对称性增大，回声不均。"

对于自身免疫性甲状腺疾病，包括桥本甲状腺炎和 Graves 病，例子如下。

"总体来说，甲状腺对称性增大，回声弥漫性不均匀，血流信号增多。"进一步的描述可包括"明显低回声"和"弥漫性不均匀。"描述所看到的。

"总体来说，甲状腺非对称性增大，右叶显著，腺体回声均匀。"

评估气管是否偏离和甲状腺是否向胸骨后延伸。

对于桥本甲状腺炎，可以添加额外的信息，包括对纤维化和（或）腺体假结节外观的简短描述。

甲状腺实质后方回声增强是浸润性 / 淋巴细胞性自身免疫性甲状腺疾病的另一个可识别的相关特征。

由于左、右叶的实质很少出现明显的不一致，建议将整个腺体整体描述，而不是单独描述每个侧叶。

（八）异常发现的描述

发现了什么？在哪里发现的？

定位是至关重要的，报告描述得越详细，检查的可重复性就越强。外科医师会欣赏一致、有效的异常发现的定位。

虽然没有公认的绝对的报告顺序，但建议在报告时保持顺序一致，如首先描述右叶上极至下极的超声所见，接着是峡部，最后描述左叶上极至左叶下极所见。一份随机描述解剖学发现的超声报告最令人不安与困惑。使用甲状腺右/左叶、上/中/下段、前侧/背侧及外侧/内侧的位置描述为甲状腺结节的定位提供了一种具有一致性和重复性的格式，从而使报告的阅读者可以轻易地理解。

1. 结节

甲状腺和甲状旁腺超声检查的 AIUM 操作指南建议如下。

"甲状腺异常的报告和记录应包含以下情况……"

"主要异常的位置、大小、数量和特征，包括结节和局灶性异常的三维测量。"

"任何甲状腺异常的超声特征，包括回声、成分（囊性变程度）、边缘（光滑或不规则）、钙化的存在和（如果存在）类型以及其他相关的超声描述"[2]。

这些建议反映了 ECNU 认证程序中 VCP 的要求[1]。

在描述结节时，从以下基础问题开始。

● 结节是实性的、囊性的还是混合性的？

● 结节是低回声、高回声还是等回声？

● 结节是均匀的还是不均匀的？

● 有钙化吗？如果有，是什么类型？

● 边界是规则的、不规则还是浸润性的？

● 多普勒血流特点/等级如何？

● 结节的形状怎样？

对这些基本问题的思考可以开启一系列持续的过程，这一过程有助于在进行检查时鉴别可疑恶性或良性结节。

根据 AIUM[2] 的建议和 ECNU[1] 的要求，应对每个结节进行三维测量。体积计算被视为长期监测结节大小的更为准确指标。纵横比＞1（前后径＞横径）的结节应予以注明和描述。这一特征被 2015 年美国甲状腺协会（American Thyroid Association，ATA）指南视为"高度可疑恶性"的声像图征象[4]。

需要记住的是，无论良性还是恶性结节，它们仍然都是结节。它们不是病灶、肿块、赘生物、低密度、息肉、甲状腺肿、区、结节性肿物、局灶性低回声或结瘤。它们是结节！要保持语言一致。

举个实际的例子"印象——在甲状腺右叶可见一个 3.4mm 的混合性肿块"，如果被患者读到，会人为制造焦虑，很容易导致不必要的手术。

避免冗余同义词，如非均匀、不均匀等。如果一个结节看上去具有海绵状典型外观，将其描述为海绵状胶质结节是有帮助的。正如 2015 年 ATA 指南中提到的，"海绵状外观的定义为结节体积的 50%以上为多发微囊成分的聚集"[4]。海绵状胶质结节的描述是一种高度特异的外观，提示良性疾病。这对确保临床医师和患者相信其良性本质至关重要。还必须考虑其他结节特征：

钙化可大致分为蛋壳样钙化、致密钙化（有后方声影）或微钙化（无声影）。术语点状钙化和微钙化之间存在一些重叠。2015 年 ATA 指南中提到的"外周钙化中断"提示高度怀疑恶性肿瘤[4]。恰当的描述是必要的。注意：根据 ECNU 要求，是否存在钙化应在每个结节中均进行描述[1]。

结节的边缘可以描述为光滑（有或没有声晕）、不规则、浸润性或不规则/浸润性。这是 AIUM 实用参数中推荐的，ECNU 的资格认证中也有此要求。

根据 Fukunari[5] 的描述，结节的血流采用1至4级进行记录。这已成为描述结节多普勒血流的标准。采用以下简单描述。

- 1 级：无多普勒血流。
- 2 级：可见外周多普勒血流。
- 3 级：可见穿透性多普勒血流。
- 4 级：可见杂乱的多普勒血流。

请注意：多普勒等级报告为阿拉伯数字，而不是罗马数字。多普勒分级不适用于甲状旁腺或淋巴结。多普勒（Doppler）是一个专有名词，总是大写的。

胶质结节中的彗星尾征一定要被提及。尽管放射科医师经常把此种固定征象误认为微钙化，但这种混响伪像是一种良性的表现。

2. 囊肿

囊肿可以细分为单纯性囊肿（仅含囊性内容物）和混合性囊肿（含囊性成分比实性成分多）。混合性的结节被用来描述比囊肿含更多实性成分的结节。如果结节是混合性的，需说明实性与囊性成分的百分比。

通常，有些结节会有少量囊性变。在这种情况下，描述"可见少许囊性变"就足够了。

3. 淋巴结

建议每次行颈部超声检查都要进行颈部淋巴结扫查。可以仅粗略地进行扫查，并不需要全面的甲状腺癌淋巴结扫查。如果没有发现具有短轴/长轴比值＞0.5（即非类圆形）、钙化、囊性变或异常多普勒血流的结节，则印象中的总结陈述可以是"未见明显颈淋巴结病"。任何前后径＞0.5cm、短/长轴比（S：L）＞0.5 的淋巴结都应报告，并附上关于是否存在淋巴门、囊性坏死（通常通过后方回声增强提示）和钙化的描述。对淋巴结的血流描述，如"淋巴结内未见血流""中央淋巴门可见血流"或"外周可见血流"，都是可被应用的非常充分且简洁的描述。再次强调，用于描述结节的多普勒血流分级不适用于淋巴结。在使用超声对甲状腺结节进行评估时，未见可疑淋巴结的记录可作为确实进行过淋巴结检查的一个证据。如果发现单个淋巴结具有可疑或不确定的临床意义，请在报告正文中记录该淋巴结。任何淋巴结都可能具有临床相关性，特别是在经 FNA 活检证实结节为恶性肿瘤后。

对有可疑结节的患者的术前评估和对已确诊甲状腺癌患者的术后监测需要更全面的淋巴结检查。这要求进行超声检查的临床医师/超声诊断医师必须对淋巴结分区有一个深刻的理解（图 17-1）。一个公认的标准程序至关重要。虽然不存在绝对的惯例，但是当遵循一致的模式时，淋巴结的定位/报告更容易令人理解。上述标准用于识别可能是恶性的可疑淋巴结。ECNU 的官方图片（图 17-2）可用于标记可疑淋巴结的大小和位置，以便与外科医师沟通和（或）进行长期超声随访。

4. 甲状旁腺

因为正常的甲状旁腺通常不能被超声观察到，那些可见增大的甲状旁腺可能代表着病理改变，如

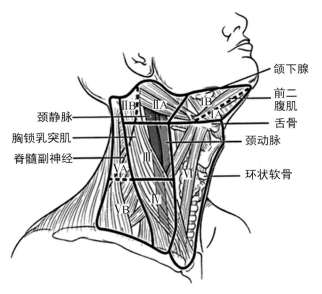

▲ 图 17-1　淋巴结分区

引自 2015 American Thyroid Association Management Guidelines for Adult Patients with Thyroid Nodules and Differentiated Thyroid Cancer: The American Thyroid Association Guidelines Task Force on Thyroid Nodules and Differentiated Thyroid Cancer. Haugen, Alexander, et al., Thyroid. Jan 2016, 26(1): p. 30.American Thyroid Association，版权所有。经许可重绘

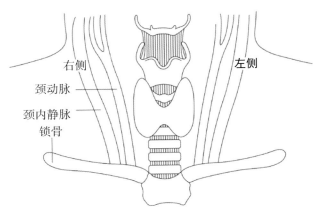

▲ 图 17-2　AACE ECNU 示意图

腺瘤、增生、囊肿或癌等。甲状旁腺也应三维测量、标注左右侧、注明位置（即甲状腺后方、甲状腺内、甲状腺胸腺韧带等）、描述回声（基本均为低回声）并描述血供，特别是有无极性动脉或血管蒂。此外，有关甲状旁腺的超声特征参见第 9 章。

（九）印象 / 计划

印象不应被认为是对整份报告的重述，而应是具有诊断意义的印象，要求叙述简洁。虽然可以采取不同的风格，但一致性很重要。将印象的要点编号叙述使报告易于阅读和理解。请记住，这通常是报告中唯一会被他人阅读的部分，要体现出它的重要价值。

1. 印象编号 1：总结陈述

- "甲状腺肿大并回声不均匀。"

- "双侧叶可见结节的多结节性甲状腺肿。"

- "对称性增大、弥漫性非均匀性改变、密集低回声区、纤维化、甲状腺肿，与桥本甲状腺炎伴甲状腺功能减退的临床病史相符。"

- "对称性增大、弥漫性非均匀性改变、富血供性甲状腺肿（提示 / 符合临床诊断）Graves 病 / 甲状腺功能亢进。"

- "甲状腺术后缺失，与乳头状癌甲状腺切除术（ ± 及后续合并 ^{131}I 治疗后）的临床病史相符。"

2. 印象编号 2：异常发现的描述

- "右叶中段孤立结节，1.8cm。"

- "未见结节。"有力、简洁的描述。
- "右叶中下段背侧有一个显著的（或明显）低回声结节，长 1.3cm。从解剖位置及和回声特点来看，这可能是一个甲状旁腺，与 × 医院 ××/××/×××× 的甲状旁腺扫描结果一致。"
- 对于之前已进行活检的结节：
  ——"右叶中部实性低回声结节，2.5cm。该结节已在 ××/×× USGFNA 进行了活检，结果为良性。"

3. 印象编号 3：淋巴结评估

- 描述看到的任何病理性淋巴结。
- "未发现明显的颈淋巴结病。"
- 对于甲状腺癌："颈部两侧均可见淋巴结，但均无明显可疑的征象。"

4. 印象编号 4：与先前研究的比较

尽管相对简单，但这一步应该简洁明了，并与之前有确切日期的研究相比较。

- "与之前 ××/××/×××× 的研究对比，没有看到显著变化。"

5. 建议 / 计划

根据 ECNU 认证的要求，建议应包含在报告中 [1]。AIUM 操作指南推荐超声报告应增加建议以便于随访或做其他相关检查 [3]。例如：

- "建议在 1 年内复查超声。"
- "计划 / 推荐检测与即将出现的甲状腺过氧化物酶抗体的相关性。"
- "计划检测 Graves 病抗体及 ^{131}I 甲状腺摄取（ ± 和扫描）。"
- "计划 / 建议对主要结节进行 FNA 活检（收集分子标记并保存待细胞学结果）。"
- 印象和具体建议可以结合起来，如"甲状腺右叶中下段可见一个 2.5cm 的可疑孤立结节，伴微钙化。建议进行超声引导下 FNA 活检（ ± 收集分子标记并保存待细胞学结果）。"

这种表述将使转诊医师受益，并向第三方支付方解释为什么必须进行活检。

（十）示意图

虽然 ECNU 认证及 AIUM 认证都没有要求，但画出异常病变的示意图可能对转诊医师、外科医师和患者都有显著的帮助。在检查结束后当着患者的面画出病变的草图，可以加深患者的理解，同时让超声检查医师更好地结合临床，培养对疾病诊断的整体观。图 17-2 是 ECNU 的官方示意图。这可以根据需要在临床实践中重复使用。

（十一）FNA 活检记录

AIUM 和 ECNU 都在他们的建议中非常明确地说明了应当在 USGFNA 中记录什么内容。AIUM 超声检查报告操作指南的子标题"超声引导操作报告"中同样建议记录。

- "超声引导下操作的日期和时间"。
- "针头 / 装置类型和规格"。
- "穿刺次数"。
- "样本类型、丢弃量（如果有）及其处置"。
- "并发症" [3]
- 请注意，根据 ECNU 的要求 [1]，FNA 活检的时间要能很容易地从显示穿刺针位于目标病变中的超声图像中获得。

三、超声报告的发展

甲状腺超声报告的未来会怎样？2015 年美国甲状腺协会指南描述了特定的超声模式，包括"高度怀疑""中度怀疑""低度怀疑""极低怀疑"和"良性"[4]。这些分类在超声报告中可能非常有用。人们基于乳腺成像的 BI-RADS（乳腺影像报告和数据系统），提出了几种甲状腺影像报告和数据系统（TI-RADS）（见第 7 章）[6]。现在，内分泌 / 甲状腺专家应当通过展示甲状腺超声最实际有效的应用、发出有意义的报告，从而为提高质量而努力。随着基于 USGFNA 的分子标记、弹性成像和超声引导的乙醇消融操作这些科学技术的发展，超声报告需要扩大应用范围并做出改进，以跟上科学发展的步伐，同时保持高质量和一致性。

四、结论

如果书写的报告有缺陷，再优秀的超声检查也可能失去其价值。从检查中提取所有有用的信息，并以连贯、简洁的方式呈现出来，是一项需要不断练习才能拥有的技能。

本章概述了一种撰写信息丰富、具有建设性和实用性的超声报告的方法。一致性、高质量和可重复性是一个好的甲状腺超声报告的标志。

致谢：Sistrunk 博士希望感谢医学博士 H. Jack Baskin，Sr 在本书第三版中对本章原始版本所做的巨大贡献。他的许多原始内容都是根据 ECNU 和 AIUM 的要求不断更新而扩展而来。没有 Jack Baskin 博士的指导，颈部超声就不会有 AACE 超声课程和颈部超声内分泌认证。

参 考 文 献

[1] Endocrine Certification in Neck Ultrasound (ECNU) Handbook. https://www.aace.com/files/CandidateHandbook.pdf. Accessed 02 Oct 2016.

[2] American Institute of Ultrasound in Medicine (AIUM) Practice Guidelines for Performance of a Thyroid and Parathyroid Ultrasound Examination. http://www.aium.org/resources/guidelines/thyroid.pdf. Accessed 20 Sept 2016.

[3] American Institute of Ultrasound in Medicine (AIUM) Practice Parameter for Documentation of an Ultrasound Examination. http://www.aium.org/resources/guidelines/documentation.pdf. Accessed 20 Sept 2016.

[4] Haugen BR, et al. 2015 American Thyroid Association management guidelines for adult patients with thyroid nodules and differentiated thyroid cancer. Thyroid. 2016; 26(1):1–133.

[5] Fukunari N, et al. Clinical evaluation of color Doppler imaging for the differential diagnosis of thyroid follicular lesions. World J Surg. 2004;28(12):1261–5.

[6] Grant EG, et al. Thyroid ultrasound reporting lexicon: white paper of the ACR thyroid imaging, reporting and data system (TIRADS) committee. J Am Coll Radiol. 2015;12:1272–9.

附录　超声引导下甲状腺结节细针穿刺活检专家共识及操作指南（2018版）*

中国医师协会外科医师分会甲状腺外科医师委员会

中国研究型医院学会甲状腺疾病专业委员会

中国医学装备协会外科装备分会甲状腺外科装备委员会

【关键词】甲状腺结节；细针穿刺活检；专家共识；指南

【Keywords】thyroid nodules；biopsy，fine-needle；expert consensus；guideline

甲状腺结节在人群中的检出率为 20%～76%，其中恶性肿瘤仅占 7%～15%[1-3]，临床工作的重点是如何将甲状腺癌从高发的甲状腺结节中甄别出来。细针穿刺活检（fine needle aspiration biopsy，FNAB）是传统的微创诊断技术，可在术前鉴别甲状腺结节的性质，为甲状腺疾病的个体化精准治疗提供依据，是甲状腺诊治决策的关键[4-11]。FNAB 在国内开展较晚，相关理念及操作方法差异较大，为普及、规范该项技术，推动 FNAB 技术顺畅发展，进一步提高甲状腺疾病诊治水平，经国内相关专家讨论，特制定本共识及操作指南。

一、专家共识

1. 原理及分类

FNAB 利用细针（22～25G）对甲状腺结节进行穿刺，从中获取细胞成分，通过细胞学诊断来实现对目标病灶性质的判断。

FNAB 可分为细针抽吸活检和无负压细针活检。目前情况下，两种方法均推荐超声引导下穿刺（ultrasound-guidedfine needle aspiration biopsy，US-FNAB），使穿刺目标更为准确，提高取材成功率，同时有利于穿刺过程中对重要组织结构的保护和穿刺后判断有无血肿。传统的细针穿刺为细针抽吸活检，在穿刺过程中用注射器维持一定负压以期获取更多成分。改良的细针穿刺方法采用特制的穿刺针在无负压的情况操作，更加简便。文献[12-14]研究证实二者在获取细胞成分上差异无统计学意义，且后者标本中血液成分更少，更有利于细胞学诊断。临床上可根据条件、实际情况酌情选择此二种方法或联合使用。

---

*. 本文引自中国实用外科杂志，2018, 38(3):241-244。

2. 临床应用

FNAB 是术前评估甲状腺结节敏感度、特异度最高的方法，被美国甲状腺协会（American Thyroid Association，ATA）、美国临床内分泌医师学会（American Association ofClinical Endocrinologists，AACE）、欧洲甲状腺学会（Europeanthyroid association，ETA）、美国国家综合癌症网络（NationalComprehensive Cancer Network，NCCN）和中华医学会等国内外机构所制定指南推荐[15-19]，具有丰富的循证医学证据，原则上临床决策宜以活检结果为基础。结果判读推荐采用甲状腺细胞病理学 Bethesda 报告系统，系统中推荐的临床处理建议可供参考[20-21]（表 1），术中可行快速病理（冰冻病理）学检查进一步确认。有条件的单位可开展穿刺洗脱液检查[22] 或基因检测辅助 FNAB 诊断[15]。

表 1　甲状腺细胞病理学 Bethesda 报告系统恶性风险程度和推荐的临床处理

诊断分类	恶性风险	通常处理[1]
标本无法诊断或不满意	—	重复穿刺[2]
良性	0%～3%	临床随访
意义不明确的非典型性病变或意义不明确的滤泡性病变	5%～15%[3]	重复穿刺[2]
滤泡性肿瘤或可疑滤泡性肿瘤	15%～30%	手术治疗[4]
可疑恶性肿瘤	60%～75%	手术治疗[4]
恶性肿瘤	97%～99%	手术治疗[4]

3. 甲状腺结节 US–FNAB 适应证

(1) 直径 > 1cm 的甲状腺结节，超声检查有恶性征象者应考虑行穿刺活检。

(2) 直径 ≤ 1cm 的甲状腺结节，不推荐常规行穿刺活检。但如果存在下述情况之一者，可考虑 US–FNAB：①超声检查提示结节有恶性征象。②伴颈部淋巴结超声影像异常。③童年期有颈部放射线照射史或辐射污染接触史。④有甲状腺癌家族史或甲状腺癌综合征病史。⑤ ^{18}F–FDG PET 显像阳性。⑥伴血清降钙素水平异常升高。

4. 甲状腺结节 US–FNAB 排除指征

①经甲状腺核素显像证实为有自主摄取功能的"热结节"。②超声检查提示为纯囊性的结节。

5. 甲状腺结节 US–FNAB 禁忌证

①具有出血倾向，出、凝血时间显著延长，凝血酶原活动度明显减低。②穿刺针途径可能损伤邻近重要器官。③长期服用抗凝药。④频繁咳嗽、吞咽等难以配合者。⑤拒绝有创检查者。⑥穿刺部位感染，须处理后方可穿刺。⑦女性行经期为相对禁忌证。

二、穿刺操作指南

1. 穿刺前评估

(1) 超声检查：穿刺前应行高分辨率超声检查评估和定位结节。颈部超声可确定甲状腺结节的部位、数目、大小、形态、纵横比、边界、边缘、声晕、内部结构、回声水平、回声均匀性、钙化、血供、后方回声和与周围组织的关系等情况，同时评估颈部区域有无异常淋巴结和淋巴结的大小、形态、结构特点。以下超声征象提示甲状腺癌的可能性大（恶性风险 70%～90%）[15,25-26]：①实性低回声或囊实性结节中的实性成分为低回声的结节。②同时具有以下 1 项或多项超声特征：a. 边缘不规则（浸润性、小分叶或毛刺）；b. 微钙化；c. 纵横比 > 1；d. 边缘钙化中断，低回声突出钙化外；e. 甲状腺被膜受侵；f. 同时伴有颈部淋巴结超声影像异常，如内部出现微钙化、囊性改变、强回声团、周边血流等。

确定待穿刺结节后，须详细标记该结节位置、大小等信息，可参考附图 1。彩色多普勒超声检查能显示结节本身血供及周边的血管分布、帮助分析穿刺的出血风险、设计安全的穿刺路径等。

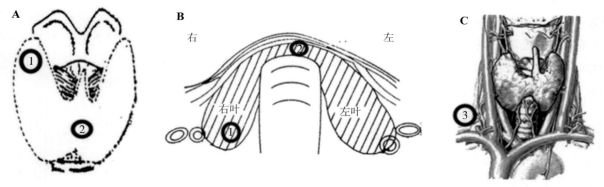

▲ 附图 1　图示法标记待穿刺结节

A. 用以标记结节在甲状腺冠状位上的位置（如①表示右叶上极结节，②表示峡部结节）B. 用以标记结节在甲状腺横断面上的位置（如①表示右叶背侧结节，②表示峡部结节）C. 用以标记淋巴结的位置（如③表示右侧颈Ⅳ区淋巴结）

(2) 甲状腺功能检测：穿刺前可行甲状腺功能检查评估病人有无甲状腺功能亢进。甲状腺功能亢进病人一般选择在甲状腺功能亢进控制后再行穿刺检查，以减少出血风险。

2. 穿刺前准备

FNAB 操作前同一般的有创检查前准备工作：询问病人病史、评估全身状态；病人需家属陪同；交代穿刺操作风险和注意事项，签署知情同意书，尤其向病人及家属告知穿刺活检技术的一些固有缺陷，如穿刺活检属诊断性技术不具有治疗作用、穿刺标本存在取材不足或无法诊断可能、穿刺结果假阳性和假阴性率及原因、重复穿刺的可能性等，获得病人的理解。

3. 操作流程

①核对病人信息，核对结节信息。②病人仰卧位，颈部垫高过伸位。③颈部常规消毒，铺无菌洞巾。④超声探头无菌处理。⑤超声定位结节，设计穿刺路径。⑥穿刺点进针（必要时局部麻醉后进针）。⑦超声下引导穿刺针进入甲状腺结节，在结节内重复提插穿刺针数次完成取材。⑧标本立即涂片、固定；观察标本是否满足细胞学诊断要求。⑨根据需要重复穿刺步骤，通常每个结节穿刺 2 ~ 3 次。⑩穿刺完毕，贴敷料，在观察区留置观察 20 ~ 30min，穿刺点适度压迫止血 20 ~ 30min，向病人交代穿刺后注意事项。

4. 操作要点

(1) 病人体位：常规穿刺体位同甲状腺手术体位，在不引起病人不适情况下，颈部尽量后伸，充分暴露。颈部Ⅴ区淋巴结穿刺时可采取侧卧位。

(2) 穿刺路径的设计：穿刺操作可在局部麻醉下进行。穿刺路径建议遵循兼顾最短穿刺路径且能够安全有效穿刺的原则。穿刺针宜在探头声束平面内进针（附图 2），清楚显示针道和针尖。当某一穿刺路径取材时

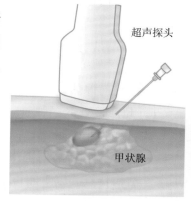

附图 2　超声引导下穿刺针在探头声束平面内进入结节示意图

血附录液成分较多时，宜选择另一穿刺路径。

（3）穿刺技巧：超声引导下确认针尖位置后再继续进针，确保穿刺安全；超声监测下对病变多角度、多位点穿刺，以保证样本的代表性；快速穿刺，保证操作时针尖对病变最大距离的切割；每个结节根据实际情况决定穿刺针提插次数；对于囊实性病变，应重点对实性部分取材，若收集到囊液成分也须全部送检；减少出血，最大程度降低血液成分对细胞学诊断的影响，当血液成分较多时可换用更细的穿刺针 [8，11–14，27–29]。

（4）标本处理：取材后及时进行现场涂片、固定，注意均匀薄层涂片 2 张以上具备细胞学现场评价者可快速染色后阅片评价是否有足够诊断价值的细胞，从而明确有无增加穿刺次数的必要性。不具备细胞学现场评价者建议穿刺次数至少 3 次。

（5）穿刺并发症及处理

①出血：细针穿刺出血发生率较低，出血多发生在腺体表面，极少在腺内或囊内；穿刺时伤及皮下血管极少数可引起皮肤瘀斑。出血原因可能为反复穿刺针道渗血或误穿血管，穿刺进针时应注意避开血管。血肿形成时超声检查可显示低回声区或液性暗区。通常局部压迫可阻止出血进一步发展。出血控制后，酌情加压包扎、冰敷防止再次出血 [27–29]。

②疼痛：部分病人有轻微痛感或放射痛，多可耐受，穿刺后多逐渐消失。病人持续疼痛可口服止疼药对症处理。

（6）穿刺后注意事项：完成穿刺后须向病人详细交代注意事项：局部压迫预防出血；观察 30min 后，超声检查确认局部有无出血；避免进食增加出血风险的饮食、药物；禁止颈部剧烈活动；当出现颈部肿胀、疼痛加剧、呼吸困难时应及时就医。

参加编写及讨论者（以姓氏汉语拼音为序）：范子义、付庆锋、付荣湛、顾禾、郭朱明、贺青卿、黄韬、姜可伟、李长霖、李芳、凌瑞、卢秀波、牛丽娟、任玉波、孙辉、孙文海、田文、田兴松、王平、王铁、王知力、魏志新、詹维伟、曾庆东、张浩、章阳、郑鲁明、周乐、周鹏、朱精强、庄大勇

执　　笔：田文、孙辉、贺青卿

编写秘书：周乐、周鹏

视频制作：周乐、付庆锋、王铁

绘　　图：李芳

▲ 扫描二维码，观看配文视频

参 考 文 献

[1] Gharib H,Papini E, Paschke R, et al. American Association ofClinical Endocrinologists, Associazione Medici Endo-crinologi, and European Thyroid Association Medical Guidelines for clinical practice for the diagnosis andm-anagement of thyroid nodules [J]. Endocr Pract, 2010, 16(suppl 1):1–43.

[2] Hegedus L. Clinical practice. The thyroid nodule[J]. N Eng J Med,2004,351(17):1764–1771.

[3] Mandel SJ.A 64-year-old woman with a thyroid nodule [J].JAMA, 2004, 292, 21:2632–2642.

[4] 田文，姚京．重视甲状腺结节规范化诊治[J]．中国实用外科杂志，2015, 35(6):579–583.

[5] 田文，罗晋．中国与美国甲状腺结节与分化型甲状腺癌诊治指南比较[J].中国实用外科杂志，2013, 33(6):475–479.

[6] 朱精强，雷建勇．甲状腺微小乳头状癌过度治疗与不足[J].中国实用外科杂志，2016, 36(5):520–523.

[7] 黄海燕，李浩，林少建，等．甲状腺术中应用抽吸组织测定甲状旁腺激素的临床意义[J].中华耳鼻咽喉头颈外科杂志，2013, 48(11):934–938.

[8] 王文涵，詹维伟，周伟，等．超声引导下细针抽吸活检对甲状腺小结节的诊断价值[J].中华医学超声杂志（电子版），2014, 11(8):12–15.

[9] 黄韬．甲状腺结节手术适应证、术式选择及评价[J].中国实用外科杂志，2010, 30(10):844–846.

[10] 张浩．全甲状腺切除在甲状腺良性结节治疗中应用及评价[J].中国实用外科杂志，2015, 35(6):646–649.

[11] 蔡晓频，徐建红，靳霞，等．超声引导下甲状腺结节粗针穿刺活检临床应用价值[J].中华医学超声杂志（电子版），2012, 9(7):61–63.

[12] Zhou Jian-Qiao, Zhang Jing-Wen, Zhan Wei-Wei,et al. Comparison of fine-needle aspiration and fine-needle capillary sampling of thyroid nodules [J].Cancer Cytopathol, 2013, 122 (4):266.

[13] 魏芳，黄品同，闻卿，等．超声引导无负压吸引细针穿刺细胞学检查对甲状腺良恶性结节的诊断价值[J].中华超声影像学杂志，2014, 23(7):630–631.

[14] 倪佳娜，黄品同，莫国强，等．超声引导下细针无负压吸取细胞学检查对甲状腺结节的诊断价值[J].中华超声影像学杂志，2013, 22(5):454–455.

[15] Haugen BR,Alexander EK,Bible KC,et al.2015 American Thyroid Association Management Guidelines for adult patients with thyroid nodules and differentiated thyroid cancer: The American Thyroid Association Guidelines Task Force on thyroid nodules and differentiated thyroid cancer[J].Thyroid, 2016, 26(1):1–133.

[16] Gharib H, Papini E, Garber JR, et al. American Association of Clinical Endocrinologists, American College of Endocri-nology, and Associazione Medici Endocrinologi Medical Guidelines for clinical practice for the diagnosis and management of thyroid nodules-2016 update[J]. Endocr Pract, 2016, 22(5): 622–639.

[17] Leenhardt L, Erdogan MF,Hegedus L, et al. 2013 European Thyroid Association Guidelines for cervical ultrasound scan and ultrasound-guided techniques in the postoperative management of patients with thyroid cancer[J].Eur Thyroid J, 2013, 2(3):147–159.

[18] NCCN Clinical Practice Guidelines in oncology. Thyroid carcinoma [S/OL].Version 2.2015.[2017-01-16].http://www.nccn. org/professionals/physician_gls/ pdf/thyroid.pdf.

[19] 中华医学会内分泌学分会，中华医学会外科学分会内分泌学组，中国抗癌协会头颈肿瘤专业委员会，等.甲状腺结节和分化型甲状腺癌诊治指南[J].中华内分泌代谢杂志，2012, 28(10):779–797.

[20] 阿里，赛巴斯，杨斌，等.甲状腺细胞病理学Bethesda 报告系统：定义、标准和注释[M]. 北京:北京科学技术出版社，2010:1–3.

[21] Huang J ,Luo J ,Chen J ,et al.Intraoperative frozen section can be reduced in thyroid nodules classified as Bethesda categories V and VI[J].Sci Rep, 2017, 7(1):5244.

[22] 周乐，张广，张大奇，等．细针穿刺活检及洗脱液检测在甲状腺癌颈淋巴结清扫决策中的应用研究[J]. 中国实用外科杂志，2017, 37(9):1002–1006.

[23] 周鹏，庄大勇，贺青卿，等.FNAC 联合FNA-Tg 测定在分化型甲状腺癌患者术后随访中的临床应用[J].国际外科学杂志，2017, 44(12):829–832.

[24] 赵晓伟，关海霞，孙辉．颈部淋巴结细针穿刺针洗脱液甲状腺球蛋白测定临床应用进展与困惑[J]. 中国实用内科杂志，2016, 36(1):37–40.

[25] 中国医师协会超声医师分会．中国浅表器官超声检查指南[M]. 北京:人民卫生出版社，2017:112–117.

[26] 张波，徐景竹，吴琼．2015年美国甲状腺学会《成人甲状腺结节与分化型甲状腺癌诊治指南》解读：超声部分[J]. 中国癌症杂志，2016, 26(1):19–24.

[27] Lee YH, Baek JH, Jung SL, et al. Ultrasound-Guided Fine Needle Aspiration of Thyroid Nodules: A Consensus Statement by the Korean Society of Thyroid Radiology[J]. Korean J Radio, 2015, 16(2):391–401.

[28] 周乐，张广，张大奇，等．超声引导下甲状腺结节细针穿刺活检临床应用及质量控制研究[J]. 中国实用外科杂志，2015, 35(6):650–652.

[29] 周乐，孙辉．细针穿刺活检诊断甲状腺微小癌[J]. 中国实用外科杂志，2016, 36(5):582–584.